monte: *Berühmte Maler auf einen Blick*

Hieronymus Bosch

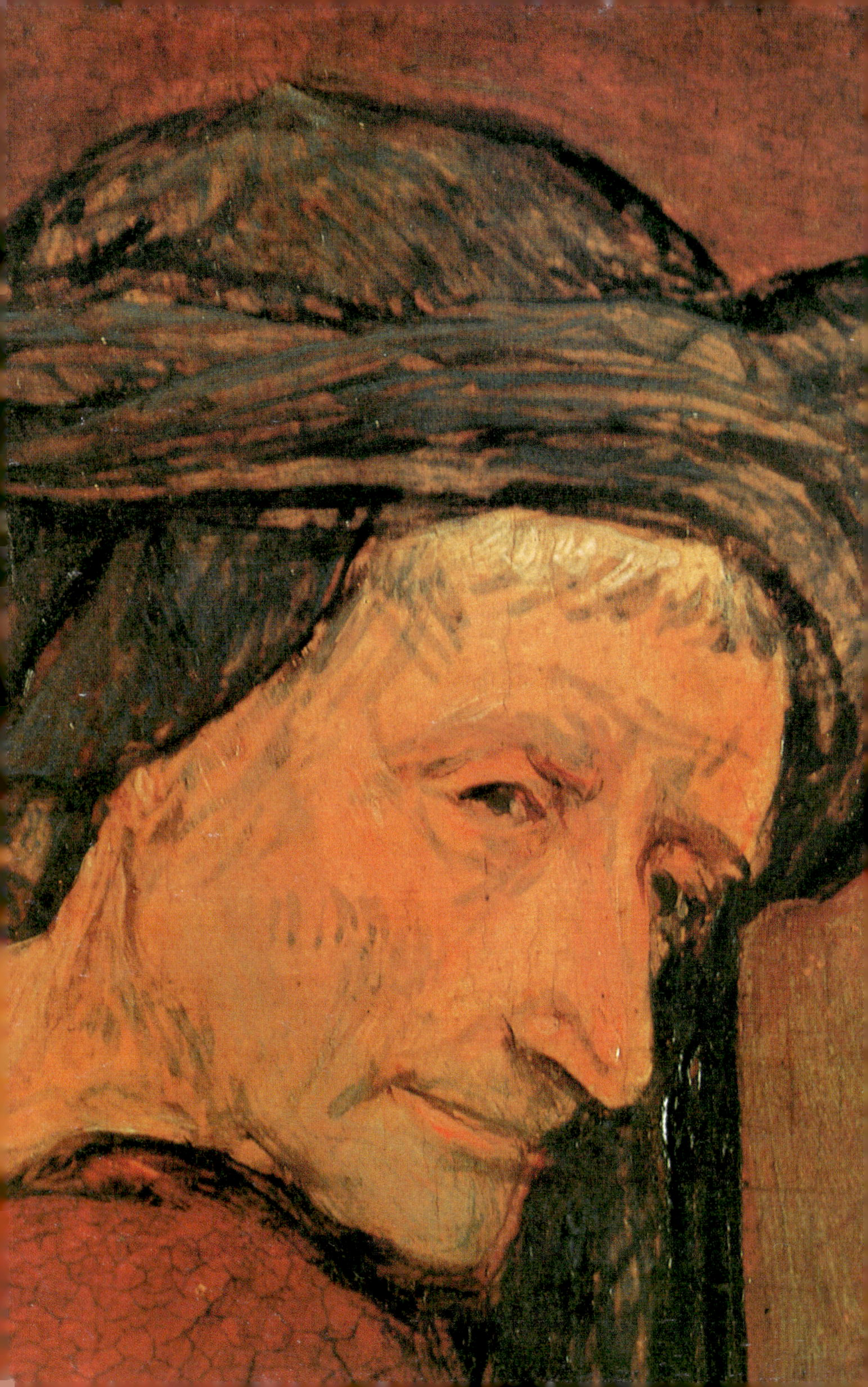

Hieronymus
Bosch

monte von DUMONT

Hinweis

Diese Reihe stellt das Leben und die Werke der Künstler im kulturellen, sozialen und politischen Kontext ihrer Zeit vor. Um dem Leser die Benutzung zu erleichtern, ist jeder Band in drei Themenbereiche unterteilt, die anhand der seitlichen Streifen unterschiedlicher Farbe schnell zu finden sind. Die gelb markierten Seiten sind Leben und Werk des Künstlers gewidmet, Blau steht für die Behandlung des historischen und kulturellen Hintergrunds und Rosa für die eingehende Betrachtung der Hauptwerke des Künstlers. Jede Doppelseite vertieft ein bestimmtes Thema mit einem einführenden Text und verschiedenen kommentierten Illustrationen. So kann der Leser selbst entscheiden, ob er alle Kapitel der Reihe nach lesen oder lieber einzelne Bereiche herausgreifen möchte. Das Buch wird vervollständigt durch ein Verzeichnis der Orte, an denen die abgebildeten Werke des Künstlers zu finden sind, und ein Verzeichnis mit kurzen Erläuterungen zu den wichtigsten im Text genannten Personen.

■ Seite 2: Bosch, vermutlich *Selbstbildnis*, 1505–06, Lissabon, Museu Nacional de Arte Antiga.

Inhalt

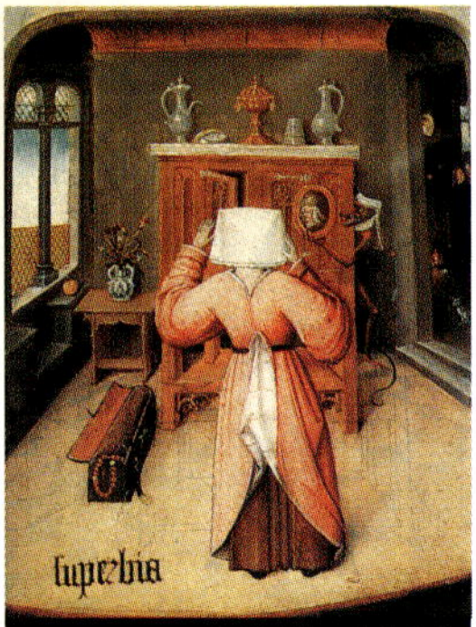

1452–1490

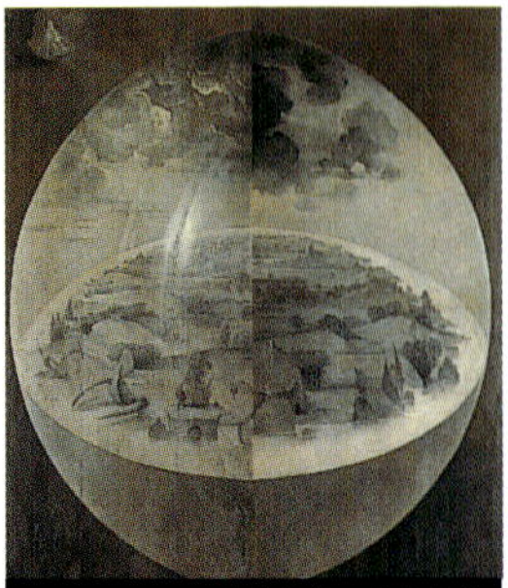

1490–1500

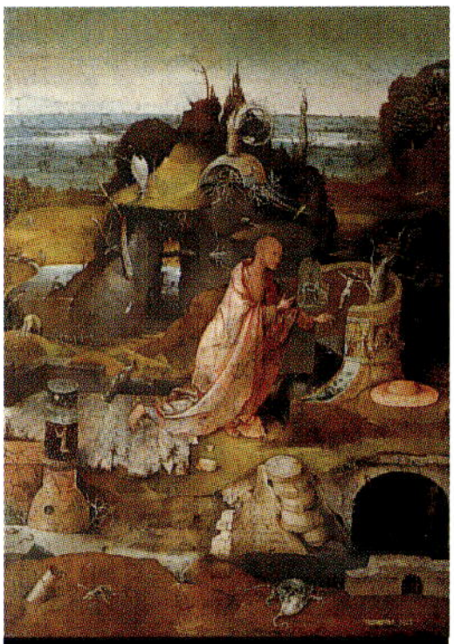

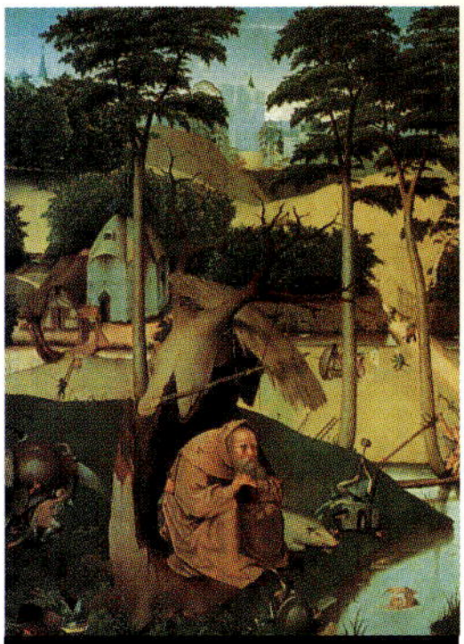

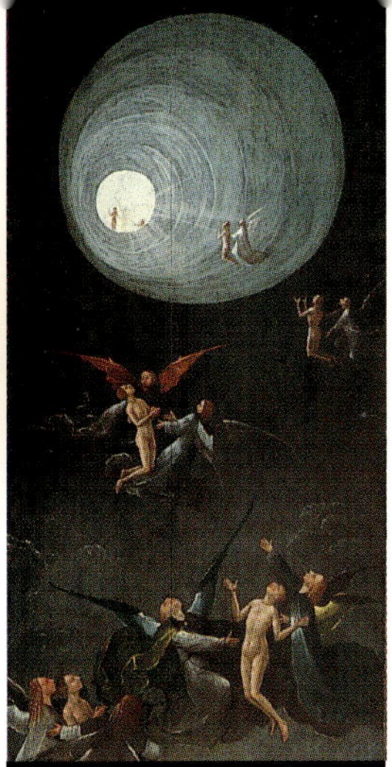

1500–1503

1504–1516

Anhang

1452–1490

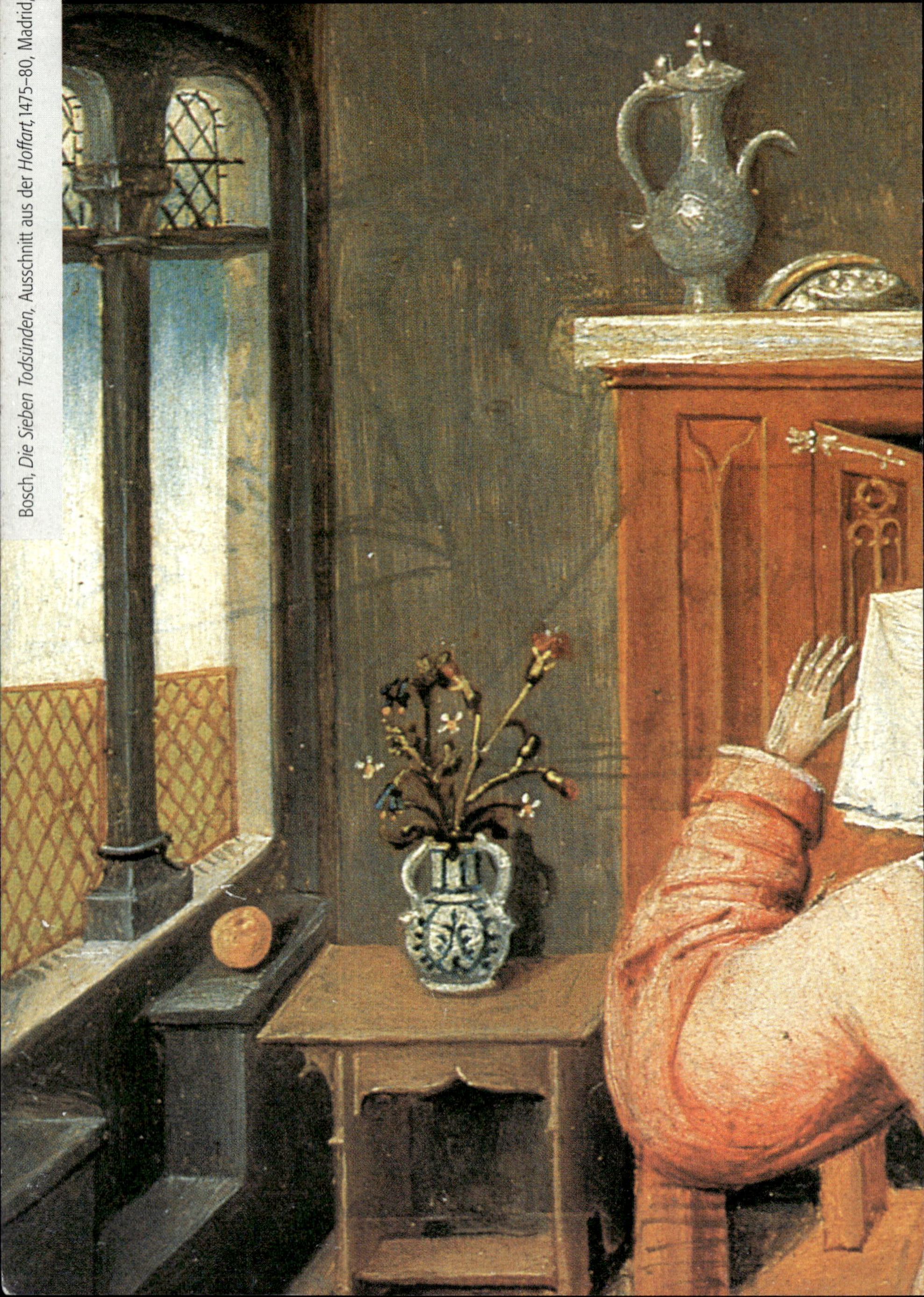

Bosch, *Die Sieben Todsünden*, Ausschnitt aus der *Hoffart*, 1475–80, Madrid, Museo del Prado

Laster, Bizarrerien und Torheiten

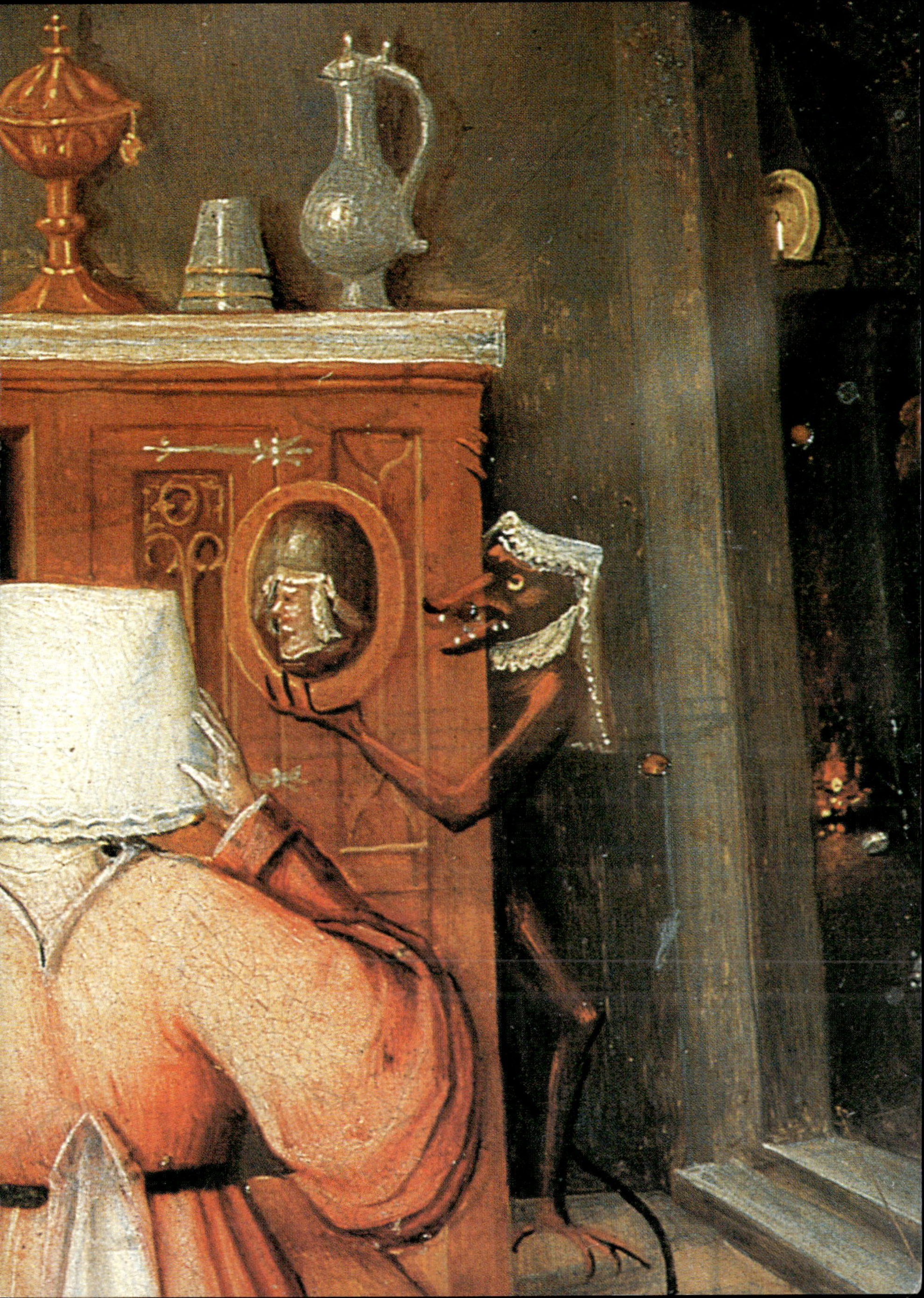

Eine Künstlerfamilie

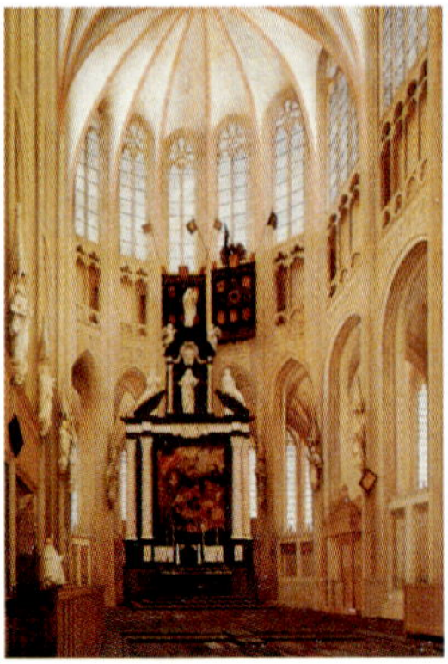

▲ Pieter J. Saenredam, *Die St. Jans-Kathedrale von 's-Hertogenbosch,* 1646, Washington, National Gallery of Art. Der Innenraum einer der bedeutendsten gotischen Kathedralen der Niederlande in einer Darstellung aus dem 17. Jahrhundert.

Jheronimus Anthoniszoon van Aken, der wohl rätselhafteste Maler der europäischen Kunstgeschichte, wird um 1450 in dem lebhaften Brabanter Städtchen 's-Hertogenbosch geboren. Der Name »Jheronimus Bosch«, mit dem er später seine Werke signiert, ist sicherlich an den Namen seiner Vaterstadt angelehnt. Möglicherweise hat er das Pseudonym gewählt, um sich von den übrigen Familienmitgliedern zu unterscheiden, was einer in den Niederlanden verbreiteten Gepflogenheit entspräche. In der vermutlich aus Aachen stammenden Familie van Aken hat der Künstlerberuf Tradition. Bereits der Großvater Jan van Aken war Maler gewesen, und drei seiner fünf Söhne, darunter Anthonis, der Vater von Hieronymus, hatten ebenfalls diesen Beruf ergriffen. Nach Anthonis' Tod übernimmt dessen ältester Sohn Goossen die Werkstatt. Die Lehrer Hieronymus' sind nicht bekannt, die handwerklichen Grundkenntnisse erwirbt er sich jedoch zweifellos in der vielseitigen van Akenschen Werkstatt, wohl von seinem Vater oder einem der Onkel. Die van Akens arbeiteten als Freskomaler, vergoldeten Holzskulpturen und statteten die St. Jans-Kathedrale von 's-Hertogenbosch aus.

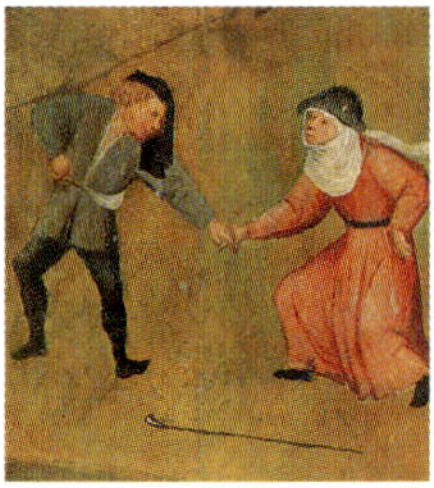

▼ Bosch, *Kreuzigung,* Ausschnitt, 1480–85, Brüssel, Musées Royaux des Beaux-Arts. Die Silhouette mit den Türmen ähnelt Boschs Vaterstadt.

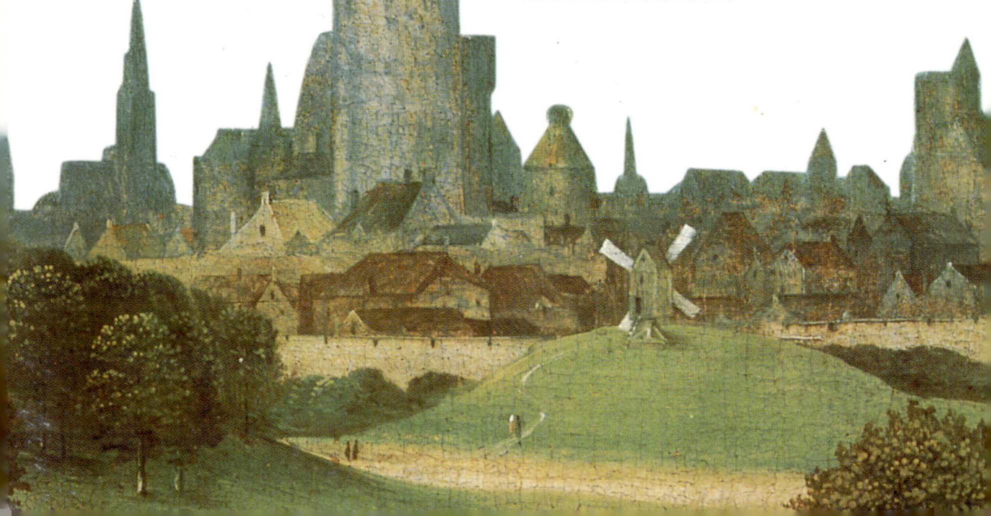

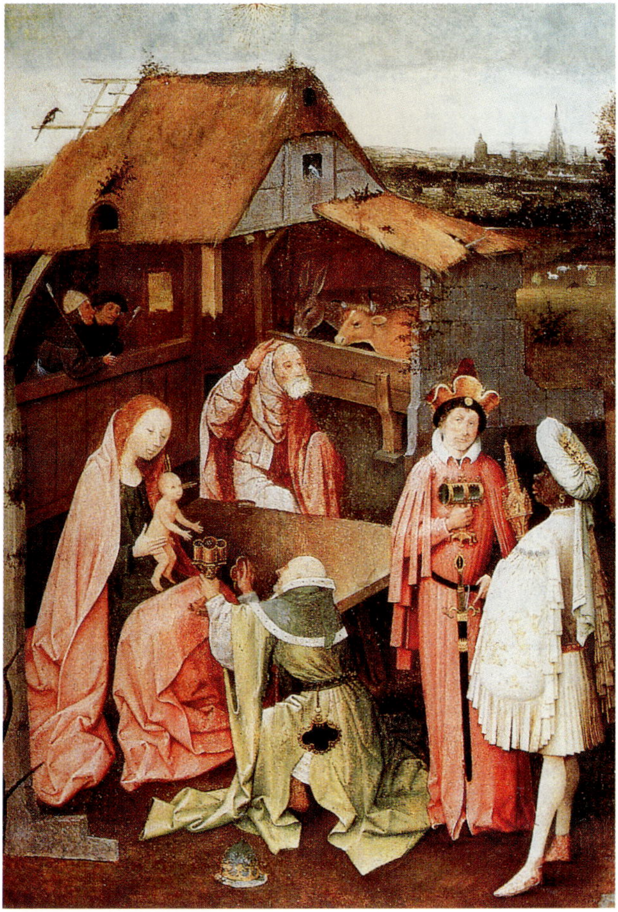

Bosch, *Anbetung der Könige*, 1480–85, Philadelphia, Museum of Art. Das Bild aus dem Frühwerk des Malers zeigt noch die Stilmerkmale der Spätgotik, beispielsweise in den kantigen Faltenkaskaden oder auch in dem traditionellen Kompositionsschema, das noch einige Unsicherheit in der Perspektive verrät.

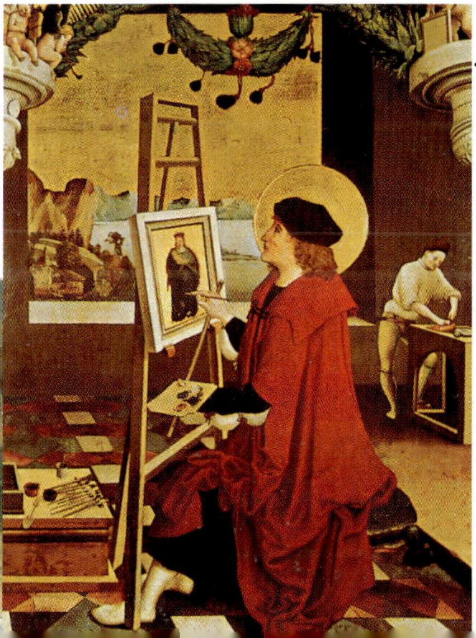

Lehrlinge und Gehilfen

Dieses um 1520 entstandene Bild von Niklaus Manuel Deutsch im Kunstmuseum Bern gibt Einblick in eine Malerwerkstatt des 15. Jahrhunderts: Der Meister sitzt vor der Staffelei und hält die Palette in der Hand, ein geordnetes Pinselsortiment ist griffbereit. Der Gehilfe im Hintergrund bereitet die Farben vor. In der van Akenschen Familienwerkstatt war dafür, wie allgemein üblich, sicher der jüngste Gehilfe zuständig: Hieronymus.

Flutkatastrophen in den Niederlanden

Das Gebiet, das heute die Niederlande und Belgien umfaßt, ist nicht nur durch eine wechselvolle politische Geschichte geprägt, sondern auch durch große Flutkatastrophen, die zu einer ständigen Veränderung des Küstenverlaufs und beträchtlichem Landverlust führten. Anders als die geschützter gelegenen großen flandrischen Städte wie Brügge, Gent oder Antwerpen wurde das Küstengebiet dieser Region seit dem 14. Jahrhundert immer wieder von schweren Sturmfluten heimgesucht. Enorme Anstrengungen wurden unternommen, das Land mit Deichen und Strandwällen zu schützen. Zur Entwässerung des Sumpflandes entstand das weitverzweigte Kanalnetz, das zusammen mit den Windmühlen der Landschaft ihr unverwechselbares Aussehen gegeben hat. Die verheerendste Sturmflut jener Zeit ereignete sich in der Nacht vom 17. auf den 18. November 1421, dem Festtag der Heiligen Elisabeth: Bei einer Überflutung des Rheindeltas verschlang die See 35 Ortschaften. Hunderttausend Menschen sollen dabei ums Leben gekommen sein. Katastrophen dieses Ausmaßes prägten sich ins Bewußtsein der Menschen ein und machen verständlich, weshalb in der niederländischen Malerei das Wüten der See oft als eine Strafe des Himmels für ein ungehorsames Volk dargestellt wird.

▼ Joachim Patinir, *Überfahrt in die Unterwelt,* um 1520, Madrid, Museo del Prado. Diese Flußlandschaft eines direkten Nachfolgers von Bosch zeigt die Barke des Fährmanns Charon, der in der Unterwelt die Schatten der Toten über den Fluß Styx rudert, welcher die Lebenden vom Jenseits trennt. Wasser war die Grundlage der niederländischen Landwirtschaft, aber es schied auch zwischen Leben und Tod.

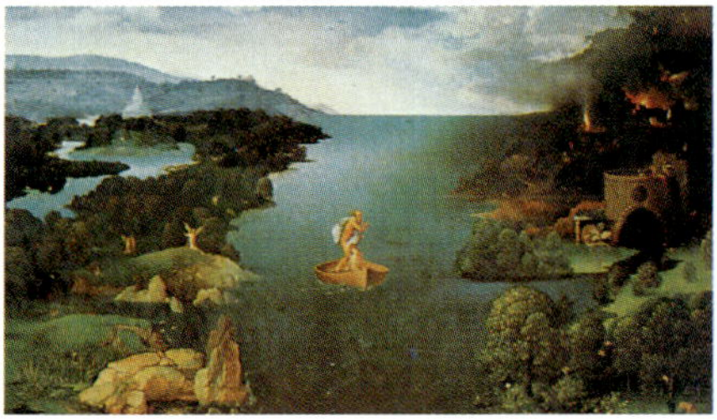

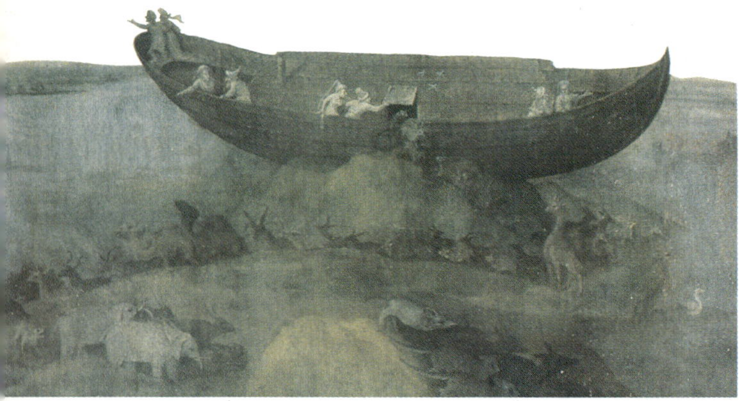

◀ Bosch, *Die Erde nach der Sintflut,* Ausschnitt, um 1500, Rotterdam, Museum Boymans-van Beuningen. Die schlecht erhaltene Tafel gilt als Bestandteil des Altartriptychons *Die Sintflut,* von dem nur die beiden Seitenflügel erhalten sind. Möglicherweise teilte auch Bosch die verbreiteten Ängste vor einer Flutkatastrophe.

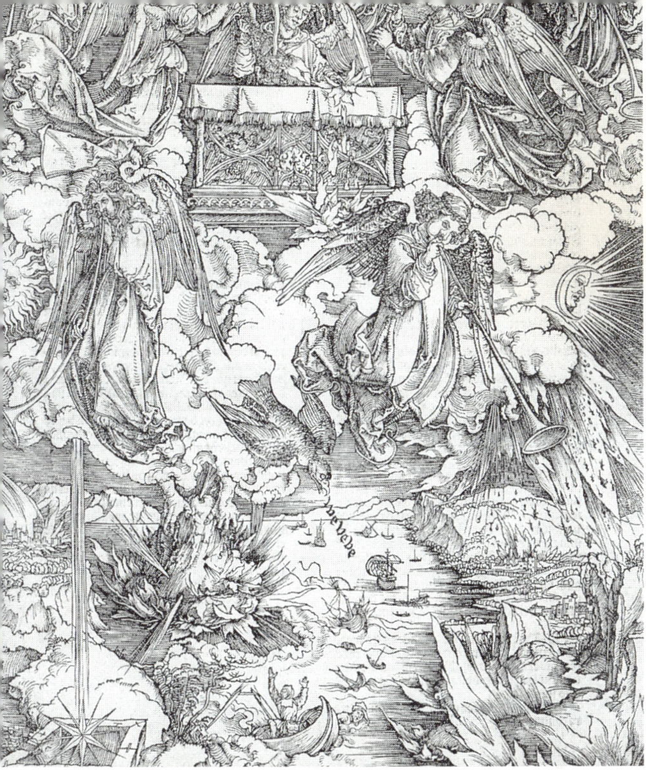

◀ Albrecht Dürer, *Die sieben Posaunenengel,* Ausschnitt, Holzschnitt aus der *Apokalypse,* 1498. Dürer stellte in seiner ersten bedeutenden Holzschnittfolge, der Offenbarung des Johannes, die Plagen dar, die über die Menschheit kommen: Schiffe kentern im Sturm, und es wüten verheerende Brände.

▼ Pieter Brueghel der Ältere, *Der düstere Tag,* 1565, Wien, Kunsthistorisches Museum. Im Hintergrund eines seiner düstersten Bilder stellt Brueghel kenternde Schiffe in stürmischer See dar.

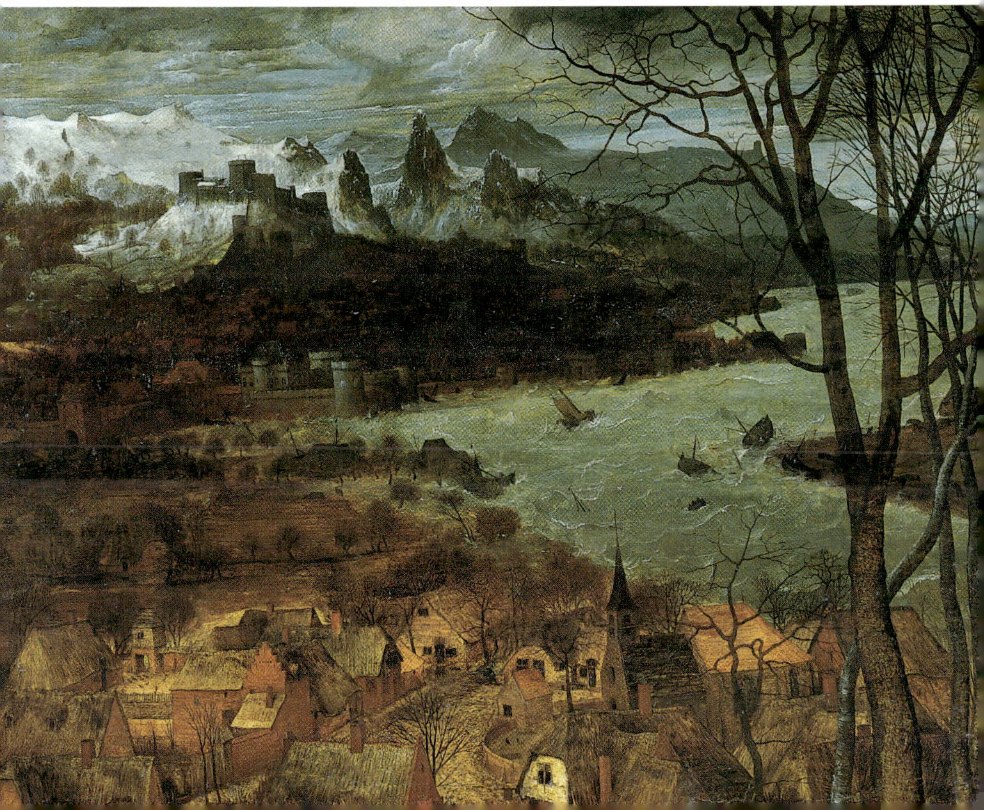

Die altniederländische Malerei des 15. Jahrhunderts

Mit den Brüdern van Eyck und mit Rogier van der Weyden erreicht die flämische Malerei in der ersten Hälfte des 15. Jahrhunderts einen Höhepunkt. Unter dem Einfluß der Flamen entfaltet sich in der zweiten Jahrhunderthälfte die Malerei auch in den nördlichen Niederlanden, wo sie sich durch einen detailfreudigen, farbenprächtigen Realismus auszeichnet.

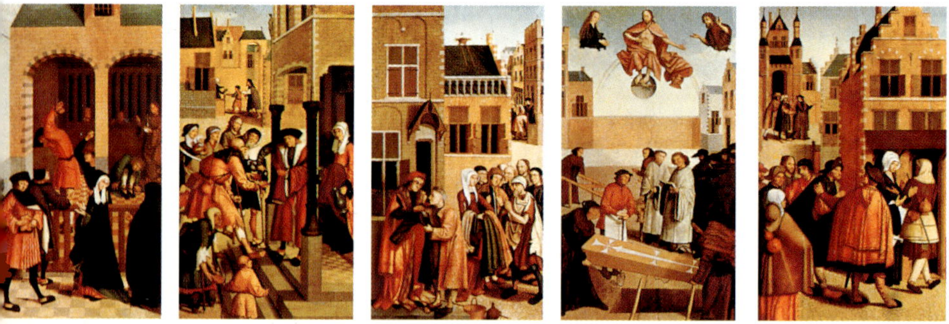

▼ Meister von Alkmaar, *Die Sieben Werke der Barmherzigkeit,* 1504, Amsterdam, Rijksmuseum (siehe auch Seite 44).

Einige dieser Maler sind nur unter ihren »Notnamen« bekannt; sie wurden nach einem Hauptwerk oder nach der Stadt, in der sie wirkten, benannt.

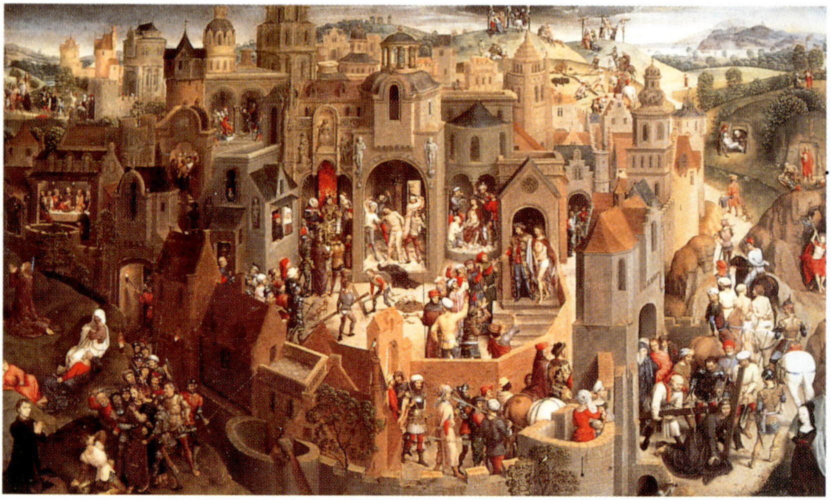

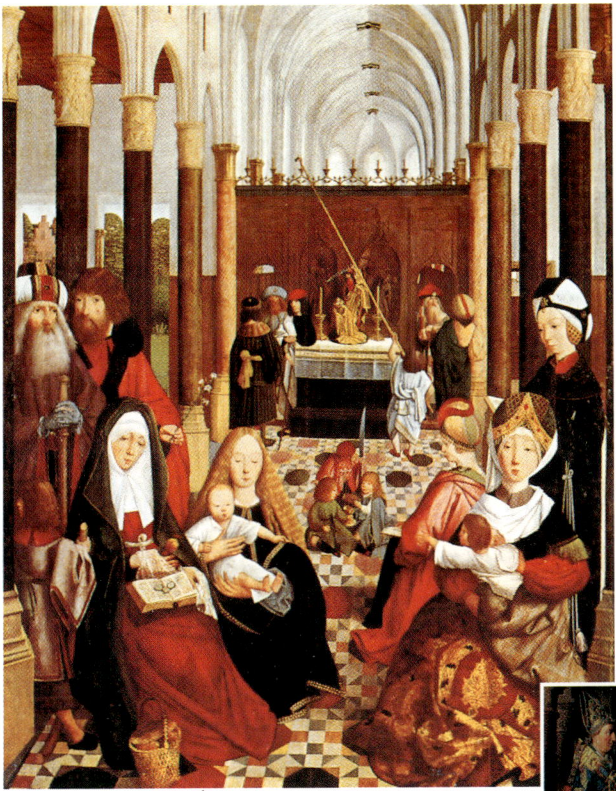

◀ Geertgen tot Sint Jans, *Die Heilige Sippe,* um 1490, Amsterdam, Rijksmuseum. Der frühverstorbene führende Künstler der Haarlemer Schule gilt als wichtigster Vertreter der im eigentlichen Sinne »holländischen« Schule Ende des 15. Jahrhunderts, wobei sein Stil mit der Vorliebe für den typisch spätgotischen Tiefenzug deutlich flämischen Einfluß zeigt. Mit seiner feinen Detailbeobachtung, seiner menschlichen Einfühlungsgabe und der Freude am Alltäglichen nimmt er gewissermaßen den holländischen Realismus der folgenden Jahrhunderte vorweg.

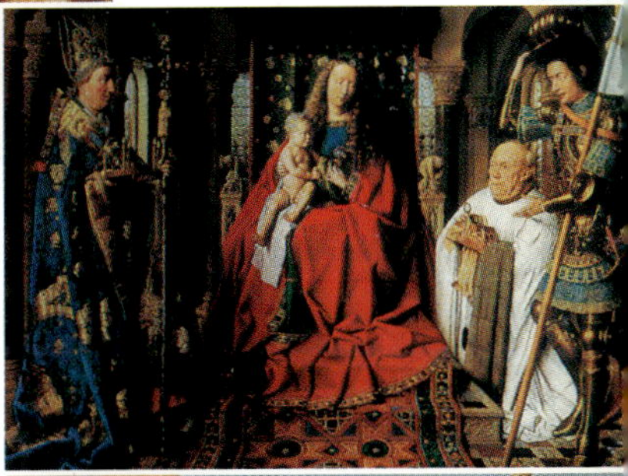

▶ Jan van Eyck, *Madonna des Kanonikus van der Paele,* 1434, Brügge, Groeninge Museum. Der Einfluß van Eycks beherrschte die altniederländische Malerei bis zum Beginn des 16. Jahrhunderts.

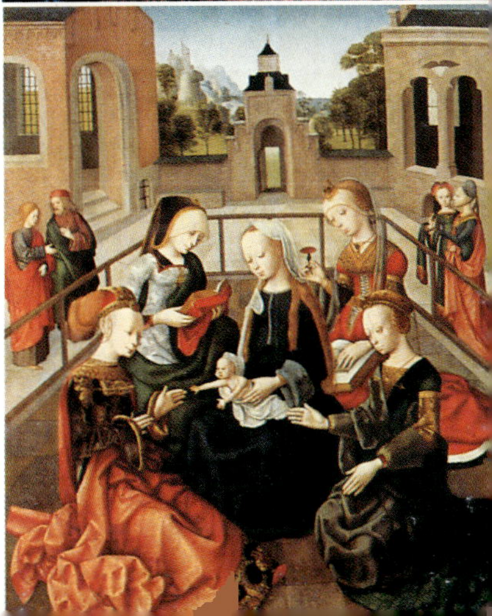

▶ Meister der Virgo inter Virgines, *Maria mit Kind zwischen heiligen Jungfrauen,* um 1480, Amsterdam, Rijksmuseum. Der feinsinnige Künstler wurde nach diesem Bild benannt. Die um Maria gescharten vier Heiligen tragen Schmuck mit den sie kennzeichnenden Attributen.

Memling – ein Vorläufer

Der hauptsächlich in Brügge tätige Deutsche Hans Memling zählt zu den interessantesten Malern der zweiten Hälfte des 15. Jahrhunderts. Die höchst lebendige Darstellung der *Passion Christi* (um 1480, Turin, Galleria Sabauda) bestätigt dies. In der kompositorischen Einbindung einer Vielzahl von Episoden und Figuren in eine Landschaft erweist sich Memling als Vorläufer von Bosch.

Überlieferte Lebensdaten: Ein gemächliches, bürgerliches Leben

Es gibt nur wenige Belege, die über Hieronymus Boschs Leben Aufschluß geben könnten, doch hat er es wohl nahezu ausschließlich in dem Provinzstädtchen 's-Hertogenbosch verbracht. Spätestens seit 1481 ist er mit der wohlhabenden Landadligen Aleyt Goyaert van de Mervenne verheiratet und damit in die ersten Kreise der Gesellschaft der Stadt aufgestiegen. Ab 1486 wird er unter den angesehenen Mitgliedern der »Illustre Lieve Vruowe Broederschap« aufgeführt, einer Laienbruderschaft, die sich der Marienverehrung und karitativen Aufgaben widmet. Seit 1488 sitzt er den mehrmals im Jahr abgehaltenen Festbanketten vor und führt, als seinerzeit einziger eingeschriebener Maler, etliche Aufträge für die Bruderschaft aus. So malt er ein nicht erhaltenes Bild für den Hochaltar der St. Jans-Kathedrale und liefert das Modell für einen Kandelaber. Am 9. August 1516 wird die feierliche Totenmesse für den »Mitbruder Hieronymus van Aken, genannt Bosch«, zelebriert. Allem Anschein nach hat Bosch ein ruhiges und zufriedenes Leben gehabt, dessen Eckpfeiler seine Frau, die Werkstatt und die Bruderschaft bildeten. Der Schlüssel zu dem phantastischen Pandämonium, das er in seinen Bildern dargestellt hat, kann sicher nicht in seiner privaten Existenz zu suchen sein.

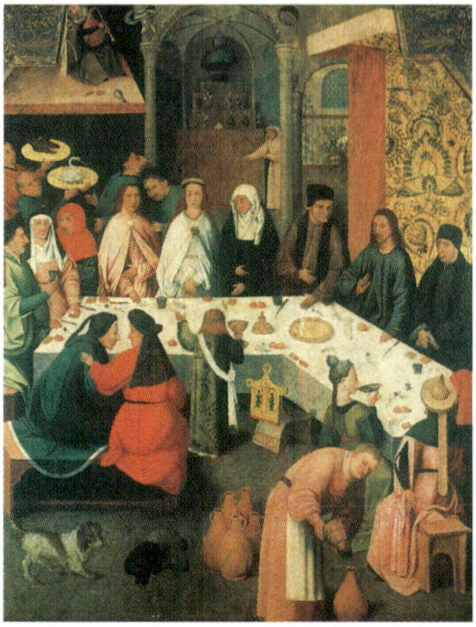

▲ Bosch, *Die Hochzeit zu Kana,* 1475–80, Rotterdam, Museum Boymans-van Beuningen. Die Darstellung des biblischen Themas enthält bereits ungewöhnliche Elemente.

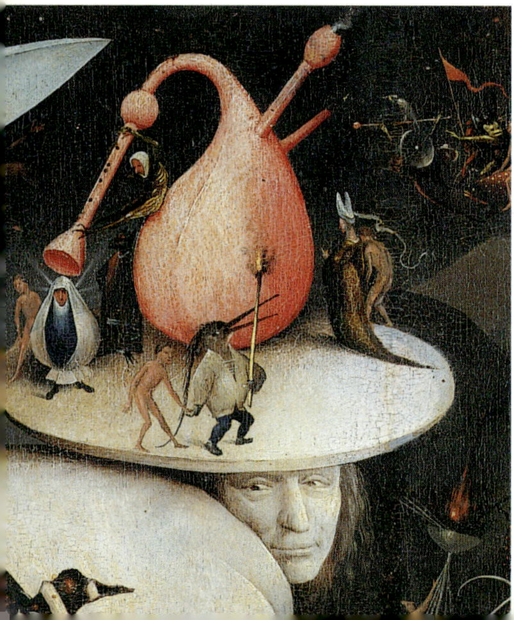

◀ Bosch, *Der Garten der Lüste,* Triptychon, Ausschnitt aus dem *Höllischen Konzert,* 1503–04, Madrid, Museo del Prado. Das weiße Gesicht ist möglicherweise ein Selbstporträt des Künstlers.

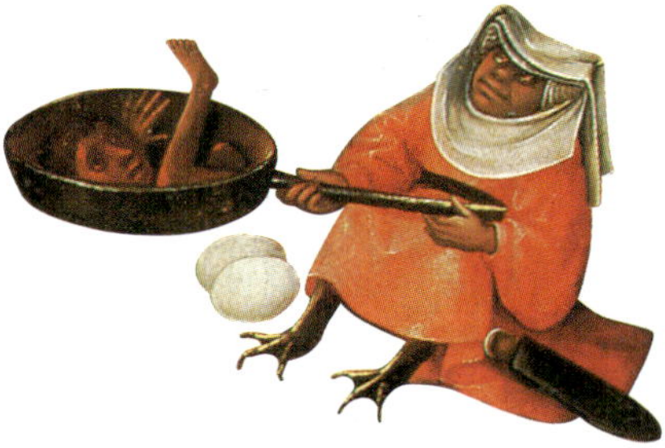

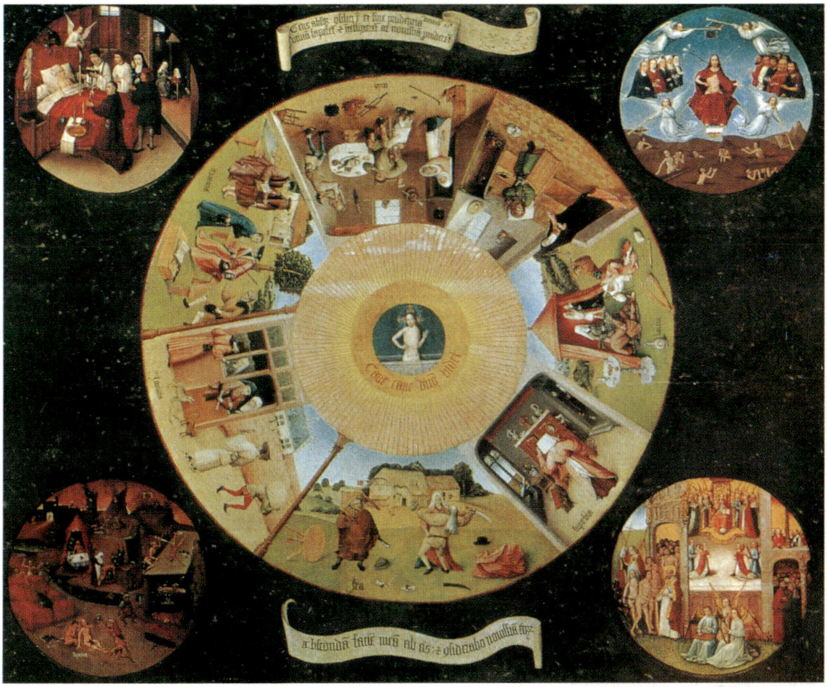

▲ Bosch, *Die Sieben Todsünden,* 1475–80, Madrid, Museo del Prado. Im Zentrum sieht man das Auge Gottes, in den Eckmedaillons die vier Letzten Dinge.

▶ Bosch, *Die Hochzeit zu Kana,* Ausschnitt, 1475–80, Rotterdam, Museum Boymans-van Beuningen. Der Schwan war das Symbol der Liebfrauenbruderschaft.

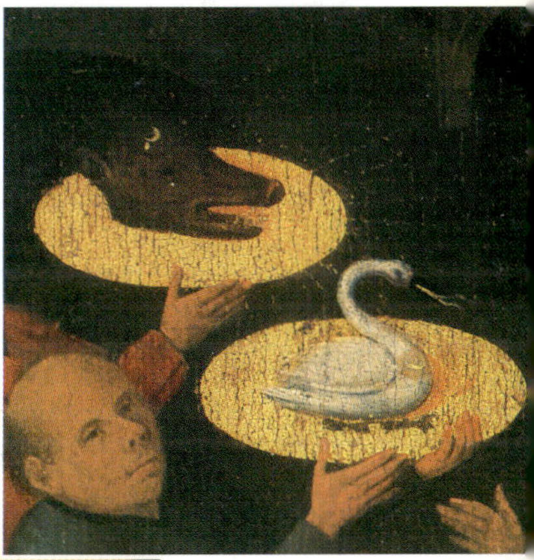

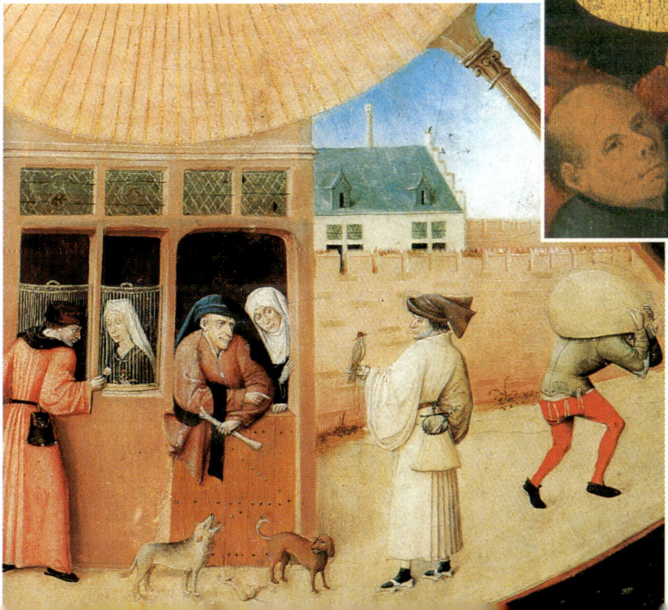

◀ Bosch, *Der Neid* aus den *Sieben Todsünden,* 1475–80, Madrid, Museo del Prado. In lebendigen Szenen aus der ländlichen Welt werden mit beißender Ironie die verschiedenen Untugenden dargestellt.

Das Steinschneiden

Mit diesem um 1480 zu datierenden Bild (Madrid, Museo del Prado) beginnt ein Werkabschnitt, in dem Bosch volkstümliche Sprichwörter satirisch in Szene setzt. »Einen Stein im Kopf haben« bedeutete, ein törichter Narr zu sein.

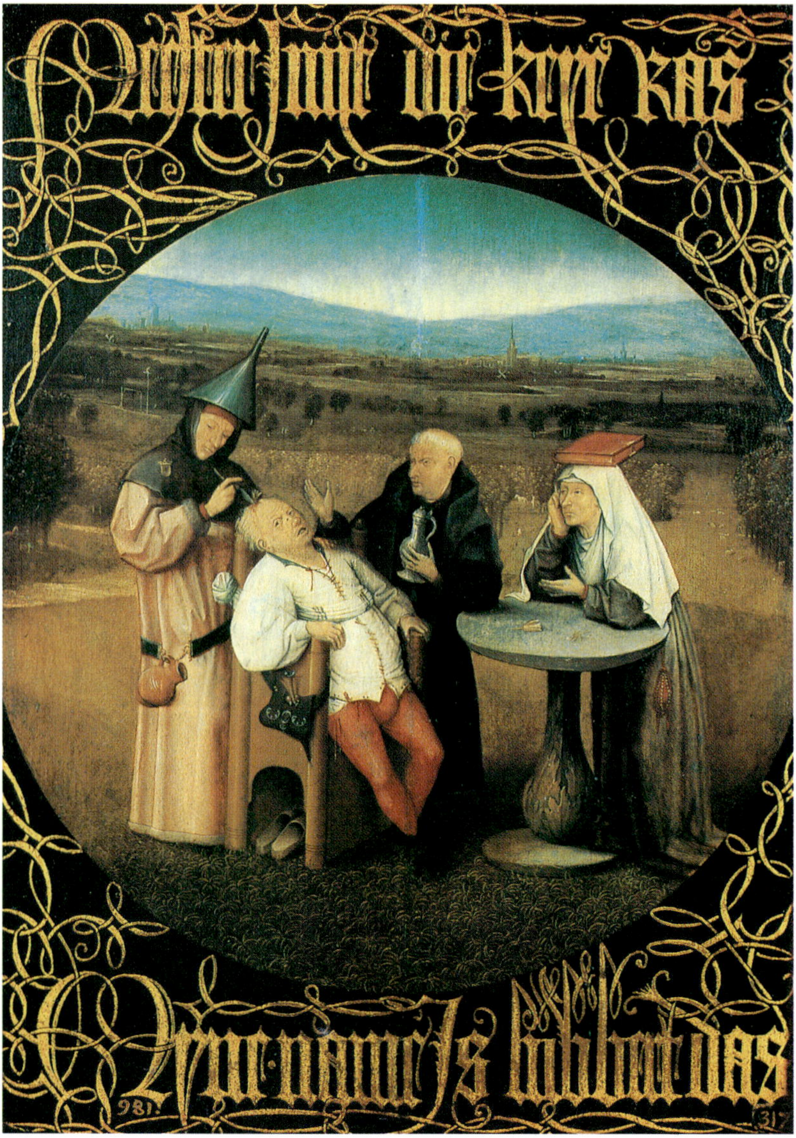

▶ Detail eines von Boschs Werk beeinflußten Stichs aus dem 16. Jahrhundert.

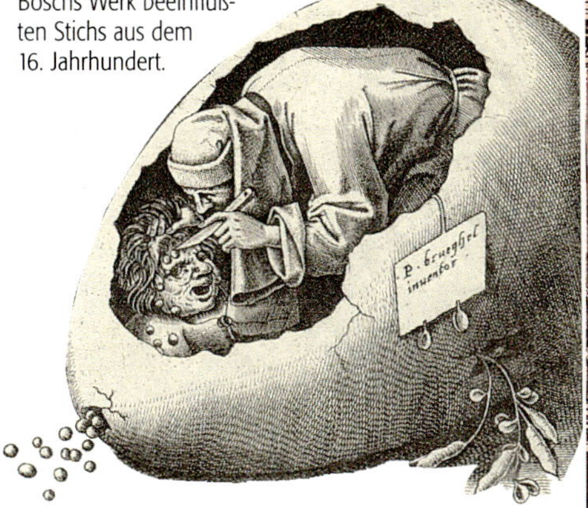

▼ Bosch, *Das Steinschneiden,* Ausschnitt, um 1480, Madrid, Museo del Prado. Der Quacksalber trägt einen Weisheitstrichter als Kopfbedeckung.

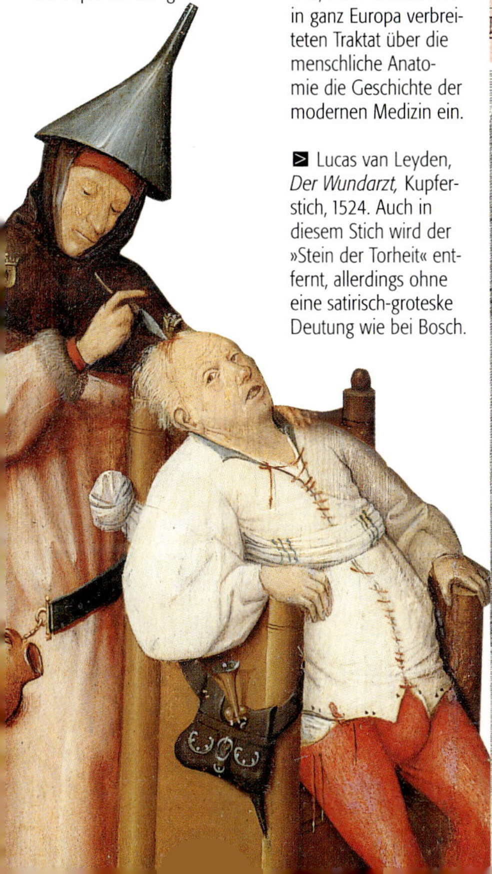

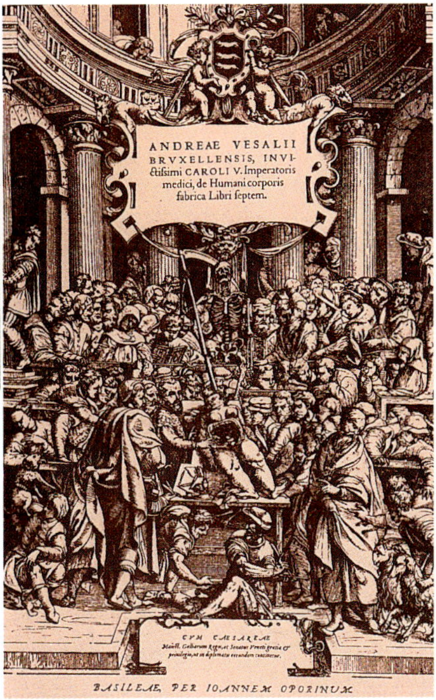

▶ Titelblatt des Traktates *De humani corporis fabrica* von Andreas Vesalius, Basel 1543. Vesalius, Professor an der Universität von Padua, leitete mit seinem in ganz Europa verbreiteten Traktat über die menschliche Anatomie die Geschichte der modernen Medizin ein.

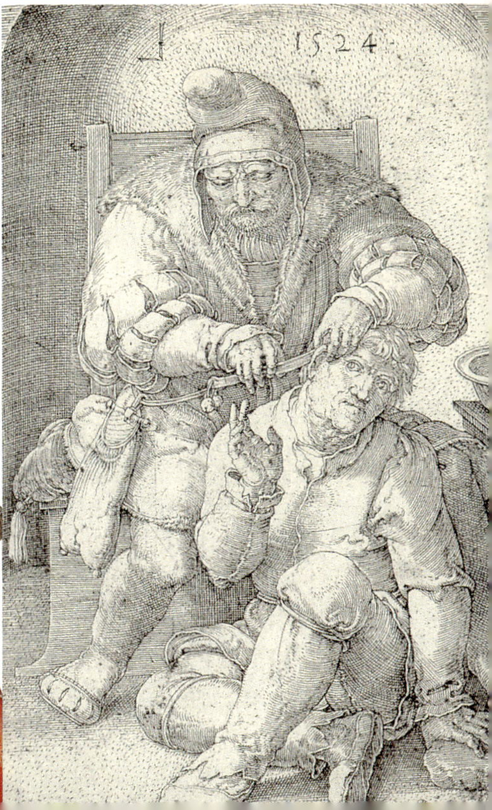

▶ Lucas van Leyden, *Der Wundarzt,* Kupferstich, 1524. Auch in diesem Stich wird der »Stein der Torheit« entfernt, allerdings ohne eine satirisch-groteske Deutung wie bei Bosch.

Sprichwörter, volkstümliche Kultur und die Anfänge des Humanismus

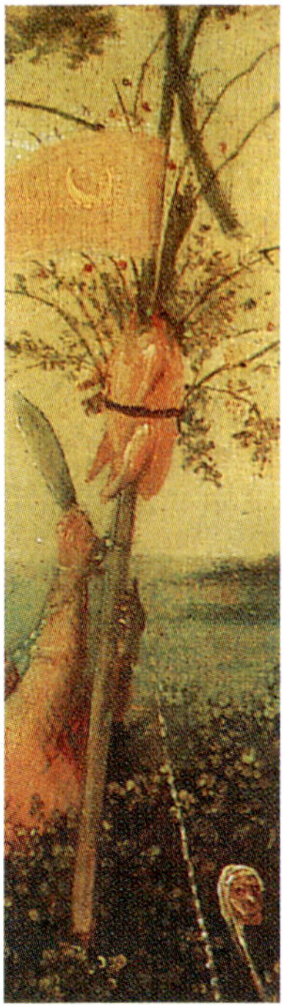

Als Quell menschlicher Lebenserfahrung und Weisheit geben Sprichwörter Aufschluß über die Weltsicht der kleinen Leute. In der Zeit zwischen dem 15. und dem 16. Jahrhundert schenkt man nördlich der Alpen Volksweisheiten, Sprichwörtern und Sentenzen neue Aufmerksamkeit. Erasmus von Rotterdam veröffentlicht 1500 eine Sammlung alter lateinischer Sprichwörter, die *Adagia,* typisch für die Rückbesinnung auf die kulturellen Ursprünge des Abendlands während der Renaissance. Die Sammlung verbindet aufgeklärtes Denken mit lokalem Volksgut. Auch traditionelle Feste und Prozessionen spielen im ausgehenden Mittelalter eine wichtige Rolle, von den Narrenfesten, bei denen der niedrige Klerus das kirchliche Zeremoniell verspottet, bis hin zur Fastnacht. Volksgut in Form mittelalterlich-bildhafter Sprüche geht in Rabelais' 1532 erschienen Roman *Gargantua und Pantagruel* ein und wird von Malern wie Bosch und Pieter Brueghel dem Älteren künstlerisch umgesetzt.

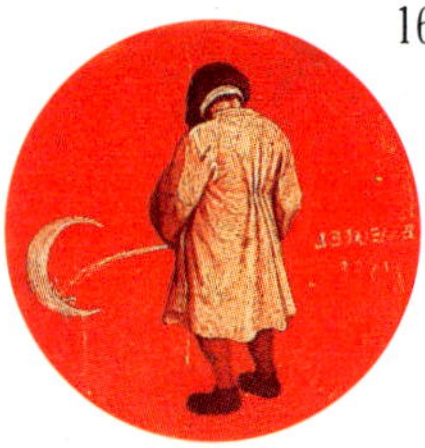

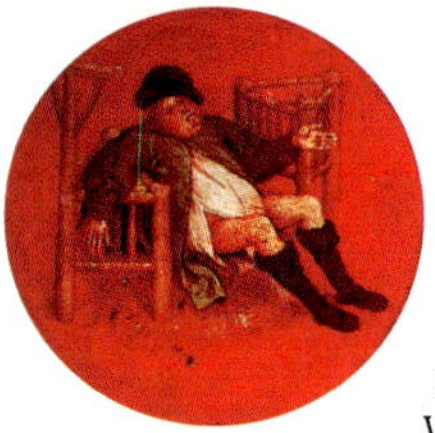

▲ Bosch, *Das Narrenschiff,* Ausschnitt, um 1490, Paris, Musée du Louvre. Der Maibaum als Mast ist ein Sinnbild ausgelassener Volksfeste.

◄ Pieter Brueghel der Ältere, zwei der *Zwölf niederländischen Sprichwörter,* 1558, Antwerpen, Museum Mayer van der Bergh.

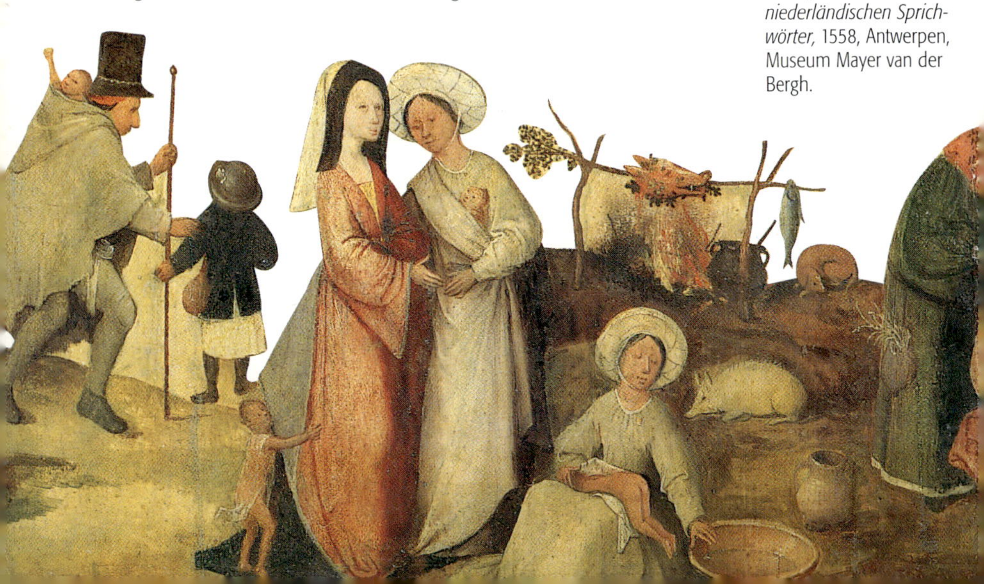

▼ Bosch, *Das Feld hat Augen, der Wald hat Ohren,* Berlin, Kupferstichkabinett.

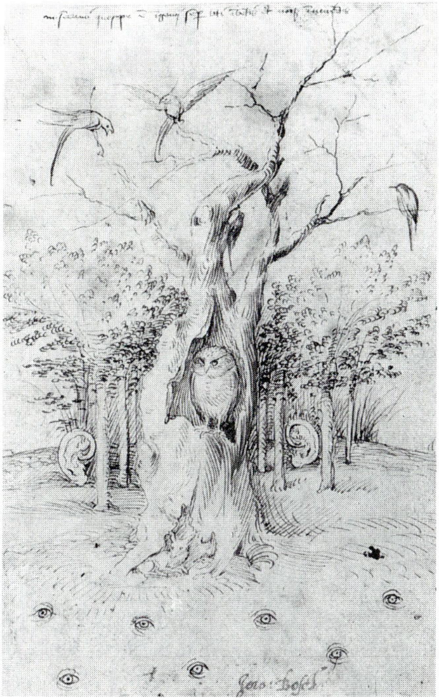

► Quentin Metsys, *Annenaltar,* Ausschnitt, 1509, Brüssel, Musée Royaux des Beaux-Arts.

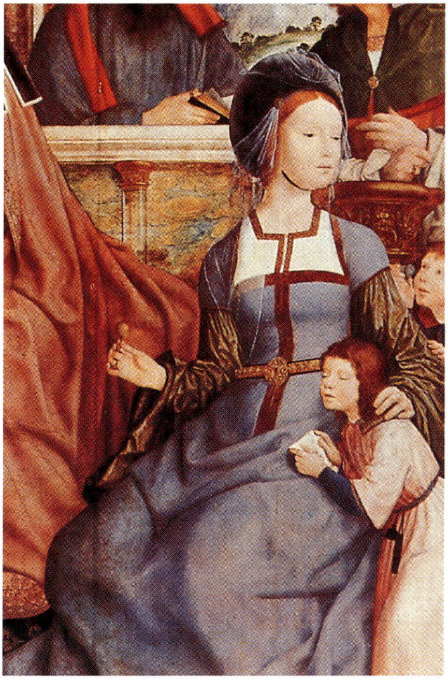

▼ Bosch, *Der Heuwagen,* Triptychon, Ausschnitt aus der Mitteltafel mit Szenen bäuerlichen Lebens, um 1500, Madrid, Museo del Prado.

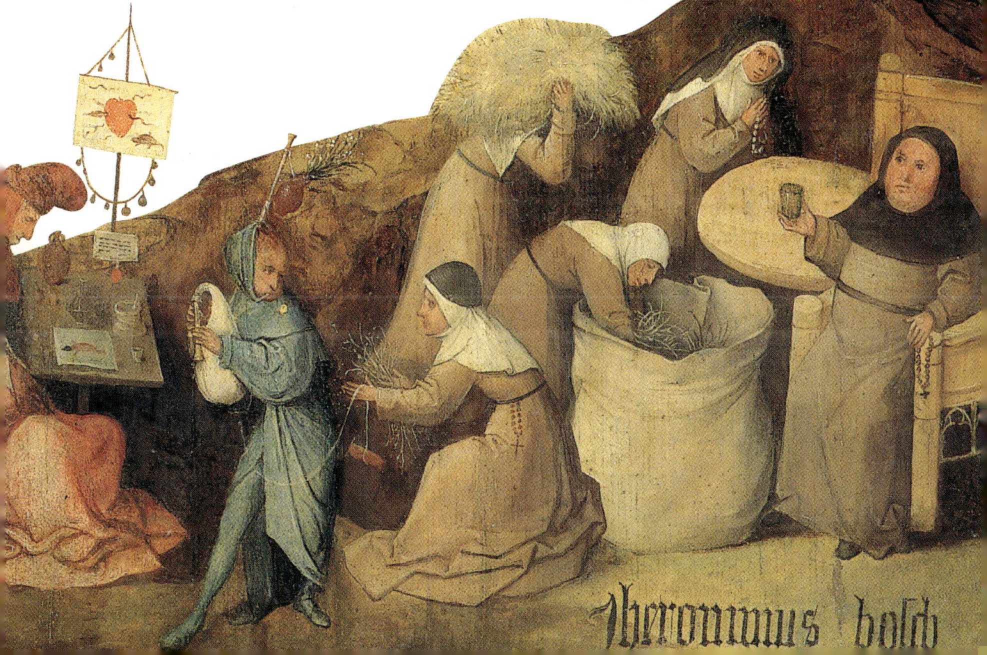

Die christliche Erneuerungsbewegung

Ein bestimmender Faktor im Leben der Menschen jener Zeit ist die Religion. Das dem deutschen Mystiker Thomas von Kempen zugeschriebene Erbauungsbuch *De imitatione Christi (Über die Nachfolge Christi)* gehört zu den meistgelesenen Büchern des 15. Jahrhunderts. Die Ausbreitung der sogenannten Devotio moderna wird von ihm befördert, einer christlichen Erneuerungsbewegung, die in gewissem Sinne als Vorläufer der Reformation gelten kann. Die Devotio moderna zielt auf eine persönliche, innige Frömmigkeit durch die mystische Versenkung in das Leben und Leiden Christi ab. Die Gläubigen werden angehalten, sich mit den biblischen Gestalten zu identifizieren oder ihnen Züge vertrauter Personen zu verleihen, um so das biblische Geschehen in die gelebte Wirklichkeit zu übertragen. Dies schlägt sich auch in der Darstellung religiöser Themen nieder. Das Wirken der Wanderprediger, die den Leidensweg Jesu Christi und seine Schmerzen in glühenden Farben zu schildern wissen, findet seinen Widerhall in der Kunst: Christus wird nun vornehmlich als der Schmerzensmann, als »Christus patiens« dargestellt. Die neue Frömmigkeit, alter Volksglaube, humanistisches Gedankengut und die religiöse Haltung der Liebfrauenbruderschaft und seiner Kirchengemeinde spiegeln sich in Boschs Werk wider. Hier verbinden sich die geistigen und religiösen Spannungen seiner Zeit, aber auch Mystizismus, Ängste und abergläubische Vorstellungen zu einer vieldeutigen Bildersprache.

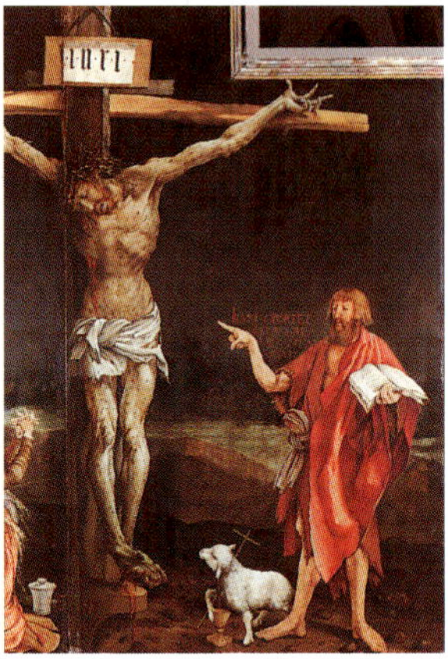

▲ Matthias Grünewald, *Kreuzigung Christi,* Ausschnitt aus der Mitteltafel des *Isenheimer Altars,* 1512–15, Colmar, Musée d'Unterlinden. Eine Kreuzigungsdarstellung, deren Ausdruckskraft in der Kunst des Nordens kaum ihresgleichen hat.

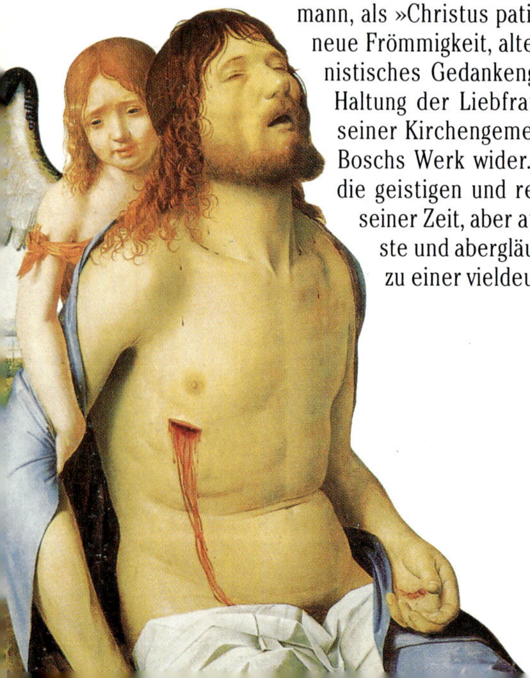

◀ Antonello da Messina, *Pietà,* Ausschnitt, um 1476, Madrid, Museo del Prado. Auch in Italien fand das Leiden Christi einen intensiven Ausdruck in der Malerei.

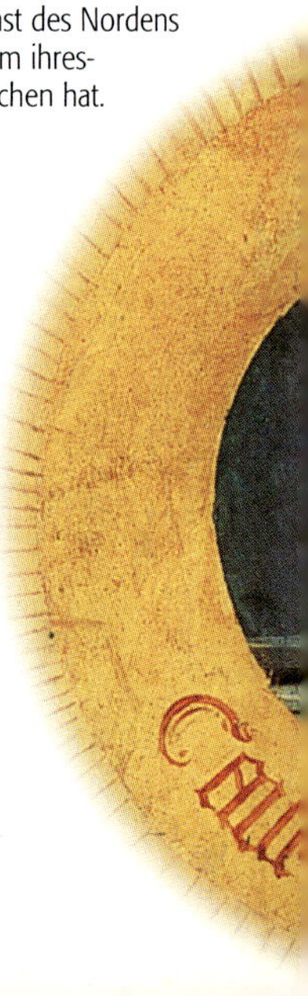

Boschs Kreuztragung

Die *Kreuztragung* (um 1490, Wien, Kunsthistorisches Museum) ist ein Schlüsselbild für das Verständnis von Boschs Religiosität. Ohne groteske Überzeichnungen, bringt es die Grausamkeit der Menge zum Ausdruck, die den kreuztragenden Jesus hohnlachend vorantreibt. Rechts unten nimmt ein Pater einem der mitverurteilten Schächer die Beichte ab: ein Sinnbild der Reue und Anspielung auf die nun mögliche Erlösung.

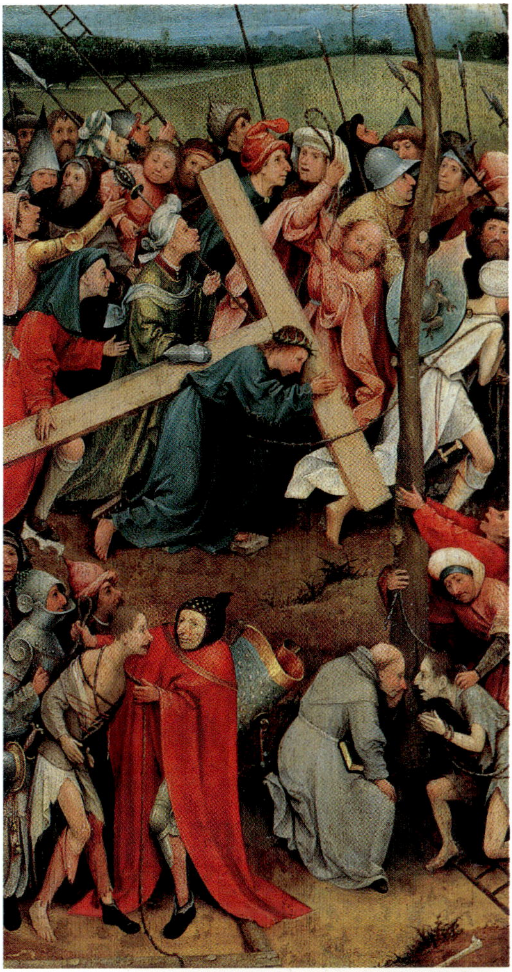

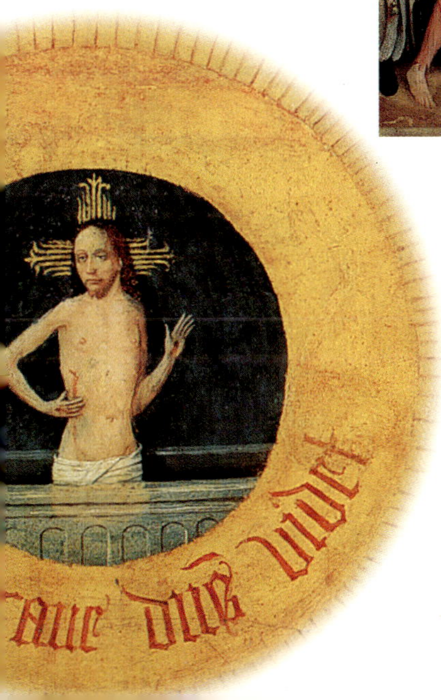

☒ Bosch, *Die Sieben Todsünden,* Ausschnitt mit dem Auge Gottes, 1475–80, Madrid, Museo del Prado. Christus im Grab mit der Inschrift: »Cave cave, Dominus videt« (Hüte dich, hüte dich, der Herr sieht).

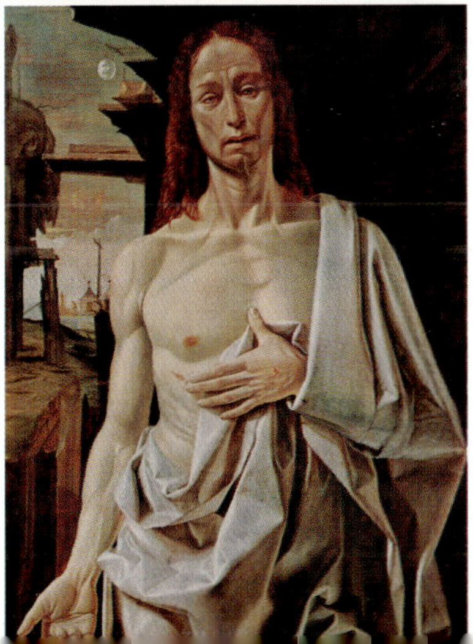

■ Bramantino, *Schmerzensmann,* um 1490, Madrid, Sammlung Thyssen-Bornemisza. Ein Meisterwerk von schneidender, gespannter Bitterkeit.

Der Taschenspieler

Eine ironische Darstellung der Einfältigkeit der Menschen, die sich leichtgläubig von Taschenspielern täuschen lassen. Das Bild, ein Frühwerk des Künstlers, ist zwischen 1475 und 1480 entstanden (Saint Germain-en-Laye, Musée Municipal).

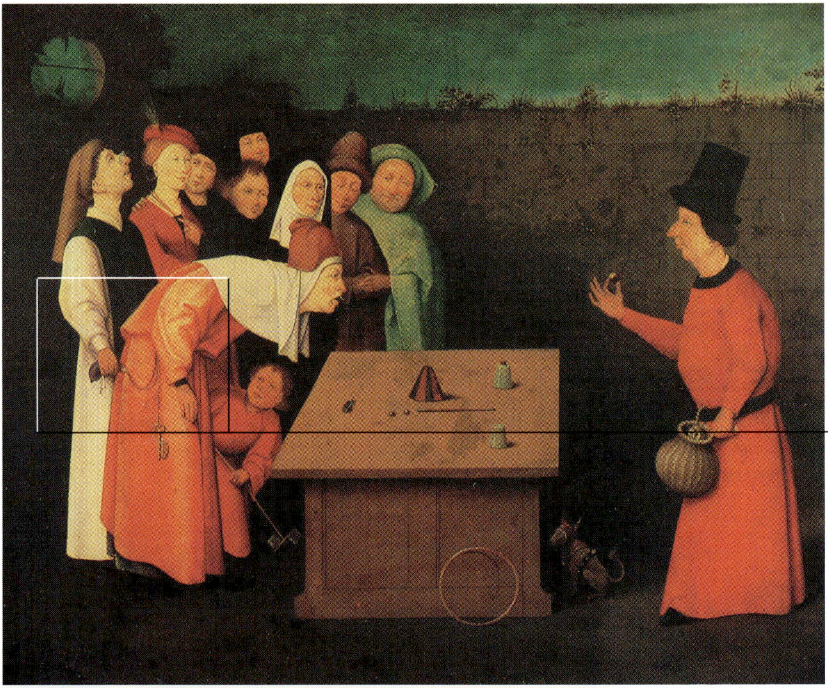

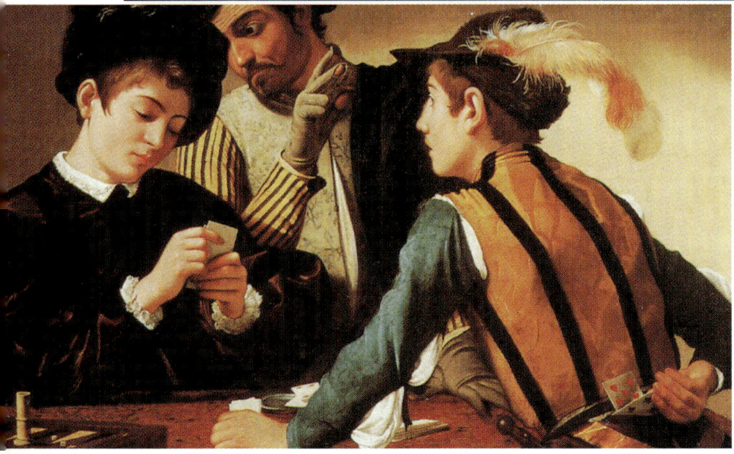

◀ Caravaggio, *Die Falschspieler,* 1594–95, Hartford, Wadsworth Atheneum. Caravaggios berühmte Behandlung des Themas wurde von seinen Nachfolgern in einer Vielzahl von Kartenspielerszenen aufgenommen und variiert. Besonders erfolgreich waren die Werke des Mantuaners Bartolomeo Manfredi (1587–um 1624), der das Vorbild des Meisters in reine Genremalerei verwandelte.

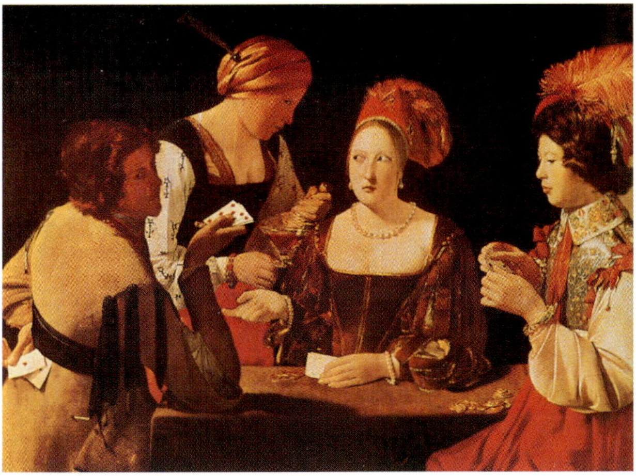

▶ Georges de La Tour, *Der Falschspieler mit dem Karo-As,* um 1630, Paris, Sammlung Landry. Ein komplizenhaftes Lächeln und zwei versteckte Trümpfe – so wird beim Kartenspiel betrogen. Während Bosch die Verführbarkeit des Einfältigen zeigt, wird hier ein junger Mensch hintergangen, der obendrein weiblichen Reizen erliegt.

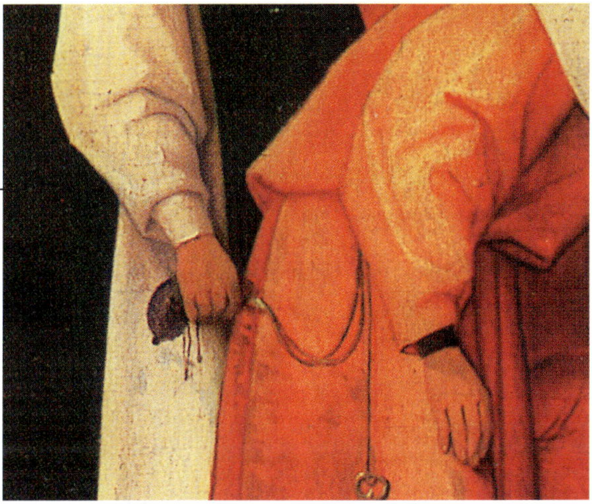

◀ Während der Zuschauer arglos und hingerissen die harmlosen Tricks des Gauklers bestaunt, stiehlt ihm der bebrillte Komplize hinter seinem Rücken mit zur Schau gestellter Teilnahmslosigkeit den Geldbeutel. Eine offenbar dem Leben nachempfundene Episode: eine niederländische Schrift von 1483 beschreibt, wie Einfältige in der Hoffnung auf schnellen Gewinn Scharlatanen auf den Leim gehen.

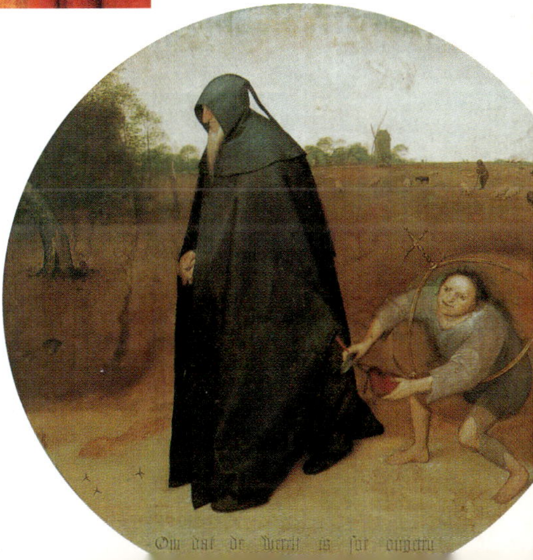

▶ Pieter Brueghel der Ältere, *Der Menschenfeind,* 1568, Neapel, Musei e Gallerie di Capodimonte. Der alte Mann im dunklen Mantel wird von einem Hungerleider bestohlen. Der Dieb, von einem gläsernen Globus umhüllt, verkörpert die Schlechtigkeit der Welt. Die Schrift am unteren Rand lautet dementsprechend: »Weil die Welt so treulos ist, trauere ich.«

1490–1500

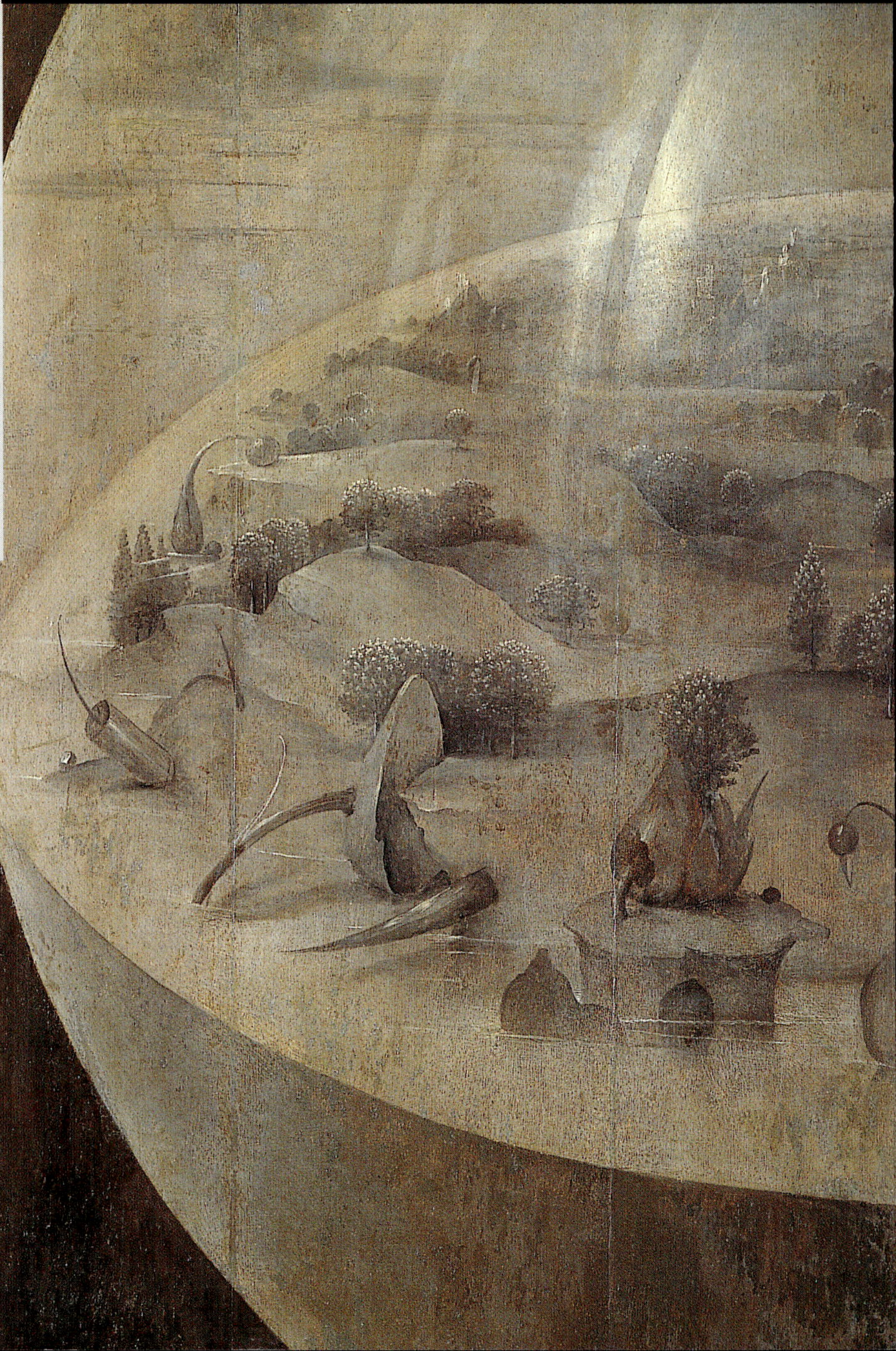

Bosch, *Die Erschaffung der Welt,* Außenseiten der Flügel des Triptychons *Der Garten der Lüste,* Ausschnitt, 1503–04, Madrid, Museo del Prado

Das Bild des Kosmos

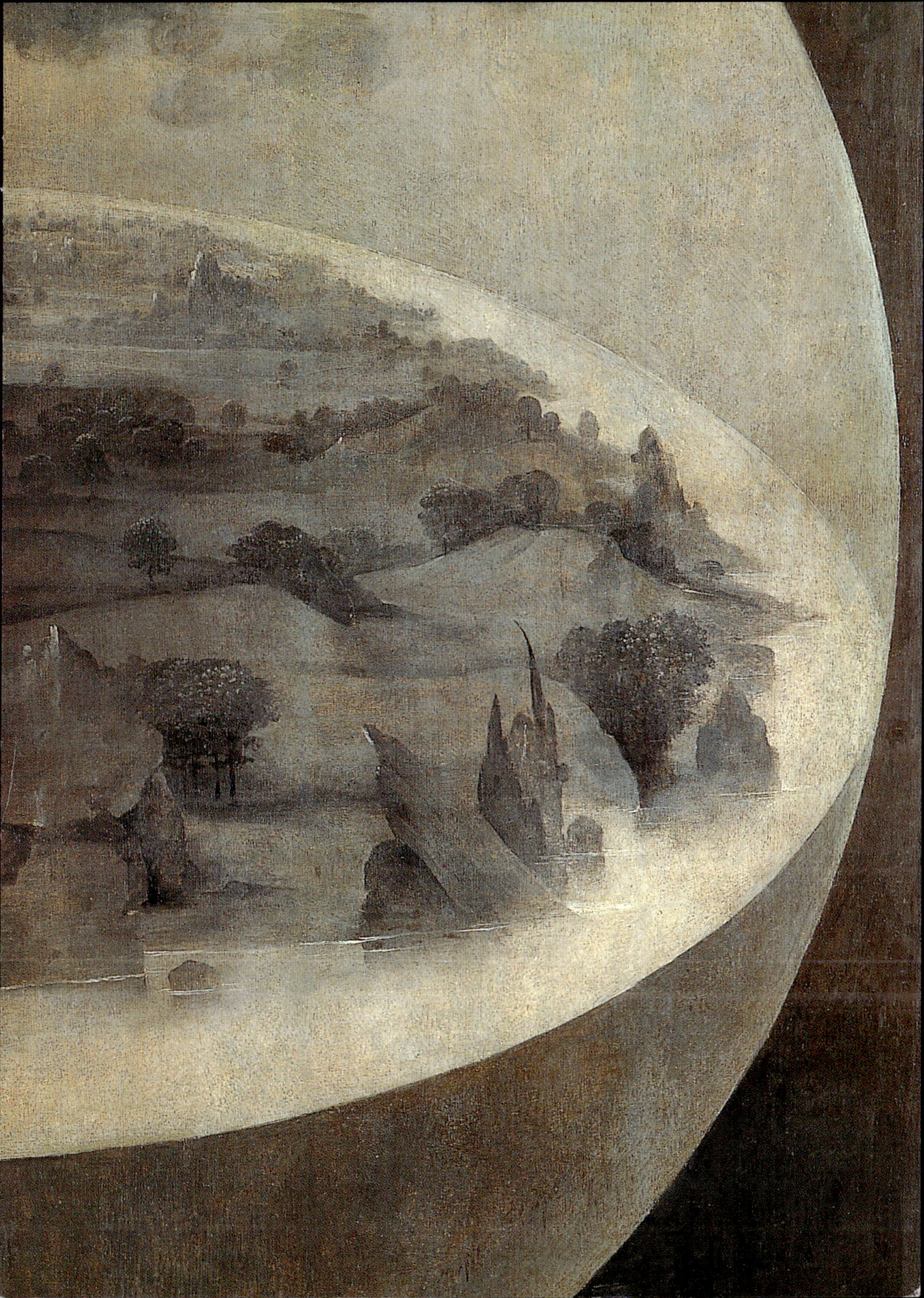

Boschs Bildung und Religiosität: Hypothesen und Widersprüche

Bosch schöpft Anregungen für seine Bilder aus so unterschiedlichen Quellen wie dem *Hexenhammer*, den Predigten des Mystikers Jan van Ruysbroek, der *Vision des Tundalus,* der *Ars moriendi,* dem *Narrenschiff* von Sebastian Brant und der *Legenda Aurea* des Jacobus von Voragine. Seine Art der Umsetzung ist freilich so eigenwillig, daß sich die religiöse Einstellung des Malers nur schwerlich daraus ablesen läßt. Die traditionelle Ikonographie biblischer Themen scheint durchsetzt mit geradezu blasphemischen und diabolischen Ausdeutungen. Trotz seiner Zugehörigkeit zur Liebfrauenbruderschaft wurde daher von einigen Experten vermutet, Bosch sei Mitglied in ketzerischen Sekten gewesen, namentlich bei den »Homines Intelligentiae«, die den Brüdern vom Freien Geist nahestanden.

▼ Bosch, *Kreuzigung,* 1480–85, Brüssel, Musées Royaux des Beaux-Arts. Eine frühe, noch ganz der Tradition verpflichtete Darstellung.

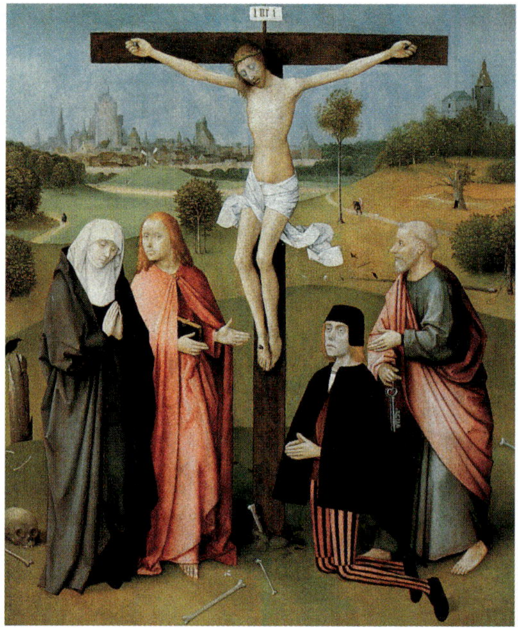

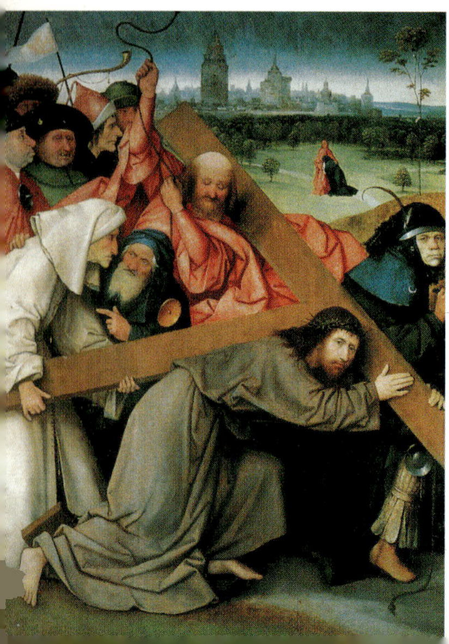

◄ Bosch, *Kreuztragung,* um 1505, Madrid, Königspalast. Bilder, die das Leben und Leiden des Erlösers darstellen, sollten den Betrachter zur »Nachfolge Christi« in der Andacht auffordern.

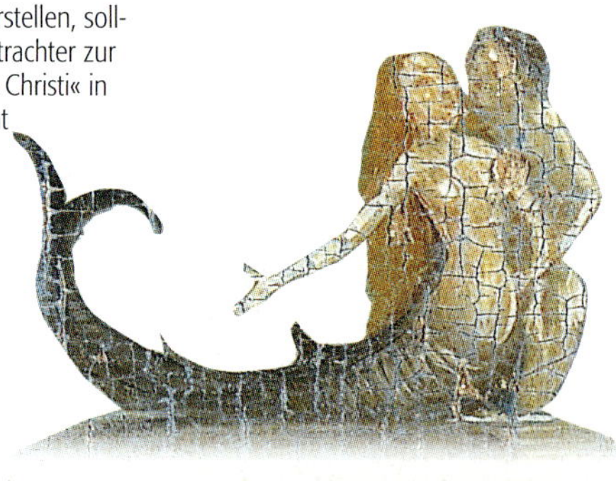

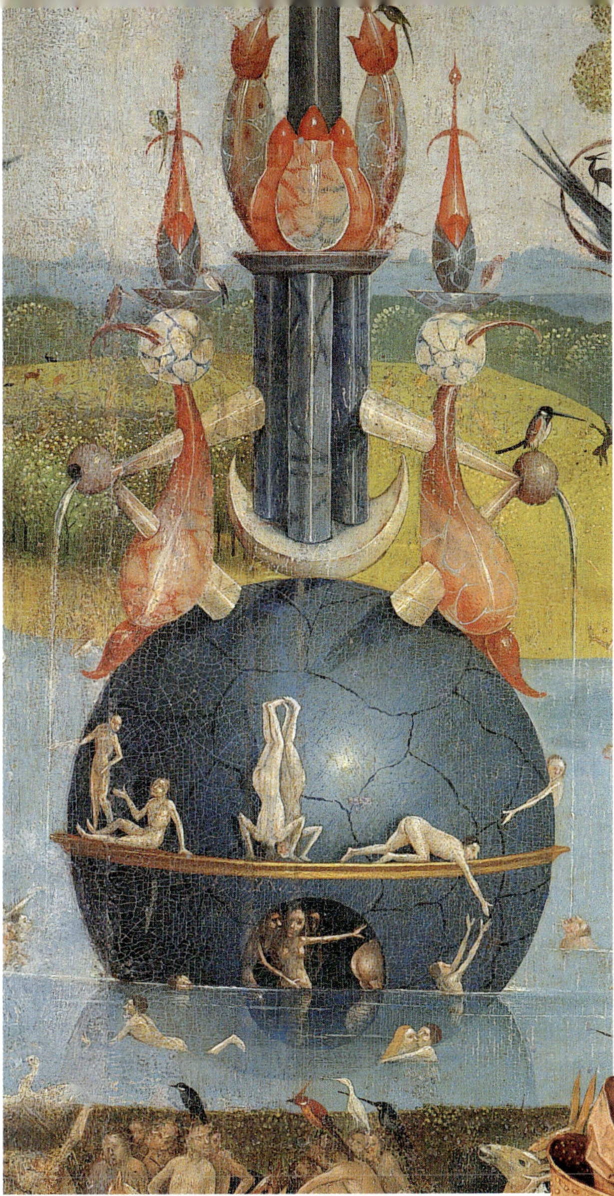

Bosch, *Der Garten der Lüste,* Ausschnitt aus der Mitteltafel des Triptychons, 1503–04, Madrid, Museo del Prado. Durch solche offenkundig erotischen Szenen kam die Vermutung auf, Bosch habe ketzerischen Sekten mit ausschweifendem Sexualleben nahegestanden.

Bosch, *Die Versuchungen des Heiligen Antonius,* Triptychon, Ausschnitt aus der Mitteltafel, 1505–06, Lissabon, Museu Nacional de Arte Antiga. Eine monströse weibliche Gestalt wiegt ein gewickeltes Kind, während sie auf einer großen Ratte reitet. Man ist versucht, dies als blasphemische Anspielung auf die Flucht nach Ägypten zu deuten.

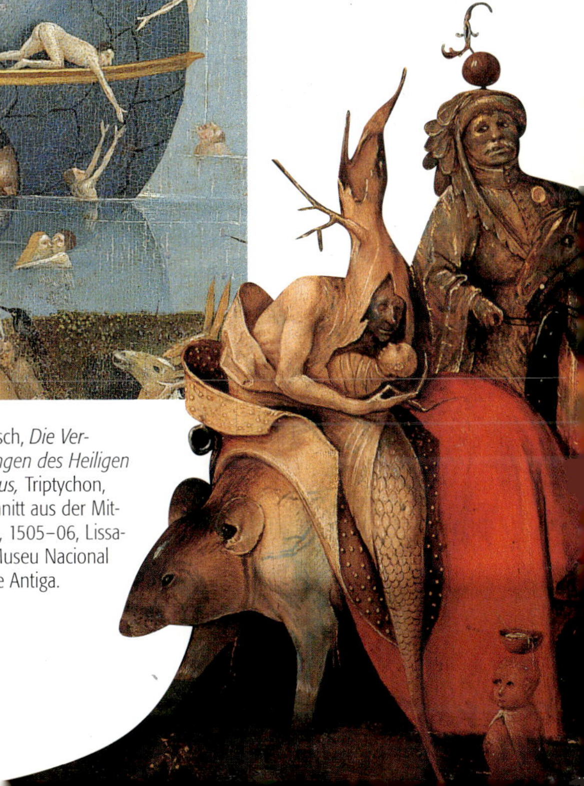

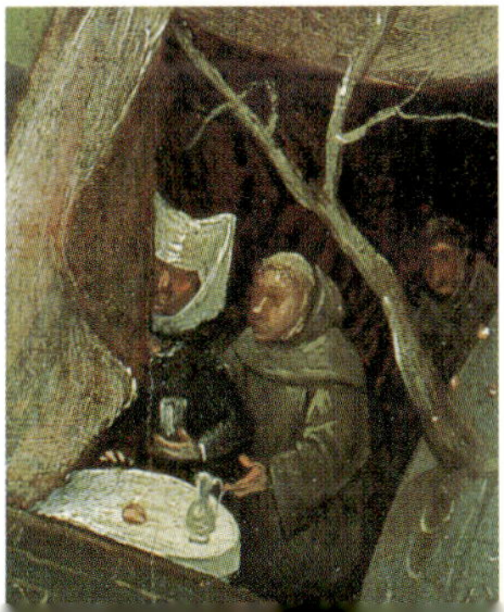

Bosch, *Die Versuchungen des Heiligen Antonius,* Triptychon, Ausschnitt aus der Mitteltafel, 1505–06, Lissabon, Museu Nacional de Arte Antiga.

Sekten, Ketzer, Endzeitangst – eine unruhige Epoche

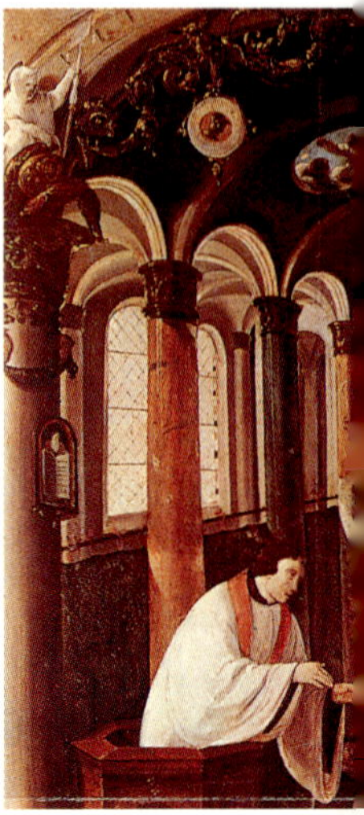

Theorien über Boschs religiöse Einstellung berufen sich stets auf den historischen Kontext gegen Ende des 15. Jahrhunderts, eindeutige Belege existieren allerdings nicht. Die Zeit ist geprägt von einem wirren Geflecht aus Aberglauben und Mystizismus, Wanderpredigern und Bruderschaften. Es herrscht ein weitverbreitetes Bedürfnis nach geistiger und sittlicher Erneuerung. Die Kirche versucht, die verschiedenen Erneuerungsbewegungen und die Kritik am Primat Roms mit großer Härte zu unterdrücken; Reformatoren wie Jan Hus oder der Bußprediger Savonarola werden als Ketzer verbrannt. Der Kunsthistoriker Wilhelm Fraenger vertrat die Ansicht, Bosch sei ein Anhänger des Chiliasmus gewesen, nach dem die Wiederkunft Christi und die Errichtung eines Tausendjährigen Reichs des Friedens und der irdischen Freuden unmittelbar bevorstünden. Eine faszinierende, freilich durch nichts bewiesene Theorie. Gleichwohl vergegenwärtigt sie uns die Zeit vor der Reformation als einer Epoche großer geistiger Unruhe.

▼ 1496: Der Scheiterhaufen des Savonarola (hier eine zeitgenössische Darstellung) zeigt, mit welcher Härte die Inquisition gegen Kritiker und Abweichler vorging.

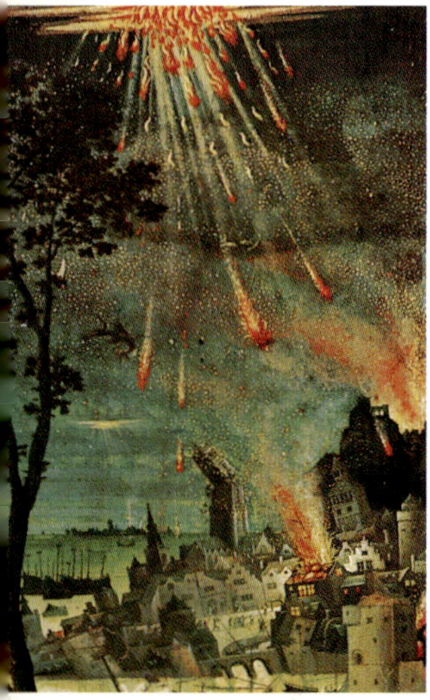

▲ Lucas van Leyden, *Loth und seine Töchter*, Ausschnitt, um 1520, Paris, Musée du Louvre.

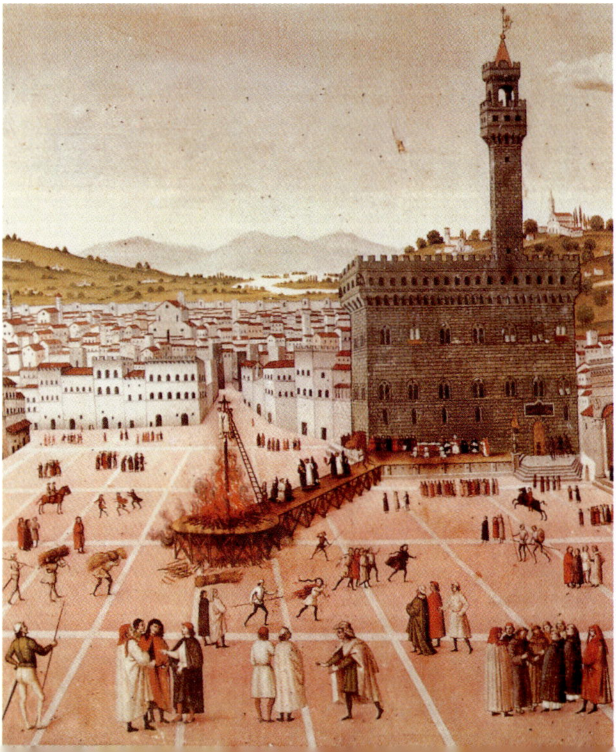

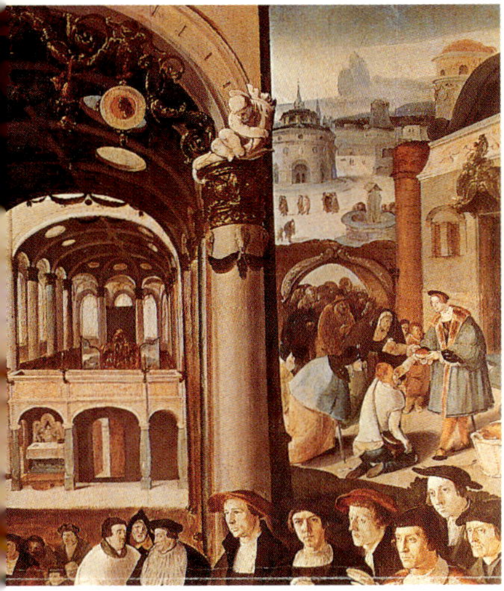

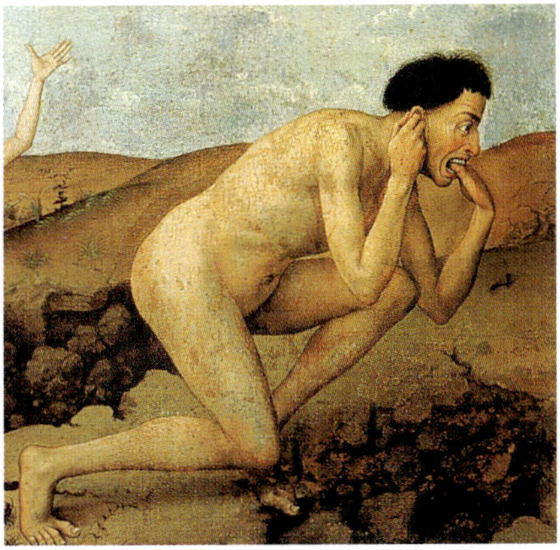

▲ Lucas van Leyden, *Die Predigt,* Ausschnitt, 1530, Amsterdam, Rijksmuseum. Der Einfluß populärer Prediger war enorm.

▼ Bosch, *Der Garten der Lüste,* Triptychon, Ausschnitt aus dem *Höllischen Konzert,* 1503–04, Madrid, Museo del Prado.

▲ Rogier van der Weyden, *Das Jüngste Gericht,* Ausschnitt mit einem Verdammten, entsetzt vor den Schrekken ewiger Höllenpein, um 1445, Beaune, Hôtel-Dieu. Skrupellose Geistliche mißbrauchten die Angst der Gläubigen vor der Verdammnis und betrieben einen schwunghaften Ablaßhandel.

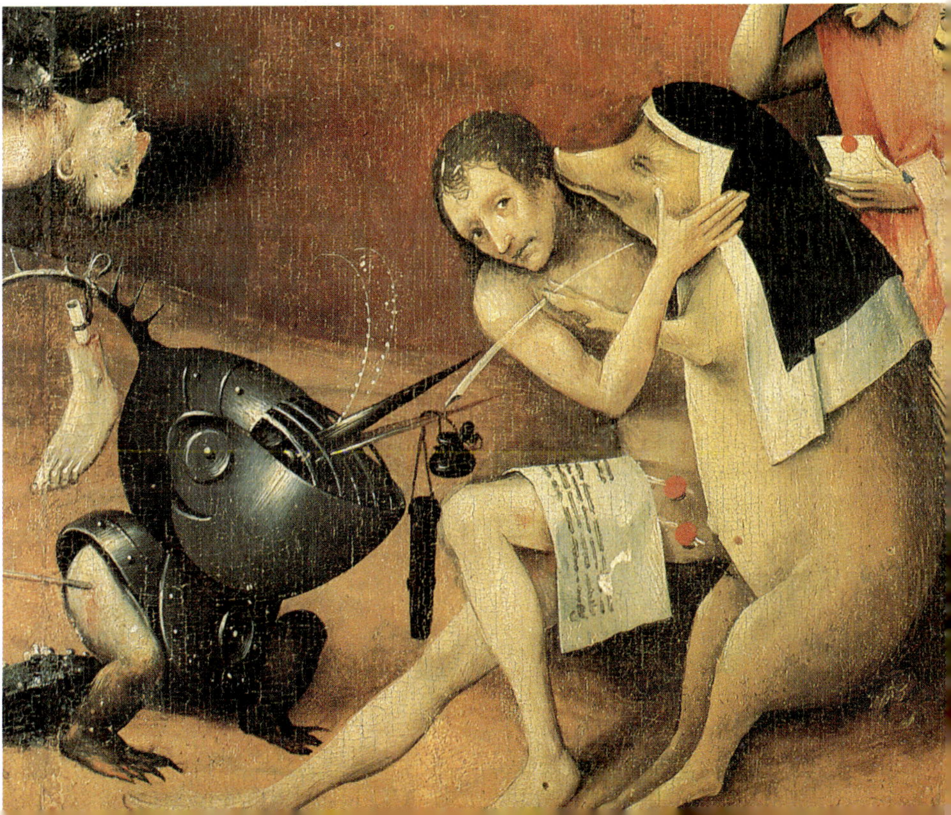

Der Heuwagen

Die mittlere Tafel des auf 1500 bis 1502 zu datierenden Triptychons *Der Heuwagen* im Prado, Madrid, stellt die moralisch verderbte, bereits dem Wahn verfallene Menschheit auf der Fahrt in die Hölle dar. Es ist das erste der großen allegorischen Triptychen mit moralisierender Absicht.

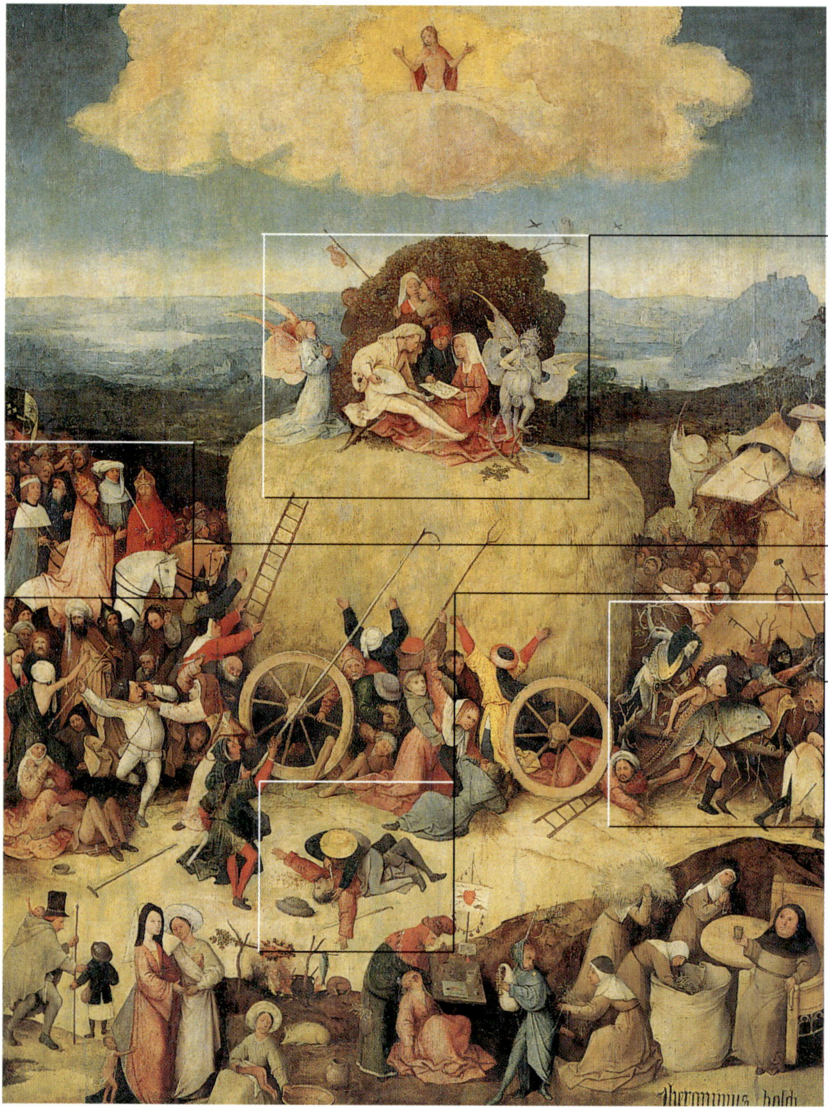

▶ Ungerührt von dem tumultartigen Treiben im unteren Bereich sitzen oben auf dem Wagen diejenigen, die sich der Sünde der Wollust hingeben. Im Gebüsch küßt sich ein Bauernpaar, andere spielen anstößige Lieder, begleitet von einem Dämon mit Trompete und Pfauenschwanz, dem Symbol der Eitelkeit.

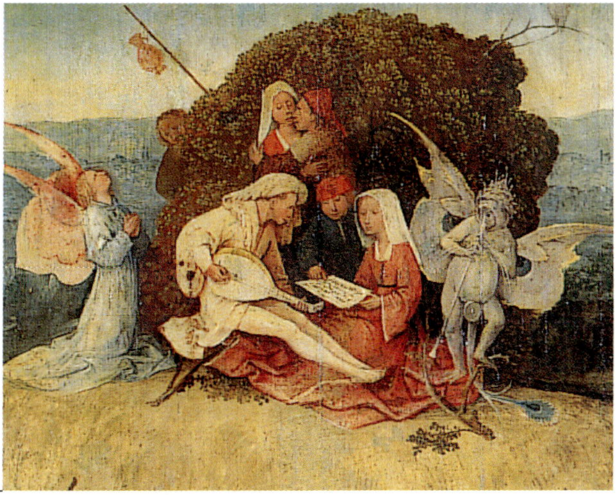

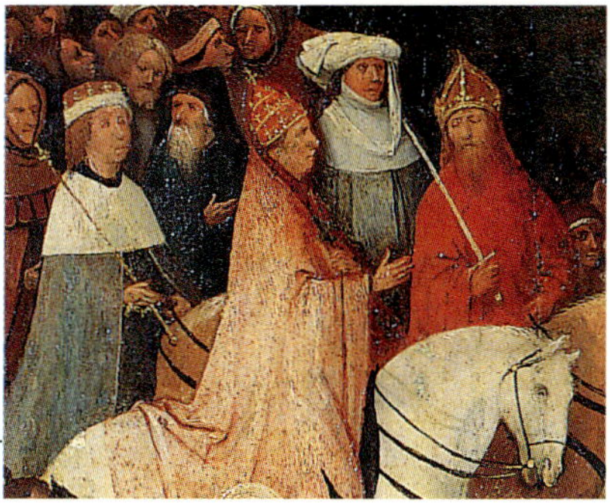

◀ Unter den reich gekleideten Würdenträgern ist der König von Frankreich zu identifizieren, daneben erscheinen der Papst und der Kaiser. Nicht einmal die Großen der Welt sind frei von Verderbnis und Sünde – im Gegenteil, Bosch setzt sie an die Spitze des buntgemischten Gefolges.

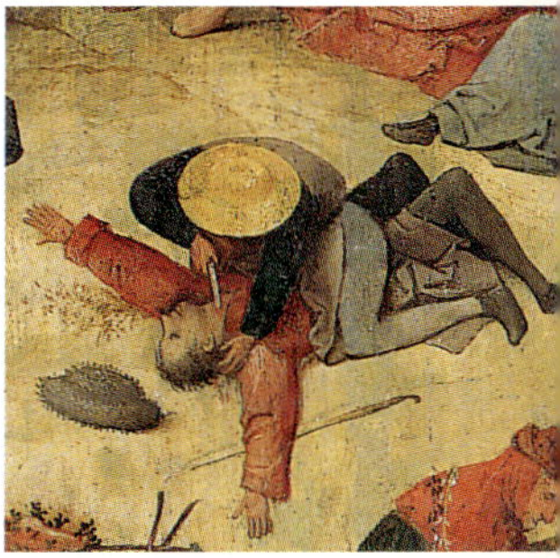

▶ Der Heuwagen als Symbol menschlicher Habgier wird von monströsen Zwitterwesen, halb Mensch halb Tier, zur Hölle gezogen, die auf dem rechten Flügel dargestellt ist. Darunter fällt der geschuppte Fisch auf, eine ironische Anspielung auf die für immer verlorene Unschuld. Als Standarte dient dem dämonischen Zug ein abgeschlagener, an einer Stange hängender Kopf.

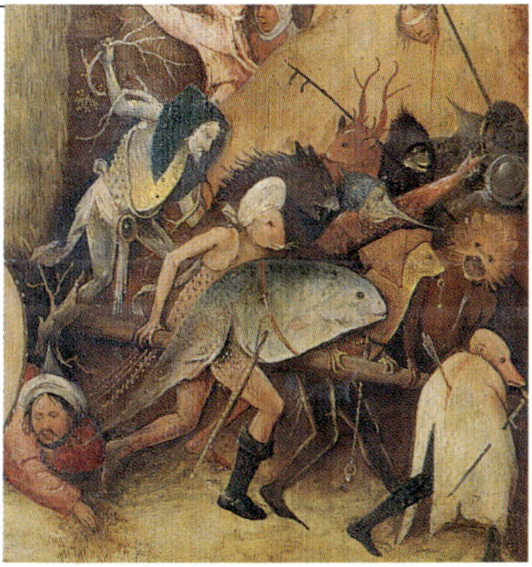

▲ Die Szene der Ermordung in der vorderen Mitte des Bildes markiert den Gipfelpunkt der Gewalt, zu der der Mensch in seiner Gier nach Reichtum fähig ist. Die Mitteltafel des Triptychons illustriert insgesamt das alte flämische Sprichwort über die Habgier: »Die Welt ist ein Heuhaufen, und jeder rafft an sich, was er kriegen kann.«

1490–1500

Der Sündenfall

Auf dem linken Flügel des Triptychons *Der Heuwagen* sind vier aufeinanderfolgende Episoden gleichzeitig dargestellt: der Engelsturz, die Erschaffung Evas, der Sündenfall und die Vertreibung aus dem Paradies.

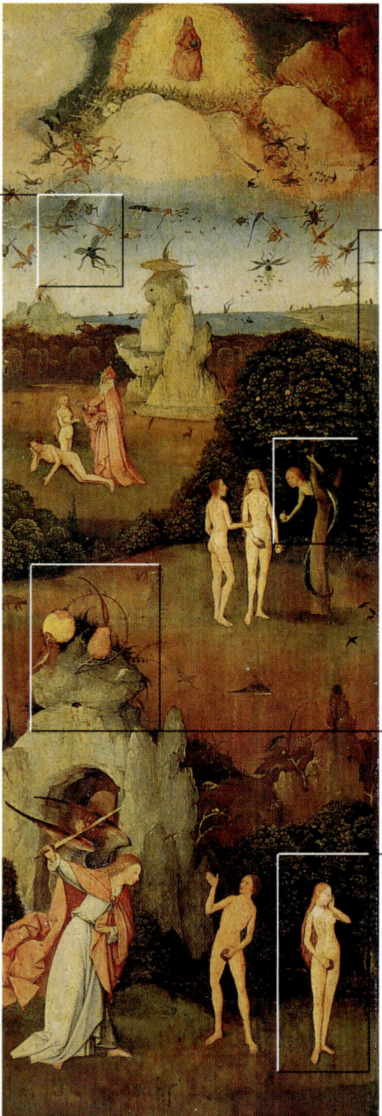

☑ Von den himmlischen Heerscharen vertrieben, verwandeln sich die gefallenen Engel bei ihrem Sturz in scheußliche Insekten und Kröten. Die ungewöhnliche Ikonographie zeigt Anklänge an das *Elucidarium* des Honorius von Autun, in der es heißt, die Engel »fielen als Kröten herab«.

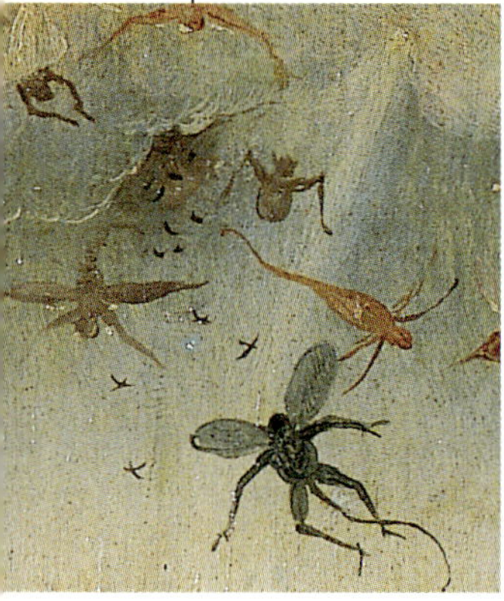

▶ Boschs Darstellung des Sündenfalls entspricht hier der üblichen biblischen Interpretation: die Schlange lockt Eva mit einem Apfel vom Baum der Erkenntnis. Die gleiche Episode erscheint auch auf dem linken Flügel des *Jüngsten Gerichts* (Seite 120). Dort ist die Schlange gleichfalls ein Mischwesen, das einen weiblichen Oberkörper und einen monströsen Reptilienschwanz besitzt.

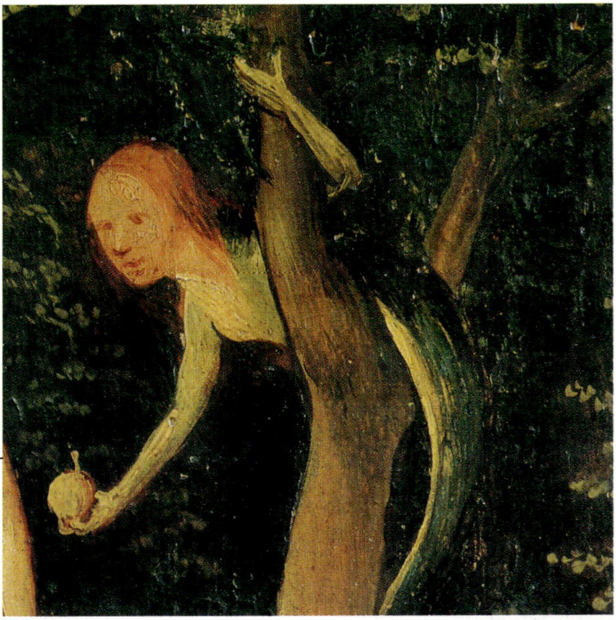

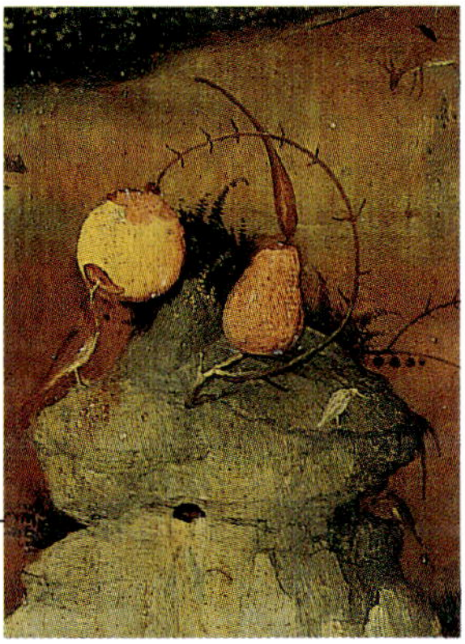

◀ Die stachelige Pflanze, die unterschiedliche Früchte hervorbringt, ist eine reduzierte Form der Pflanze auf dem Tafelbild *Johannes der Täufer in der Wüste,* um 1504, Madrid, Museo Lázaro Galdiano (Seite 76). In beiden Bildern erscheint die Frucht als Symbol der Verführung zu sinnlichen Genüssen, der pickende Vogel verdeutlicht diese Aussage.

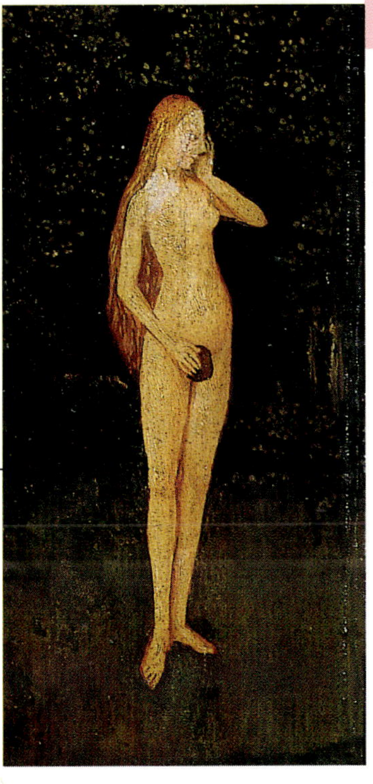

▶ In sich gekehrt und resigniert nimmt Eva die Vertreibung aus dem Paradies hin. Ihre zartgliedrige Figur entspricht dem gotischen Frauenideal. Die grazile, unschuldig-anrührende Nacktheit von Adam und Eva weist zurück auf Miniaturen des frühen 15. Jahrhunderts. Erst gegen Ende seiner Schaffensperiode nahmen Boschs Figuren durch den Einfluß der italienischen Renaissance plastischere Formen an.

Hölle und Paradies – jenseitige Architekturen

Bosch hat mehrfach das Paradies und öfter noch die Hölle gemalt. Der biblischen Schilderung des Paradieses fügt er völlig neue Ansichten hinzu. Die traditionelle Vorstellung vom Garten Eden mit üppigen Bäumen und Früchten bereichert er um einzigartige kristalline Gebilde, gepaart mit pastellfarbenen vegetabilen Formen. Seine Darstellung der Hölle ist inspiriert von der Apokalypse des Johannes und der Zerstörung Babylons, der höllischen Stadt schlechthin, Gegenbild des Himmlischen Jerusalem. Bosch stellt die Hölle immer wieder als brennende Stadt dar. Auf der rechten Tafel des *Heuwagen-Triptychons* (Seite 30) bauen Dämonen vor einer lodernden Landschaft einen gigantischen Turm, der wie eine Parodie auf den Turm zu Babel wirkt. Hier wird der Turm jedoch nicht von verblendeten Menschen in ihrer Selbstüberhebung gebaut, sondern höllische Wesen errichten ihn für die Verdammten, zu denen gemäß der pessimistischen Weltsicht Boschs fast die ganze Menschheit zu rechnen ist.

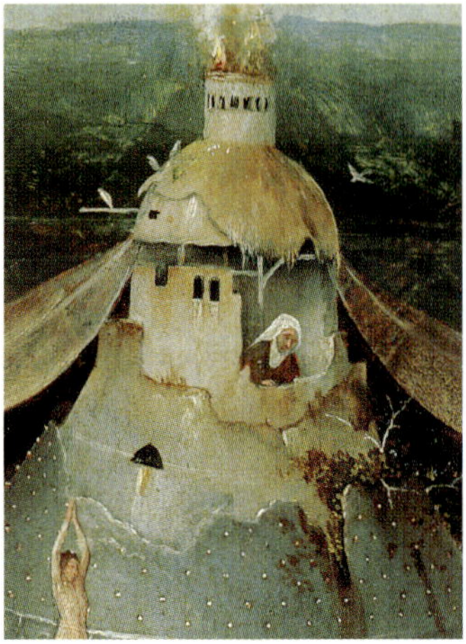

▲ Bosch, *Die Versuchungen des Heiligen Antonius,* Triptychon, Ausschnitt aus der Mitteltafel, 1505–06, Lissabon, Museu Nacional de Arte Antiga.

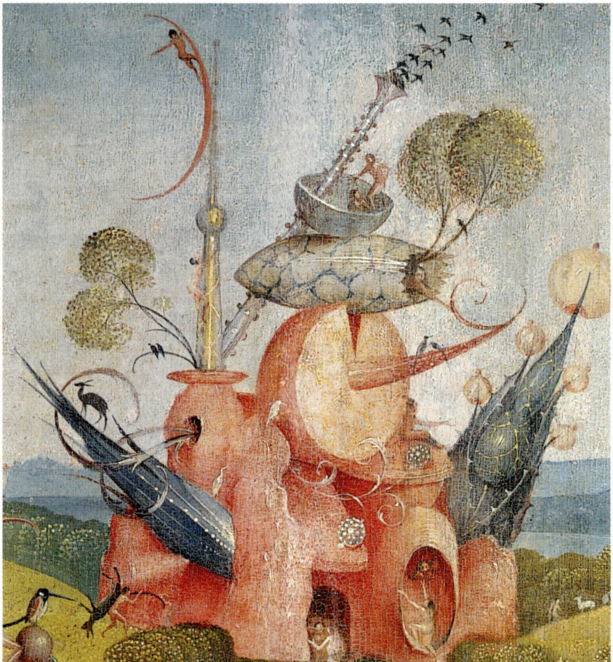

◀ Bosch, *Der Garten der Lüste,* Triptychon, Ausschnitt aus der Mitteltafel, 1503–04, Madrid, Museo del Prado. Imaginäre Gebäude in Rosa, Blau und Grün erheben sich am Horizont. Bizarre Gesteinsformationen und aufragende Kronen exotischer Bäume erinnern an die phantastischen Schmuckformen gotischer Kathedralen. Möglicherweise handelt es sich um eine Interpretation der »goldenen Häuser« der Seligen, wie sie der Heilige Gregor in seinen Visionen beschrieb.

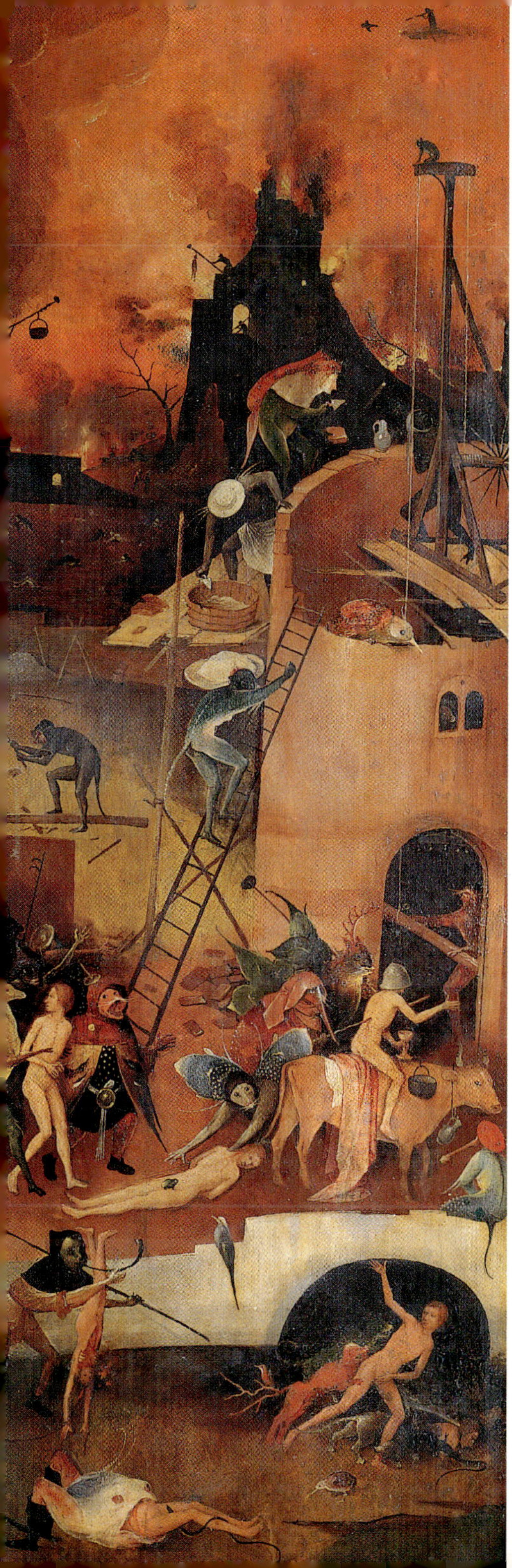

◄ Bosch, *Der Bau der Hölle,* rechter Flügel des *Heuwagen-Triptychons,* um 1500, Madrid, Museo del Prado. Die Abbildung rechts ist ein Detail daraus.

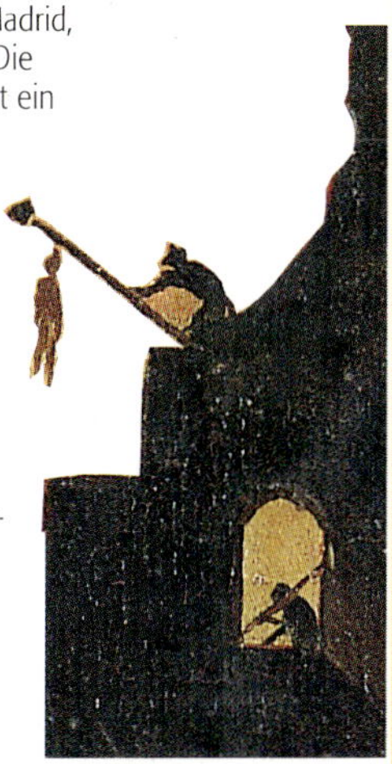

▼ Bosch, *Der Garten der Lüste,* Triptychon, Ausschnitt aus der Mitteltafel, 1503–04, Madrid, Museo del Prado.

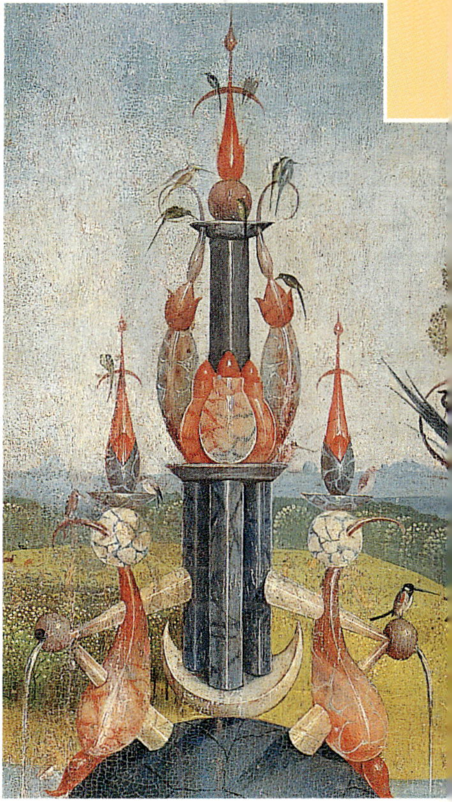

Wege ins Unbekannte: Die Neue Welt

Wie viele seiner Zeitgenossen wird Bosch von der Entdeckung Amerikas und der neuen Seewege entscheidend geprägt. Die Expeditionen von Kolumbus, Vasco da Gama und Magellan zeitigen auch bei den Daheimgebliebenen enorme psychologische Auswirkungen. Ganz Europa tritt aus einer Epoche heraus, die von Johan Huizinga treffend als »Herbst des Mittelalters« bezeichnet worden ist. Die Tatsache, daß die Welt wesentlich größer ist, als bisher angenommen, und von unbekannten Völkern bewohnt wird, übersteigt die Gedankenwelt des humanistischen Wissens, das noch in der Antike wurzelt. Bisher unbekannte Länder können nun in wenigen Wochen erreicht werden. Die Erkenntnis ist letztlich nicht nur jenen Wagemutigen vorbehalten, die diese Reisen tatsächlich unternehmen, eine Umorientierung in jeder Hinsicht ist notwendig. So führt die Erweiterung des geographischen Horizonts auch zu einer Erweiterung des menschlichen Bewußtseins. Die Grenzen der vertrauten Welt, in der alles seinen Platz hatte, haben sich plötzlich geöffnet.

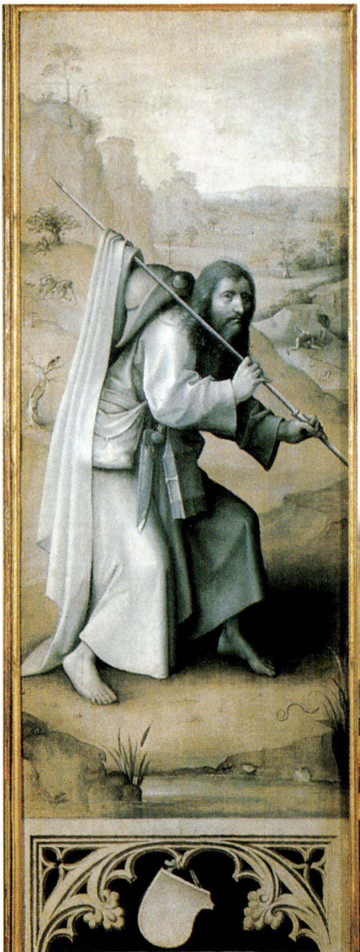

▼ Bosch, *Der Heilige Jakobus von Compostella,* linker Außenflügel des Triptychons *Das Jüngste Gericht,* 1504, Wien, Gemäldegalerie der Akademie der Bildenden Künste. Der Heilige ist der klassische Schutzpatron der Wanderer und Pilgerer.

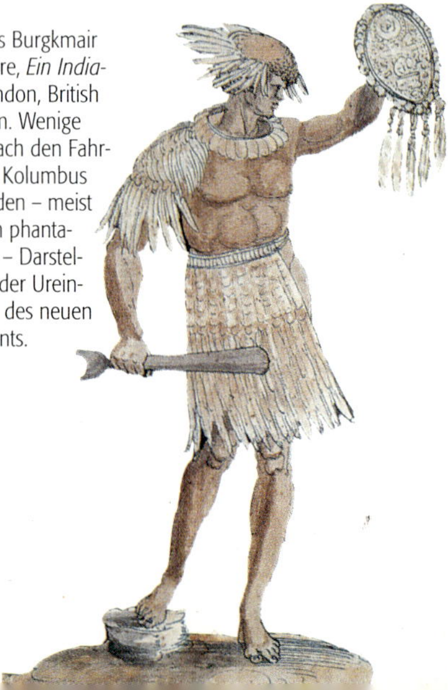

▶ Hans Burgkmair der Ältere, *Ein Indianer,* London, British Museum. Wenige Jahre nach den Fahrten des Kolumbus entstanden – meist ziemlich phantasievolle – Darstellungen der Ureinwohner des neuen Kontinents.

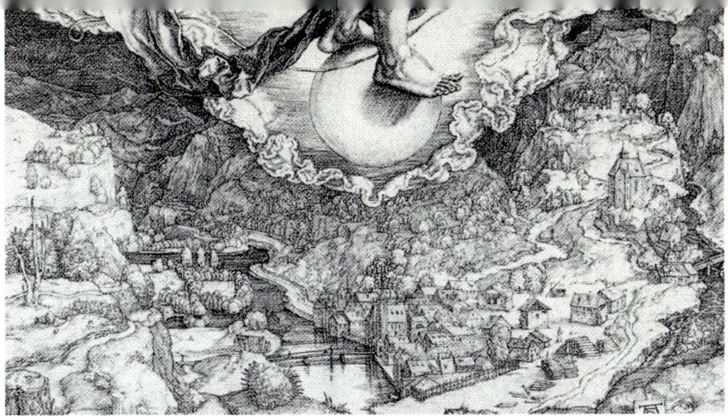

Albrecht Dürer, *Das große Glück,* Ausschnitt, 1501–02, Kupferstich. Wie Leonardo da Vinci stellte auch Dürer weite Landschaften aus der Vogelperspektive dar.

Ein Paradies auf Erden

Das phantasievolle Gemälde Burgkmairs (unten) stellt die Eroberung des vermeintlichen »Neu-Indien« dar. Die Landschaft erinnert an die Hintergrunddarstellungen der Gemälde von Bosch. Die Entdeckung Amerikas brachte Europa wirtschaftlichen Gewinn und bescherte dem alten Kontinent bisher nicht bekannte Nahrungsmittel wie Tomaten und Mais. Doch wähnte man – jenseits der wirtschaftlichen Aspekte – in den Zivilisationen der »Naturvölker« auch ein Paradies auf Erden, einen *Sonnenstaat,* wie ihn Tommaso Campanella entwarf.

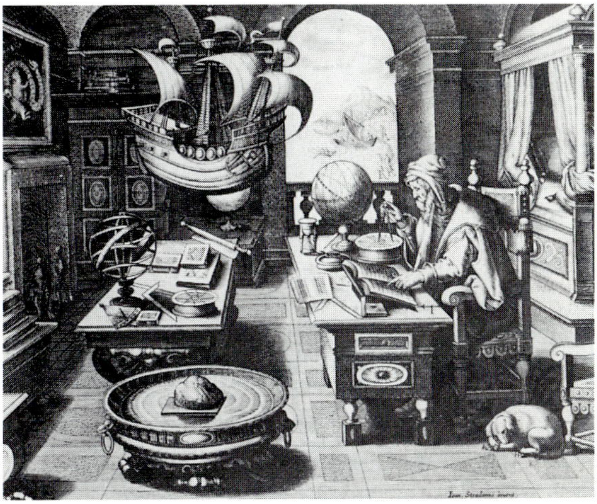

Jan van der Straeten, *Der Geograph,* Kupferstich, 1570. Im 16. Jahrhundert machten Geographie, Kartographie und die Entwicklung nautischer Instrumente große Fortschritte.

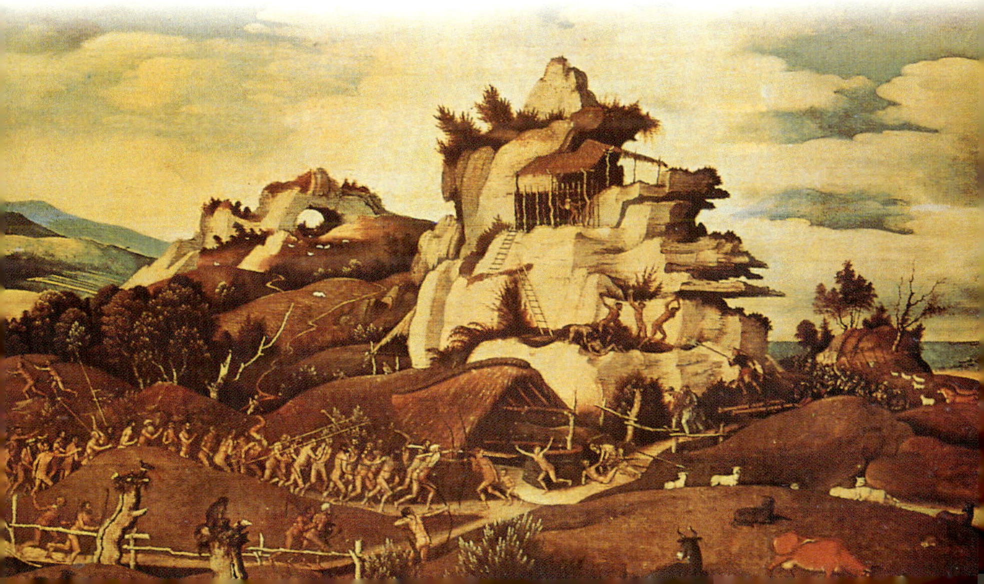

Ecce Homo

Das Bild, heute im Städelschen Kunstinstitut in Frankfurt am Main, entstand zwischen 1480 und 1485 und gehört noch zum Frühwerk Boschs. Links unten sind schemenhaft die später übermalten Figuren der Stifter zu erkennen.

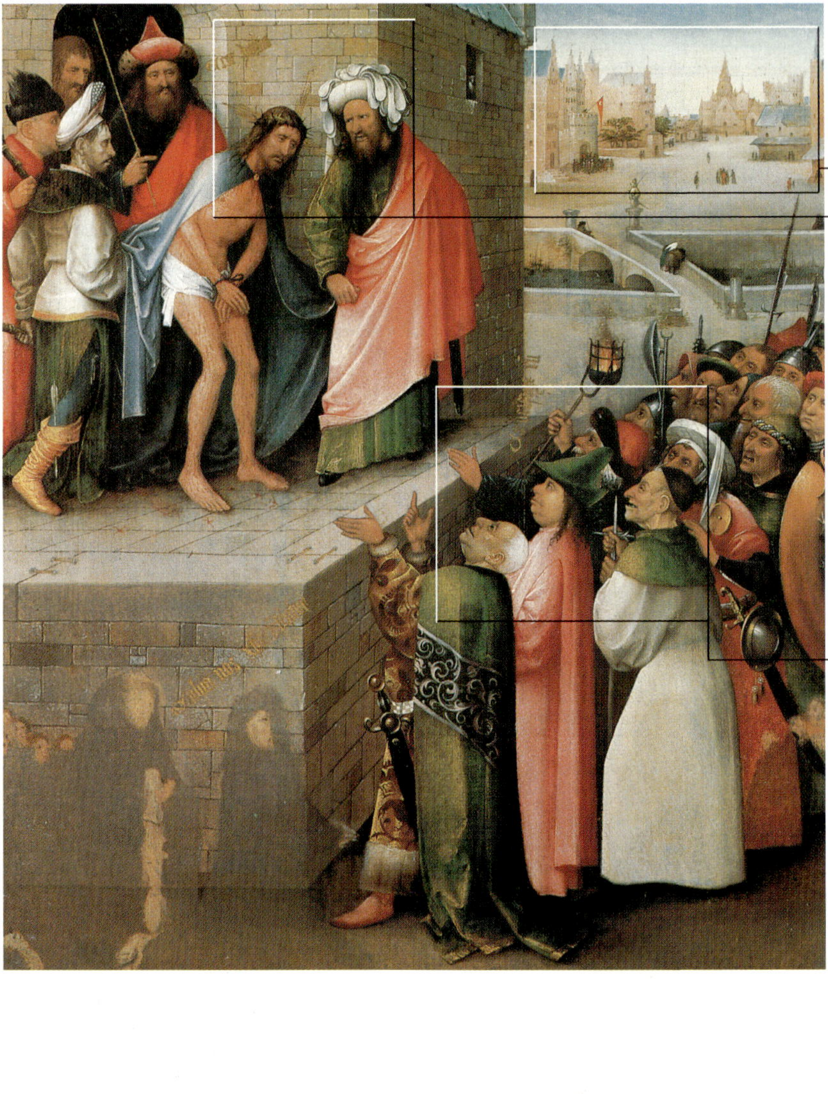

▶ Im Hintergrund der Szene sieht man eine Stadt in Brabant. Auf dem Rathaus weht eine rote Fahne mit einem weißen Halbmond, eines der vielen Symbole des Unglaubens in diesem Bild. Es gibt keinen Mittelgrund, der zwischen der Szene im Vordergrund und der Stadtansicht vermitteln würde.

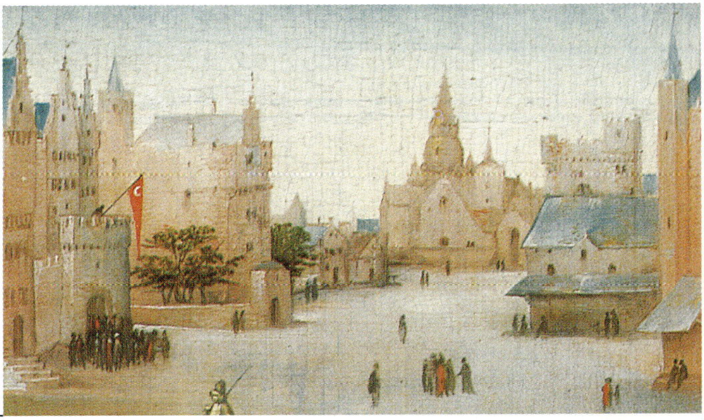

▶ Die Kontemplation über das Leiden Jesu Christi ist das Thema dieses Andachtsbildes. Der Gegensatz zwischen Gut und Böse, der die Welt bestimmt, zeigt sich in den Gesichtern von Jesus und Pilatus, die sich vor der Wand des Palastes gegenüberstehen. Bei Jesus, der einen nachsichtigen Blick auf den rasenden Pöbel vor ihm wirft, erkennt man den gefaßten und resignierten Ausdruck des Schmerzes, Pilatus dagegen zeigt die satanische Fratze des Peinigers.

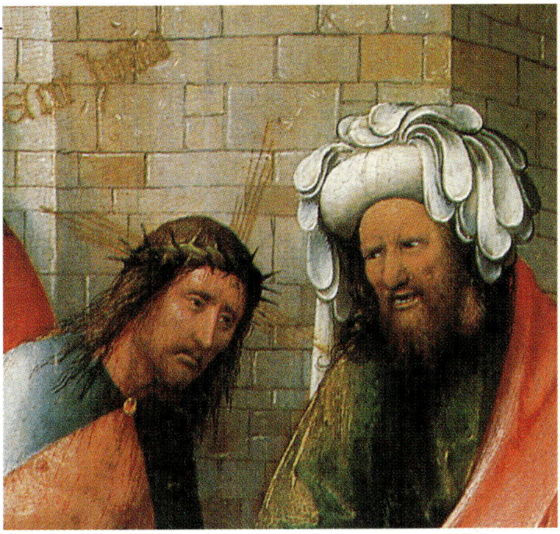

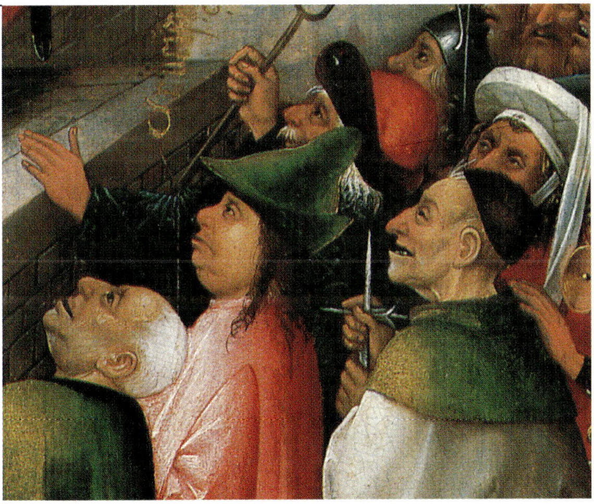

◀ Die mit Hellebarden und Dolchen bewaffnete Menge wird von Bosch genau charakterisiert: die verzerrten, beinahe tierischen Gesichter verkörpern das Wesen des Bösen und erscheinen wie ein einziges vielköpfiges Ungeheuer. Die Umrisse der Figuren in diesem Gemälde sind noch etwas hart und steif, doch allmählich kündigt sich an, daß Bosch seine künstlerische Frühperiode hinter sich läßt und zu erster Reife gelangt.

Ein satirischer Bestseller: Das Narrenschiff

▼ Albrecht Dürer, *Bildnis des Sebastian Brant*, 1520. Diese eindringliche Porträtzeichnung entstand auf einer Reise durch die Niederlande, fast dreißig Jahre nach Brants Veröffentlichung des *Narrenschiffs*.

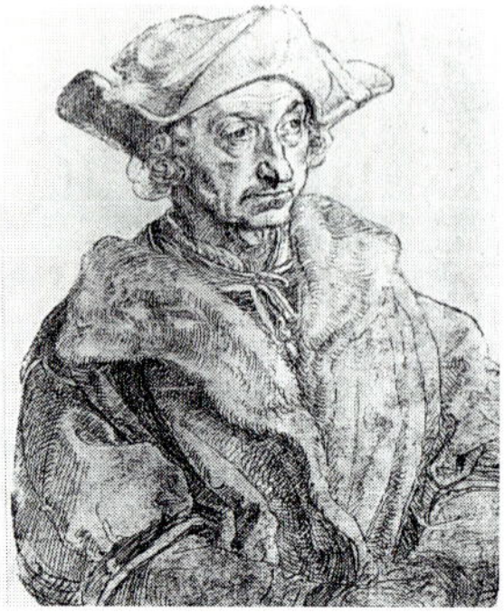

Ein bedeutendes Buch des späten 15. Jahrhunderts, von dem Bosch unmittelbar inspiriert wird, ist *Das Narrenschiff* des Humanisten Sebastian Brant. Der berühmte und hochgelehrte Straßburger Professor hatte den großen Erfolg seiner oft etwas geschraubten und überladenen Verse – ein Großteil davon ist in elsässischer Mundart verfaßt – sicher nicht vorausgesehen. Das Buch umfaßt 112 Kapitel und ist eine Allegorie auf den Sittenverfall einer kranken und sündigen Gesellschaft gegen Ende des 15. Jahrhunderts. Eine Gruppe von Narren besteigt ein Schiff und segelt nach »Narragonien«, ihrem Gelobten Land. Bevor das Schiff schließlich kentert, erreicht es das märchenhafte Schlaraffenland, das Land der Völlerei. Unzählige kleinere Episoden, meist ein wenig bemühte Allegorien voller Obszönität und Gemeinheit, liefern Stoff für die phantasievollen Illustrationen, die sicherlich den enormen Erfolg des Werkes mitverursacht haben.

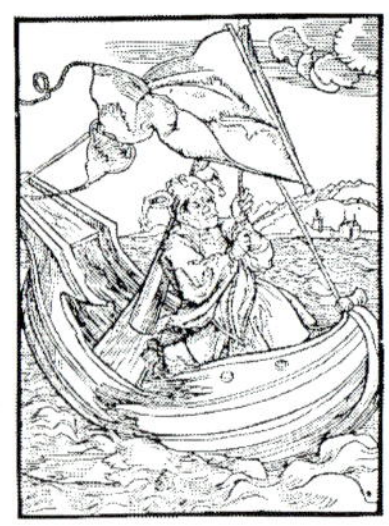

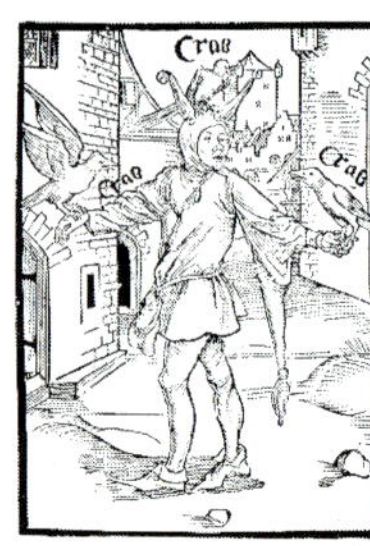

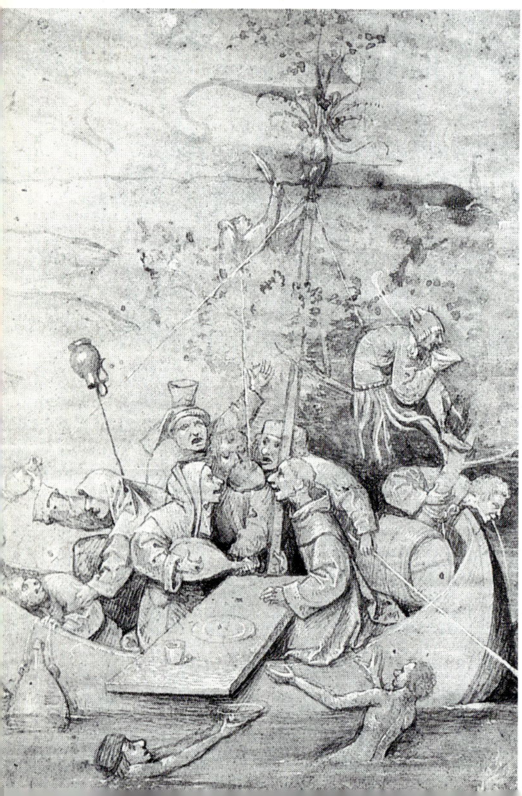

◀ Bosch, Vorstudie zum *Narrenschiff*, 1490–1500, Paris, Musée du Louvre. Die Federzeichnung zählt zu den bedeutendsten in Boschs graphischem Œuvre. In der Komposition und in den Details entspricht sie weitgehend dem auf Seite 41 abgebildeten Gemälde. Die detaillierte Ausführung läßt vermuten, daß es sich um eine Stichvorlage handelt, möglicherweise als Illustration zu dem Buch von Sebastian Brant.

▲ Zwei Holzschnitte aus der 1494 erschienen Erstausgabe des *Narrenschiffs* von Brant. Einige Forscher schreiben sie dem damals eben erst zwanzigjährigen Dürer zu.

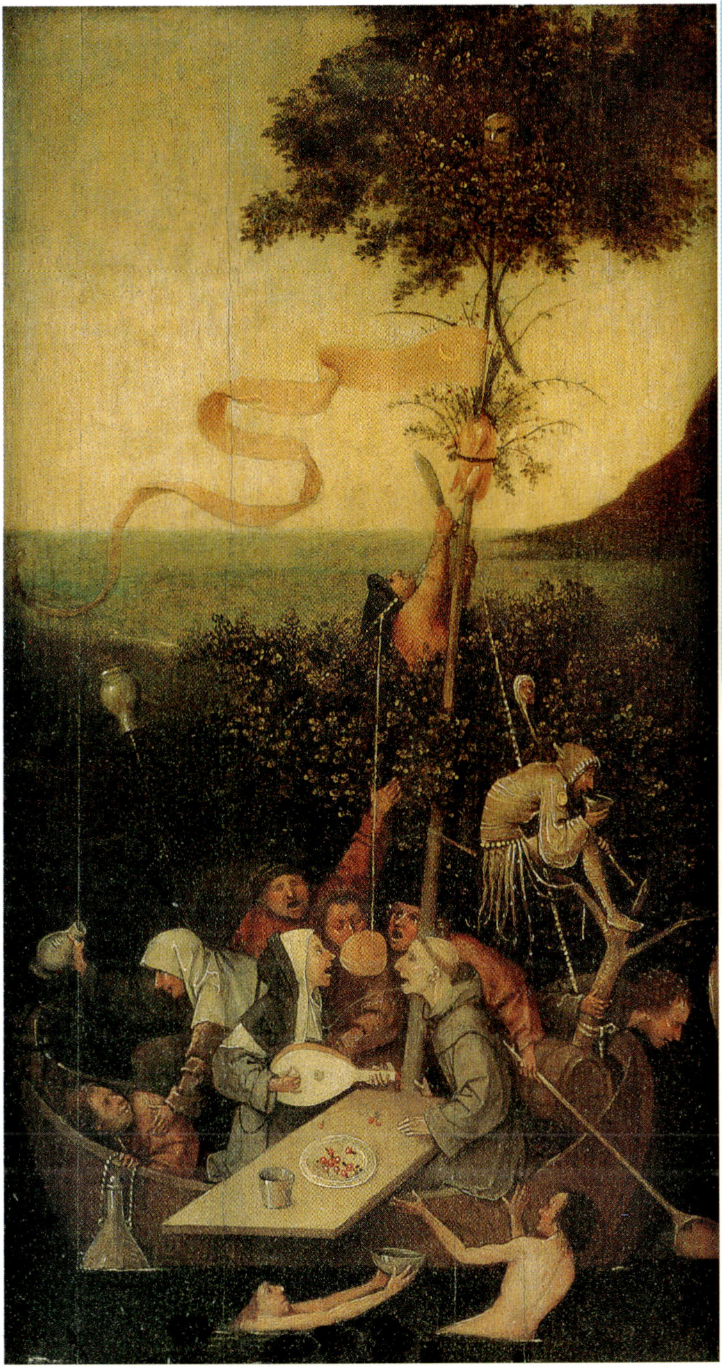

▶ Bosch, *Das Narrenschiff*, 1490–1500, Paris, Musée du Louvre. Gegen Ende des 15. Jahrhunderts waren die Grenzen zwischen Tollheit und geistiger Gesundheit fließend. »Narren« wurden nicht von der Gesellschaft ausgeschlossen und konnten ihr eigenes Leben führen: Es hieß, daß Gott selbst aus ihrem Mund spräche. Andererseits wurden sie in Schriften wie der Narrenschiffsatire *Das blaue Schiff* verhöhnt. In der Figur des Narren hielten die Künstler ihren Zeitgenossen einen Spiegel vor. Bosch füllt sein Schiff bis zum Bersten mit stark überzeichneten Figuren an, dazu kommen obszöne Anspielungen und diabolische Metaphern. Der »Steuermann« sitzt wie eine Galionsfigur auf einem Ast und trinkt aus einer Schale. Die künstlerische Qualität des Bildes ist hervorragend, und es übertrifft durch seine Lebensnähe und komprimierte Vielschichtigkeit bei weitem das überladene literarische Vorbild.

Tod des Geizhalses

Vermutlich handelt es sich bei der hohen Tafel (Washington, National Gallery of Art) um den Außenflügel eines verlorengegangenen Triptychons. Der Erhaltungszustand der Farben läßt auf eine Datierung um 1490 bis 1500 schließen.

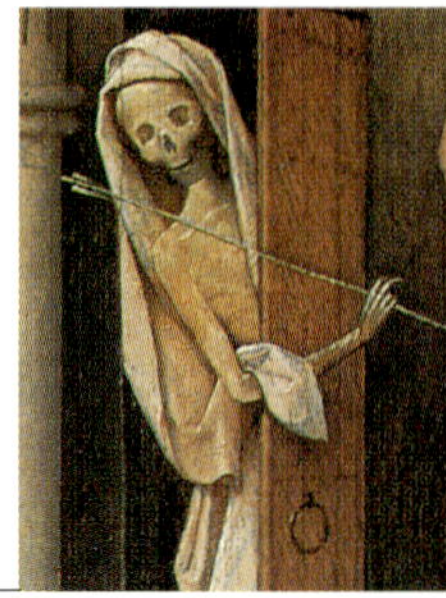

▲ Der Tod, dargestellt als Skelett, zielt mit einem Pfeil auf den sterbenden Geizhals.

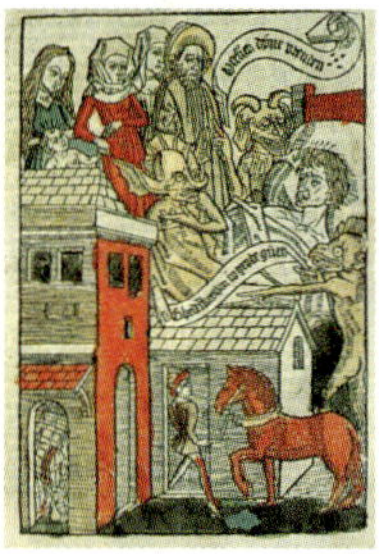

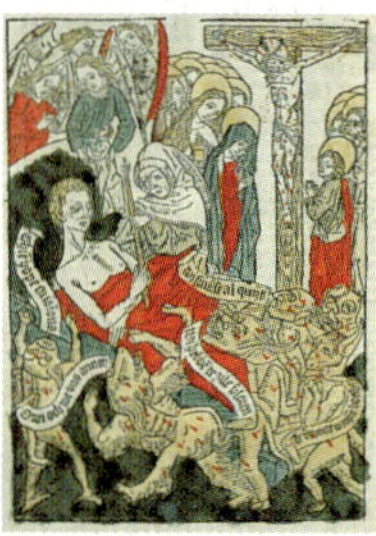

▲ Zwei Holzschnitte aus *Het Sterfboek* (Das Buch vom Sterben) von 1488. Das kleine Werk, eine der niederländischen Ausgaben des kleinen Sterbe- und Trostbuchs, der *Ars moriendi,* war im Spätmittelalter weit verbreitet, und mit Sicherheit kann man darin eine von Boschs Quellen sehen.

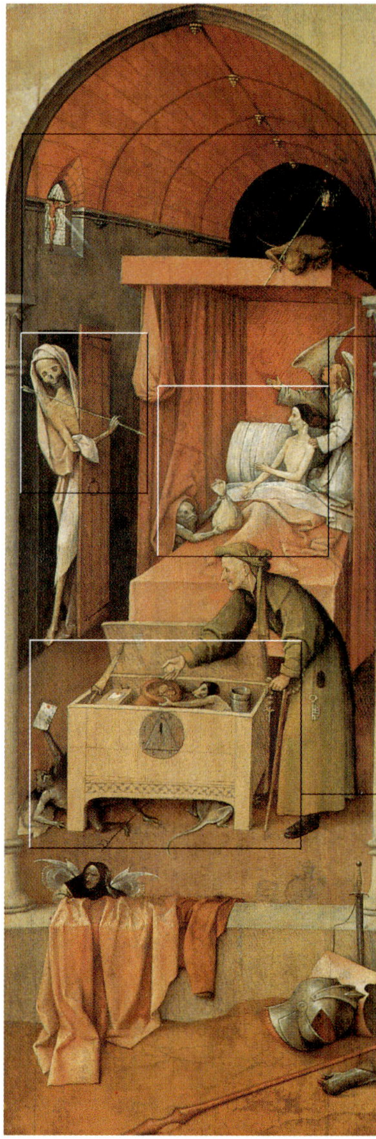

▶ Auch im Angesicht des Todes wendet der Geizige dem göttlichen Gesetz den Rücken zu. Der Schutzengel, der ihn auf das Kruzifix aufmerksam machen will, setzt sich vergeblich für ihn ein. Zum letzten Mal verfällt der Habgierige seiner Sünde und streckt die Arme nach einem Geldsack aus, den ihm ein hinter dem Vorhang des Bettes versteckter Dämon hinstreckt.

◀ Im Vordergrund legt ein alter Mann, es ist der Sterbende selbst, mit der Rechten Goldstücke in eine Truhe, während seine Linke einen Rosenkranz durch die Finger gleiten läßt. Die monströsen Geschöpfe symbolisieren das Böse, das aus dem ewigen Kampf gegen das Gute ein weiteres Mal als Sieger hervorgeht.

▶ Bosch, *Der Tod,* Eckmedaillon aus *Die Sieben Todsünden,* 1475–80, Madrid, Museo del Prado. Wieder tritt heimlich der Tod mit dem Pfeil ein, und der Kampf zwischen Engel und Teufel sowie das Thema der Habsucht – die Frau des Sterbenden zählt schon das Geld, das sie erben wird – sind auch das Thema dieser Darstellung. Mit dem schräg im Zimmer stehenden Bett ist die Szene auch ähnlich aufgebaut.

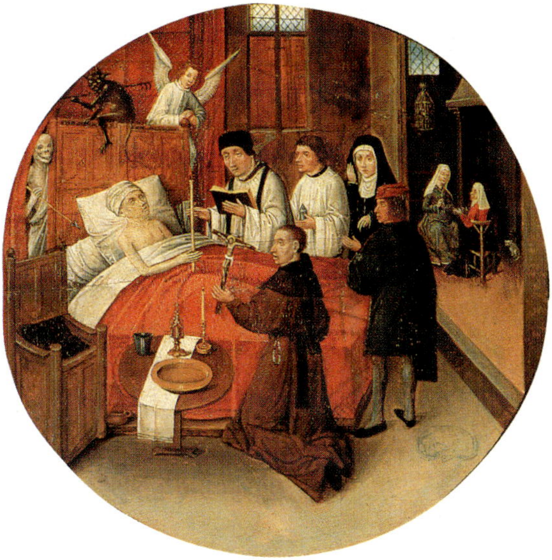

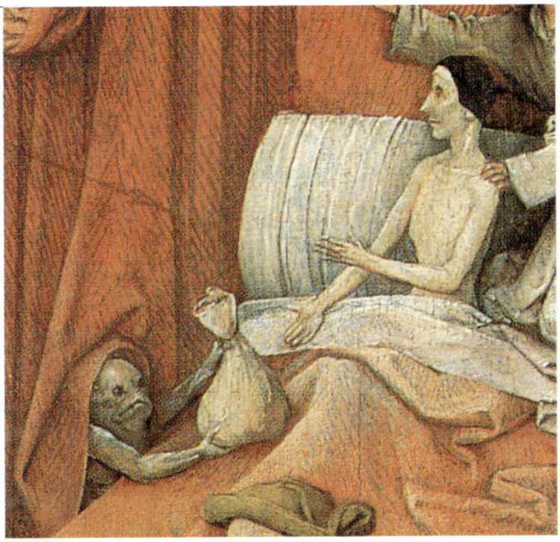

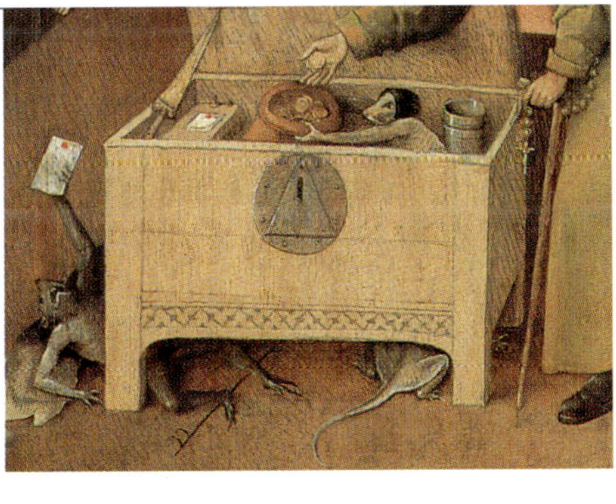

▼ Bosch, Vorstudie zum *Tod des Geizhalses,* Zeichnung, 1490–1500, Paris, Musée du Louvre.

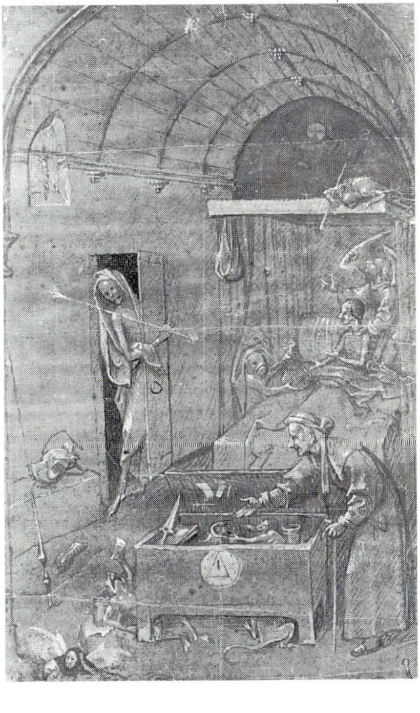

Einheimische und auswärtige Auftraggeber

Zu Boschs Auftraggebern zählen einerseits Bürger aus 's-Hertogenbosch wie die Familien van Hoss und Bergh, der Maler führt aber auch Arbeiten für die Kapelle der Liebfrauenbruderschaft aus und arbeitet in Ortschaften der näheren Umgebung. Sein Ruhm jedoch führt fast zwangsläufig zu Aufträgen außerhalb der engen Grenzen seiner Heimatstadt. 1504 bestellt Philipp der Schöne, der Herzog von Burgund, das Triptychon *Das Jüngste Gericht* bei Bosch. Es könnte sich entweder um die Münchener Version oder um die Fassung in Wien handeln. Erzherzogin Margarete von Österreich, die Statthalterin in den Niederlanden, hat einen *Heiligen Antonius* besessen, wobei man auch in diesem Fall nicht weiß, um welches Bild es sich handelt. 1521 finden sich auch in der Sammlung des Kardinals Grimani in Venedig mindestens drei Tafeln von Bosch. Schon zu seinen Lebzeiten waren Boschs Werke in ganz Europa verbreitet.

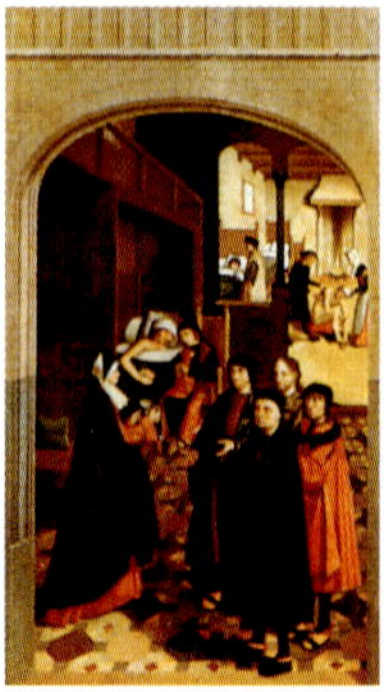

▲ Meister von Alkmaar, *Die Kranken pflegen,* Tafel aus den *Sieben Werken der Barmherzigkeit,* 1504, Amsterdam, Rijksmuseum. Die *Werke der Barmherzigkeit* des unbekannten Künstlers sind ursprünglich für die Kirche St. Laurens von Alkmaar geschaffen worden. Sie legen beredtes Zeugnis ab von den bürgerlich-geordneten Verhältnissen in den niederländischen Städten des frühen 16. Jahrhunderts. Weitere Tafeln sind auf Seite 12 abgebildet.

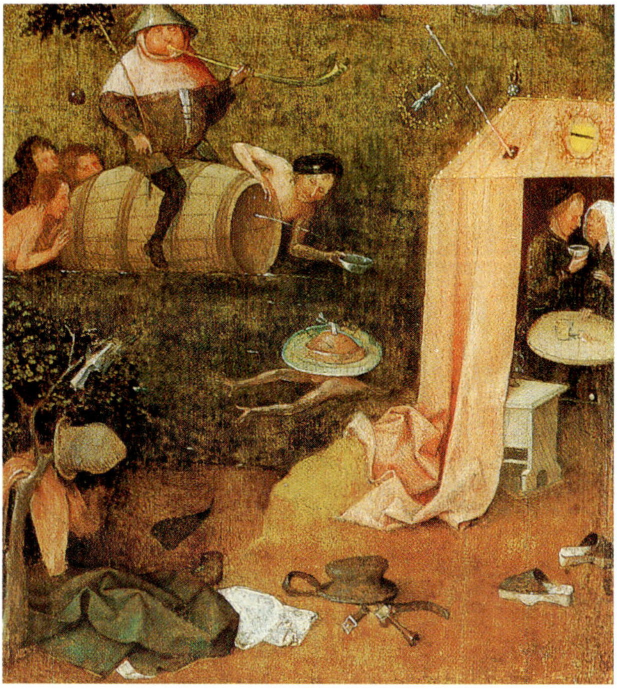

◄ Bosch, *Allegorie der Wollust und Völlerei,* Fragment, 1490–1500, New Haven, Yale University Art Gallery. Das Wappen auf dem Zelt ist das der Familie Bergh aus 's-Hertogenbosch, die das Gemälde in Auftrag gab.

◪ Bosch, *Die verdorbene Welt,* um 1500, Rotterdam, Museum Boymans-van Beuningen. Das Werk gilt als linker Flügel des Triptychons *Die Sintflut,* dessen Mitteltafel verloren ist. Der ebenfalls nicht erhaltene Altar, den Bosch für die Kapelle der Liebfrauenbruderschaft in der Kathedrale von 's-Hertogenbosch schuf, dürfte diesem Werk geähnelt haben.

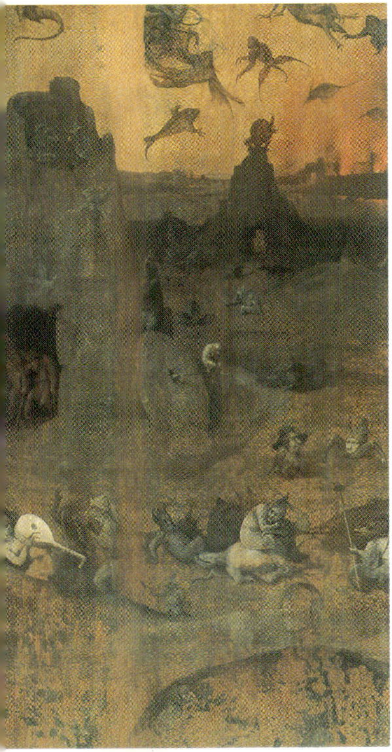

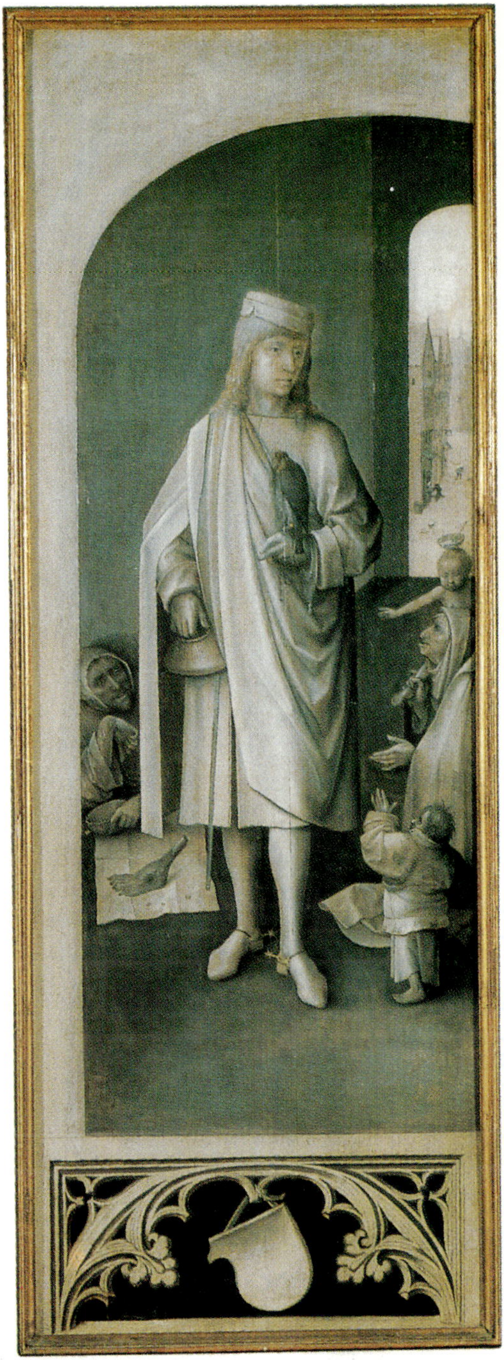

▶ Bosch, *Der Heilige Bavo,* rechter Außenflügel des Triptychons *Das Jüngste Gericht,* um 1504, Wien, Gemäldegalerie der Akademie der Bildenden Künste. Möglicherweise ein Auftrag Philipps des Schönen.

Der Garten der Lüste

Die Mitteltafel des um 1503 bis 1504 entstandenen Triptychons (Madrid, Museo del Prado) ist ganz der Wollust gewidmet: im Zentrum der Jungbrunnen, in dem verführerische nackte Frauen baden, umkreist von nackten Männern, die auf Pferden und Fabelwesen reiten.

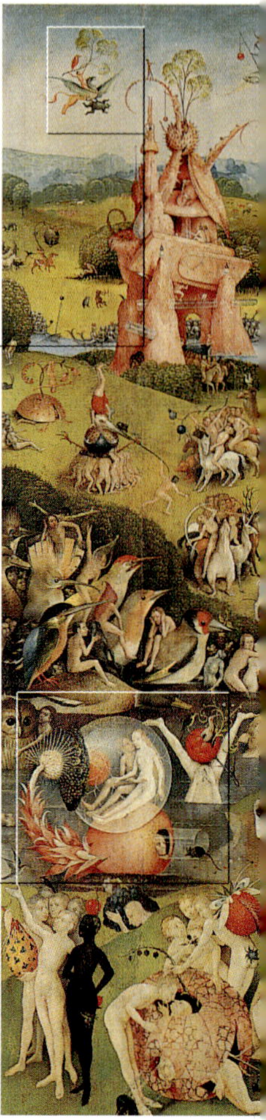

▶ Zu den merkwürdigsten Fabelwesen des Bildes zählt dieser geflügelte Greif, den ein Mensch mit einem belaubten Zweig in Händen reitet, auf dem ein roter Vogel sitzt. In der volkstümlichen Bilderwelt stehen Vögel unter anderem für Unzüchtigkeit. Die Farbe Rot taucht im Bild wiederholt auf; sie verweist (wie die gesamte Szene) auf die Symbolik der Alchimie. Der Höhepunkt des Schaffensprozesses ist hier versinnbildlicht. Die Kröte in den Krallen des Greifs symbolisiert das Böse.

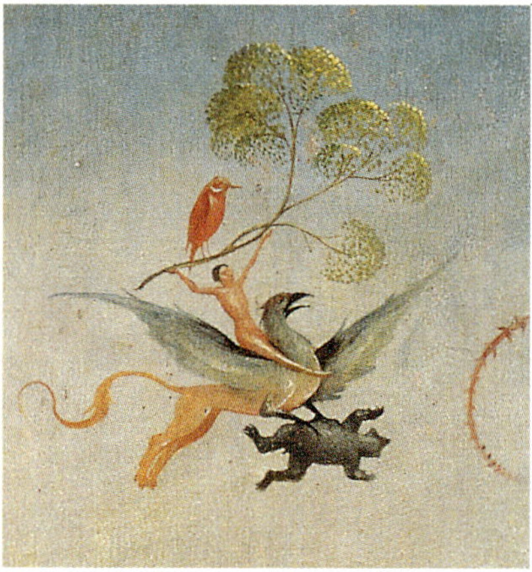

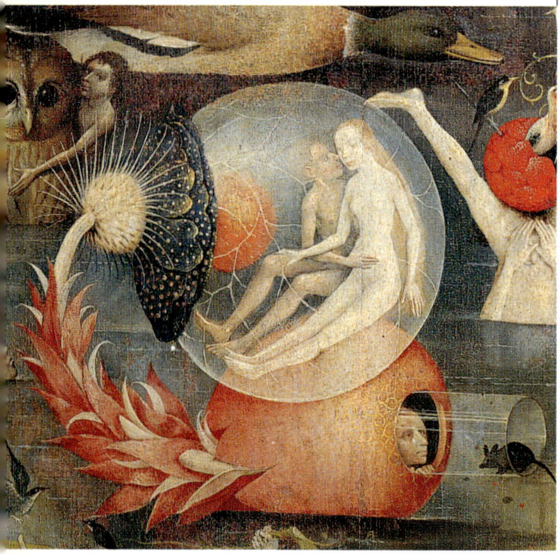

◀ Die Sünde der Wollust verkörpert dieses sich zärtlich berührende Paar, das in der transparenten Blütenkugel einer Wasserpflanze sitzt. Die gläserne Kugel erinnert an die Destillierkolben der Alchimisten wie auch an das Sprichwort: »Glück und Glas, wie leicht bricht das!« Die Glasröhre unter der Kugel ist ein phallisches Symbol, die eindringende Maus eine Anspielung auf die falschen Lehren, die den Gläubigen in die Irre führen.

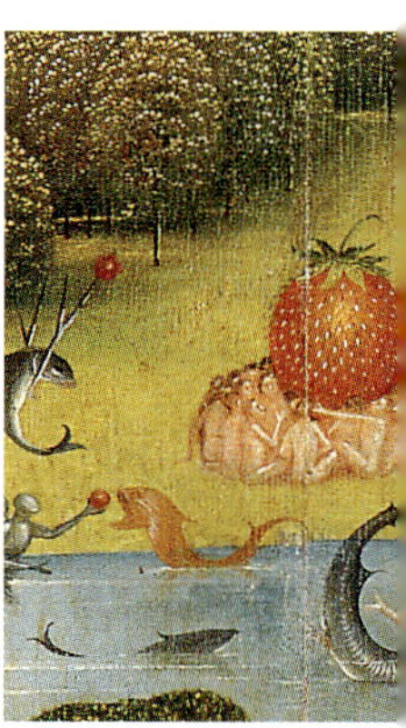

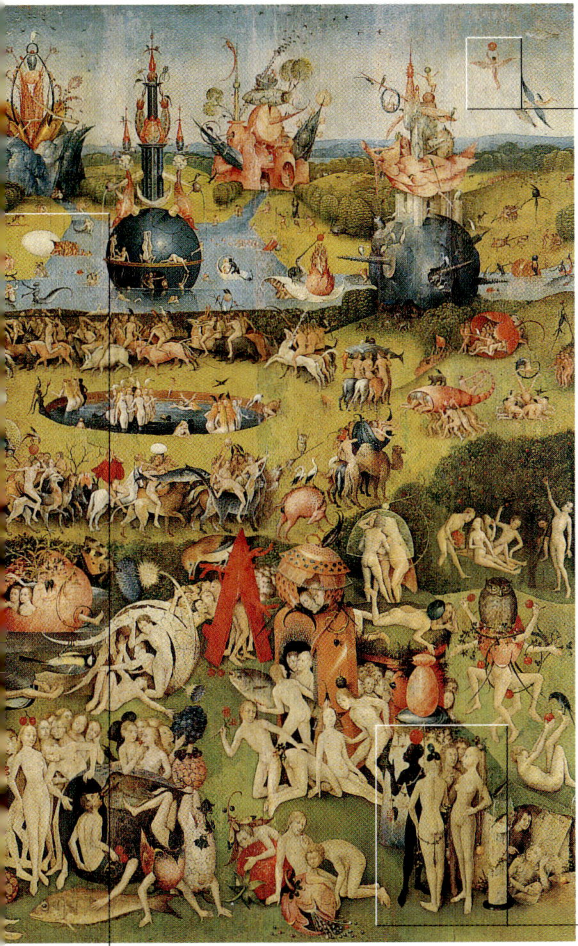

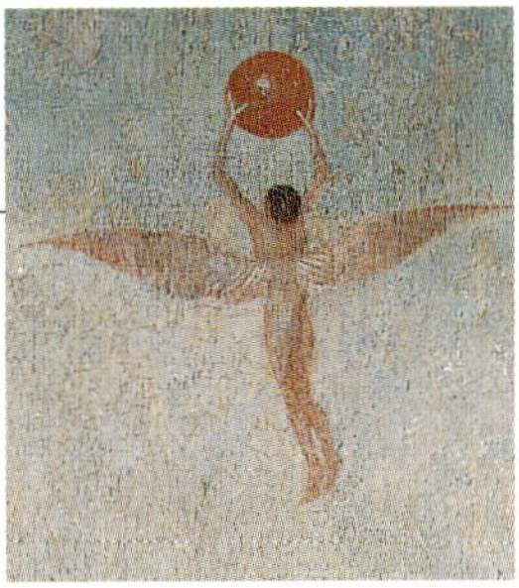

▲ Ein geflügeltes Menschenwesen entschwebt mit einer roten Beere in den Händen in die Lüfte: eine Anspielung auf die Flüchtigkeit sinnlicher Freuden.

▼ Der dunkelhäutige Mensch verweist womöglich auf die Alchimie, in der Schwarz für die *prima materia,* den Urzustand der Materie, steht. Die Frau rechts mit den langen Haaren soll, so glauben einige Forscher, die provokante Darstellung einer Nonne sein.

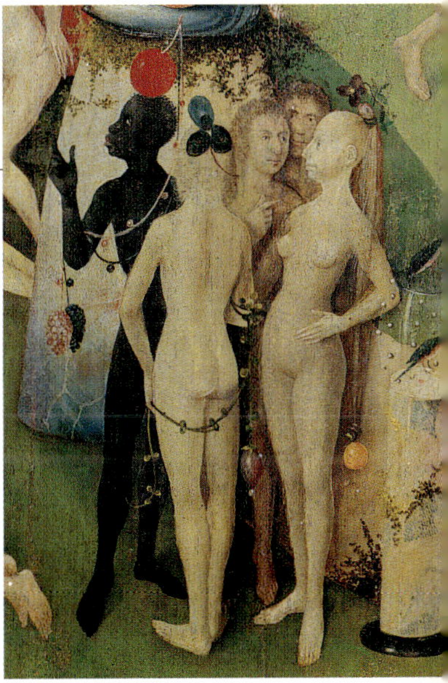

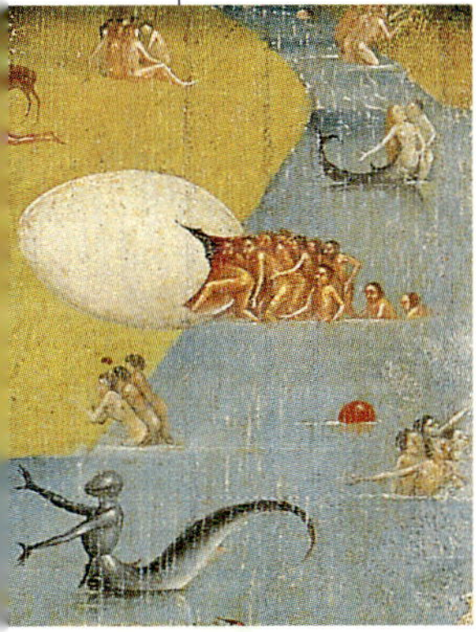

◄ Die Zwitterwesen, halb Mensch, halb Fisch, schuf Bosch wohl in Anlehnung an die Holzschnitte, die das 1488 erschienene Werk *La mer des hystoires* illustrieren. Weiter hinten eilt eine Horde Nackter in eine leere Eierschale, Symbol des alchimistischen Schmelztiegels, oder, nach anderer Lesart, des Laboratoriums der im verborgenen arbeitenden Alchimisten.

Das irdische Paradies

Der linke Flügel des Triptychons *Der Garten der Lüste* zeigt – anders als die beiden anderen Paradiesdarstellungen Boschs – ausschließlich die Erschaffung Evas. Der Sündenfall und die Vertreibung aus dem Paradies fehlen hier.

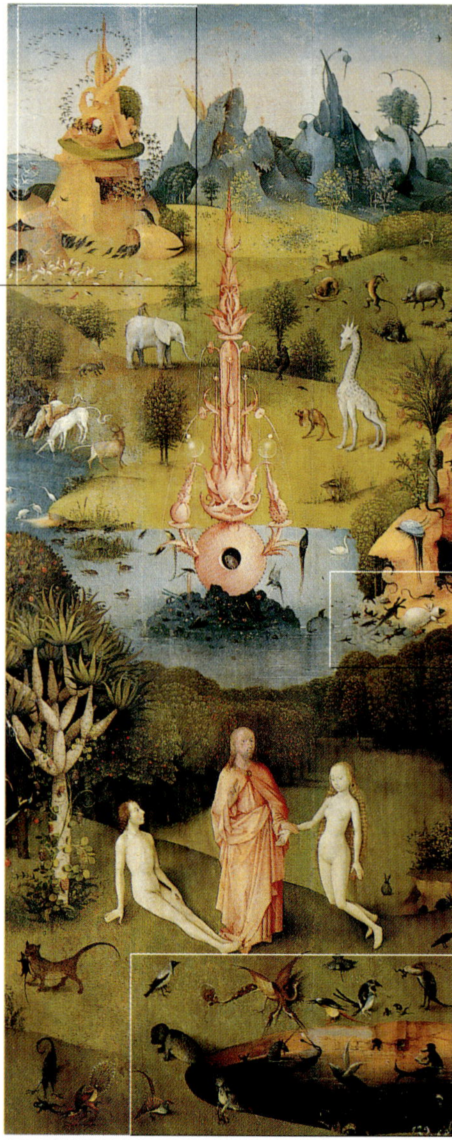

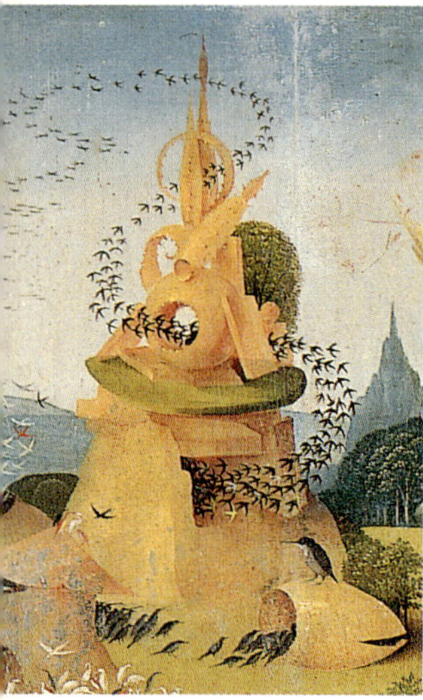

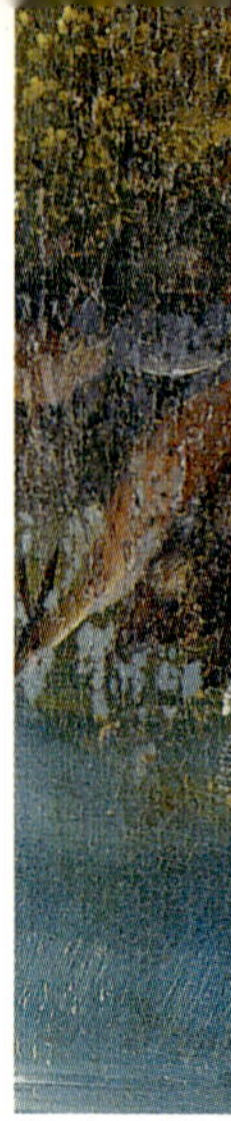

▲ Bosch staffelt die Bildgründe übereinander, die durch die Diagonalen der Bodenformation voneinander getrennt werden. Ganz hinten sieht man vier phantastische Bauten aus gewachsenem Fels und geometrischen Elementen. Ähnliche Konstruktionen finden sich auch im Mittelbild; sie stellen einen formalen Zusammenhang her, der den thematischen unterstreicht. Die Aussage beider Tafeln lautet: Mit dem Weib kam die Sünde in die Welt, Verführung und Wollust.

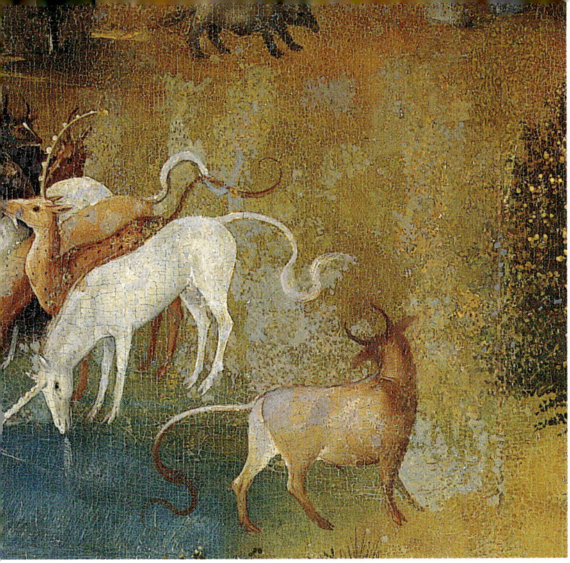

Am Teich, der den Brunnen im Zentrum des Bildes umgibt, trinken Fabelwesen, die den mittelalterlichen Bestiarien entnommen sind, darunter Hirsche und ein weißes Einhorn, Symbol der Unschuld des Menschen vor dem Sündenfall. Die gleichen Tiere erscheinen auch auf der Mitteltafel, im Reiterzug um den Jungbrunnen. Ein weiterer Beweis für den thematischen Zusammenhang beider Szenen.

Auf den ersten Blick wirkt die Atmosphäre des irdischen Paradieses heiter, doch das Böse hat sich bereits eingeschlichen: vor allem der rechte Teil des Teiches ist von monströsen Reptilien bevölkert, darunter einige schwarze Kröten, Verkörperungen Satans.

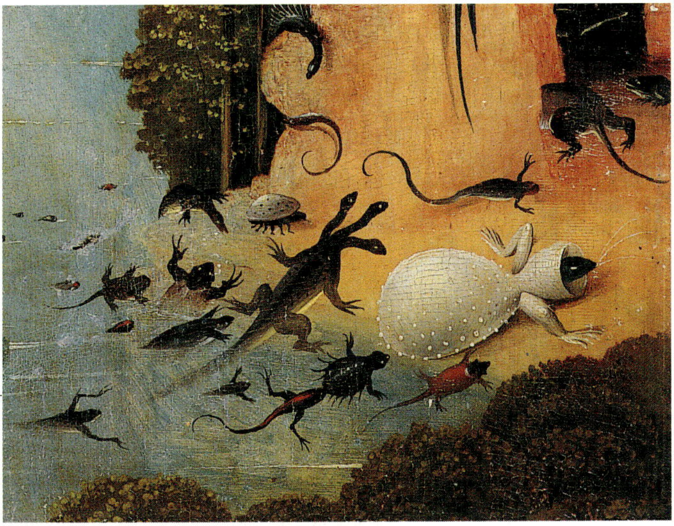

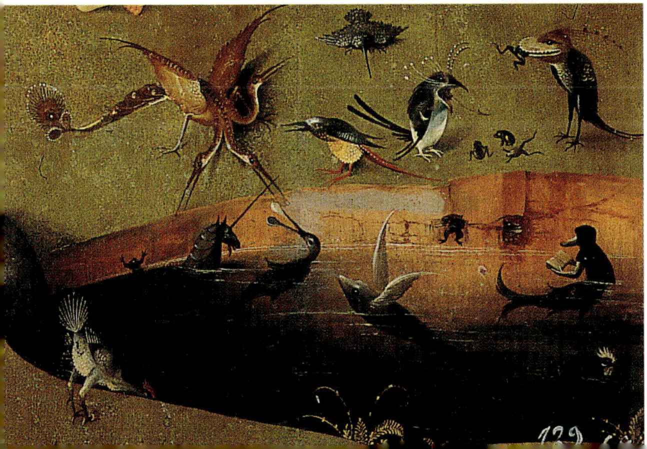

Der trübe Teich im Vordergrund brütet unheilvolles Leben aus: ein toter Fisch versinnbildlicht die Sünde, der langnasige Lesende ist eine der zahlreichen Verkörperungen des Bösen in Boschs Bildsprache. Die Szene leitet so thematisch zur verdorbenen Gesellschaft der Mitteltafel über.

1490–1500

Das höllische Konzert

Auf dem rechten Flügel des Triptychons *Der Garten der Lüste* werden die der Sünde verfallenen Menschen gequält. Ein jedes Laster hat seine ihm genau entsprechende, grausame Strafe zur Folge.

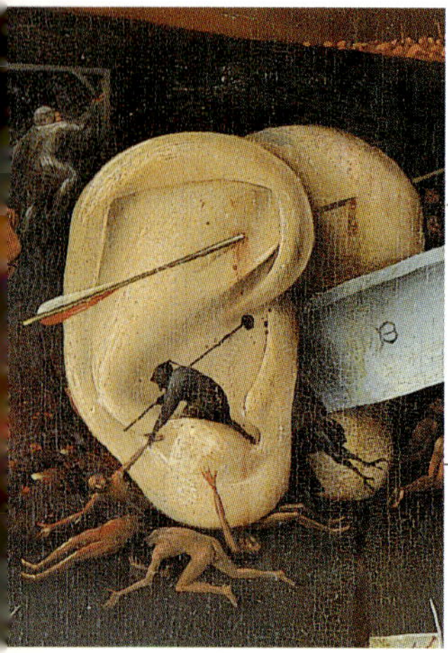

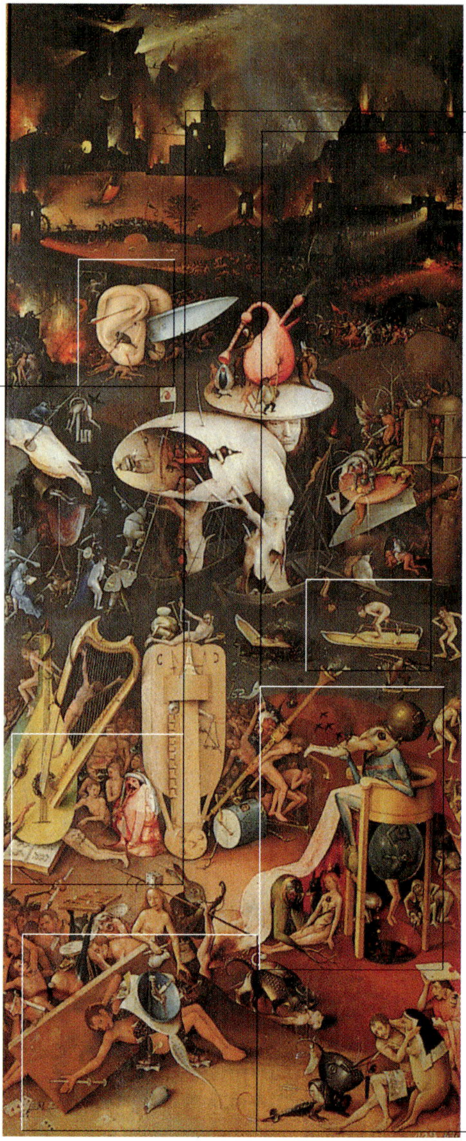

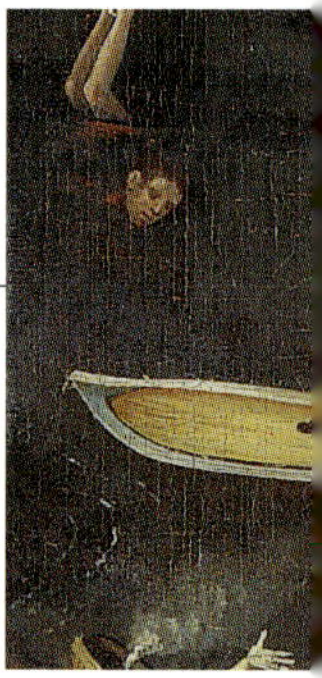

▲ Dieses monströse Detail wird von manchen als Versinnbildlichung der Taubheit der Menschen gegenüber den Worten Jesu: »Wer Ohren hat zu hören, der höre«, interpretiert, andere deuten die Darstellung als Allegorie auf das Unglück auf Erden. Das auf dem Messer eingravierte »M« könnte sowohl die Initiale eines Messerschmieds aus 's-Hertogenbosch sein als auch die des Malers Jan Mostaert. Es könnte auch der erste Buchstabe des Wortes *Mundus* und somit eine Anspielung auf die Universalität des Phallus sein. Er wird durch die herausragende Schneide symbolisiert.

▶ Ein »höllisches Konzert« entsteht auch durch den pervertierten Gebrauch der Instrumente. Hier wird ein Sünder mit einer Laute gefoltert, dem die Noten einer Melodie auf den Leib gestanzt wurden. Ein Chor von Verdammten stimmt das Lied unter der Leitung eines monströsen Kantors an.

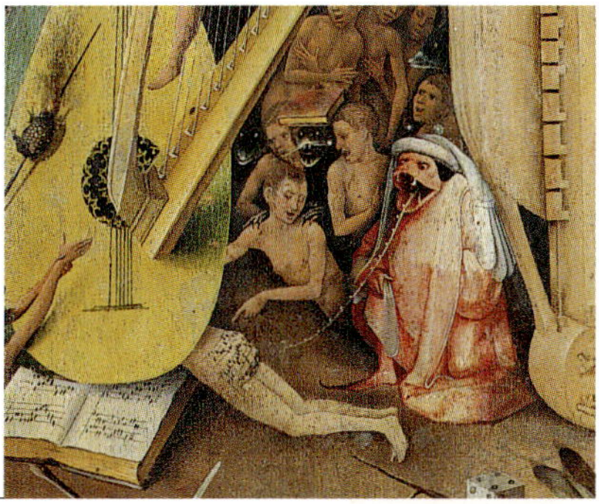

▶ Ein vogelköpfiges Wesen verschlingt die Sünder und scheidet sie in einen Pfuhl aus, in den sich ein Völler unaufhörlich übergibt. Ein Geiziger ist dazu verdammt, Goldtaler aus seinem Darm zu entleeren. Am Bein des Teufelsthrons lehnt eine nackte Schöne mit einer Kröte auf der Brust. Auf dem Spiegel am Hinterteil eines Dämons erscheint ihr Abbild, ein Zeichen dafür, daß sie der Sünde der Eitelkeit verfallen war.

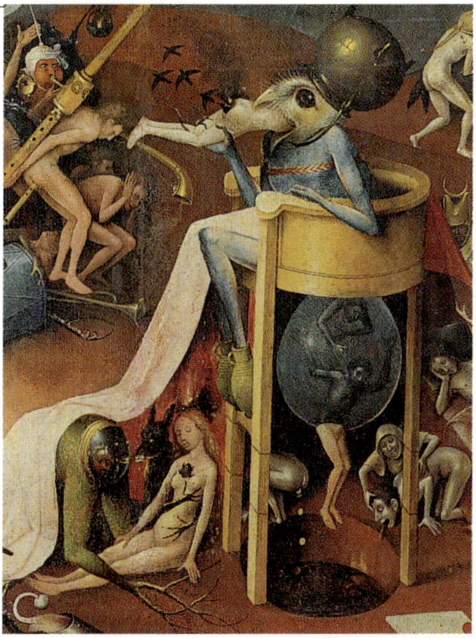

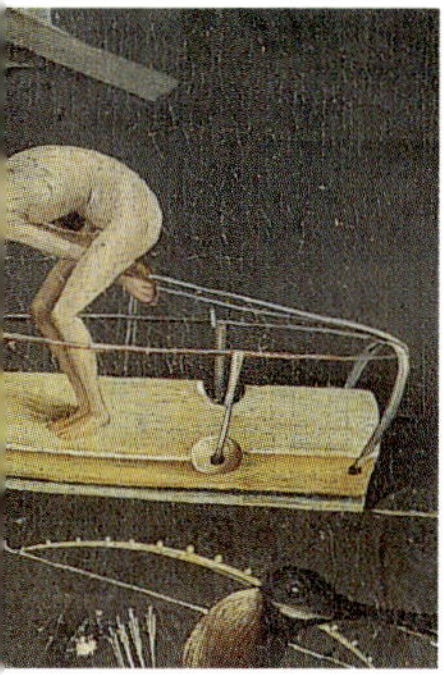

▲ Aus der mittelalterlichen Verslegende *Die Vision des Tundalus,* erstmals 1482 gedruckt, entnahm Hieronymus Bosch Anregungen für diese Höllendarstellung. Von jenen monströsen mittelalterlichen Halluzinationen des Ritters Tundalus dürfte sich der Gedanke herleiten, daß verdammte Sünder auf einem zugefrorenen Teich mit seltsamen Kufen oder Schlittschuhen herumlaufen.

▶ Ein im Streit umgestoßener Spieltisch wirft die Spieler zu Boden, während einer von einem Ungeheuer angefallen wird: Bosch verurteilt hier das Glücksspiel, das oft zu Gewaltsamkeiten führt. Die gerechte Strafe nach dem Tod für die Unbeherrschten und Gewaltsamen. Das die segnende Hand durchstechende Messer symbolisiert die Macht des Bösen, das sogar die Liebe Christi zunichte machen kann.

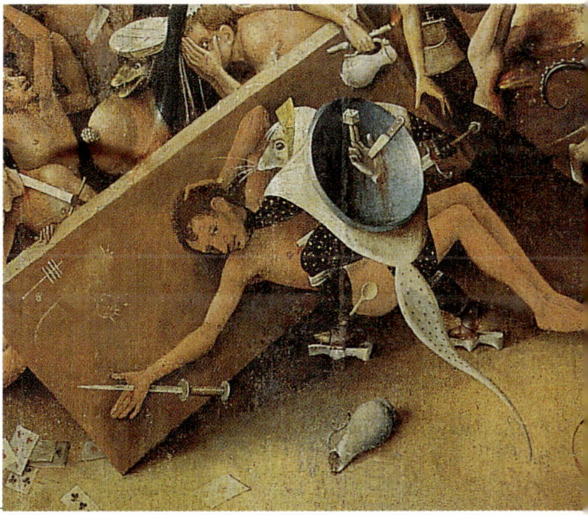

1490–1500

Zeitgenössische Kommentare

In den zeitgenössischen Schriften zur Kunst des 16. Jahrhunderts finden sich nur wenige Bemerkungen zu Bosch. Alle gehen jedoch auf eines der auffallendsten Elemente in Boschs Bildern ein: die rätselhaften Zwitterwesen, Kreuzungen zwischen Mensch, Tier und Pflanze. Eine Reihe seiner Werke gelangt schon bald nach Spanien, wo im Zeichen der Gegenreformation die teuflischen Motive dieser »fremdartigen Bilder« (Guevara) hervorgehoben werden; man spricht von »zügellosen Phantasien« oder auch von »genialen Einfällen« (Pacheco). In Venedig, wo sich nur wenige Werke Boschs und seiner Nachahmer befinden, ist eher von Träumen und seltsamen Grillen die Rede: »Tafel der Träume« (Michiel), »Chimären, Träume, Visionen und Bizarrerien, die den Begriff des *Capriccio* durch neue Erfindungen erweitern« (Boschini), »Nicht endenwollende Extravaganzen, die den Betrachter bestürzen und verblüffen« (Zanetti). Dieser Deutung im Sinne des Phantastischen steht die Kritik des Lütticher Humanisten Dominicus Lampsonius (1572) entgegen, der sich mit folgenden Worten an den »höllischen« Bosch wendet: »Wonach nur suchst du, schreckensbleich, als sähest du sie wirklich vor dir, all die Lemuren und Schreckgestalten aus der Unterwelt.«

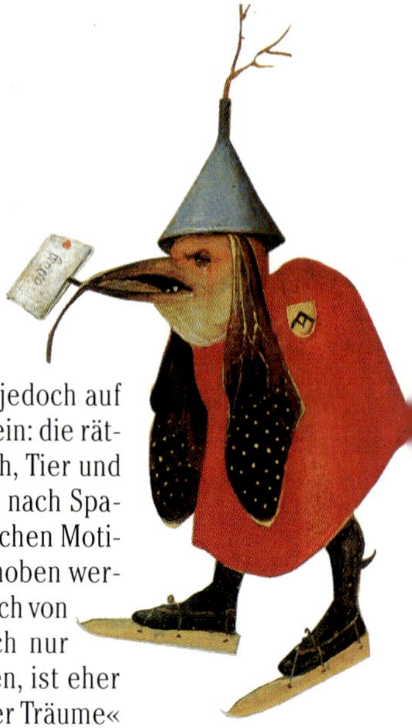

▲ Bosch, *Die Versuchungen des Heiligen Antonius,* Triptychon, Ausschnitt aus dem linken Flügel, 1505–06, Lissabon, Museu Nacional de Arte Antiga. Der Vogelbote auf Schlittschuhen überbringt einen verschlossenen Brief: möglicherweise ein Protest gegen den Ablaßhandel der Kirche.

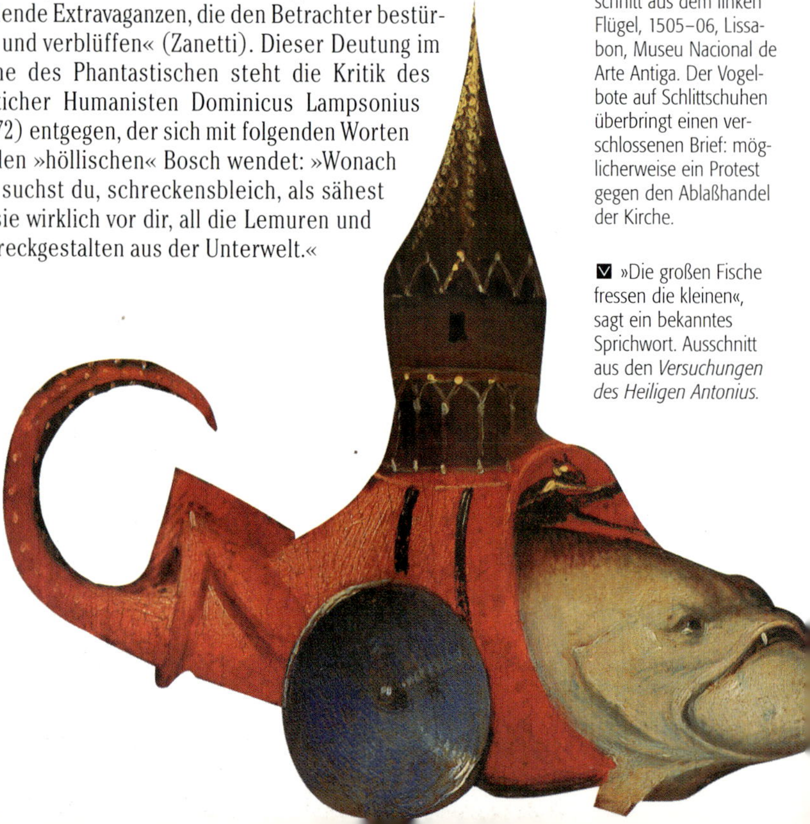

▼ »Die großen Fische fressen die kleinen«, sagt ein bekanntes Sprichwort. Ausschnitt aus den *Versuchungen des Heiligen Antonius.*

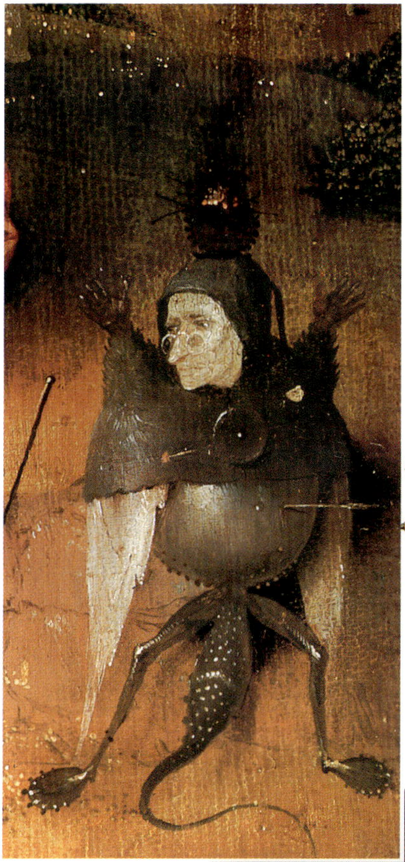

◀ Bosch, *Der Heilige Johannes auf Patmos,* Ausschnitt, um 1504–05, Berlin, Staatliche Museen. Das bebrillte Ungeheuer kann den in seine Vision der Offenbarung versunkenen Johannes nicht irritieren.

▼ Bosch, *Die Versuchungen des Heiligen Antonius,* Triptychon, Ausschnitt aus der Mitteltafel, 1505–06, Lissabon, Museu Nacional de Arte Antiga. Die Gestalt erinnert an die *grylloi* der griechischen Mythologie.

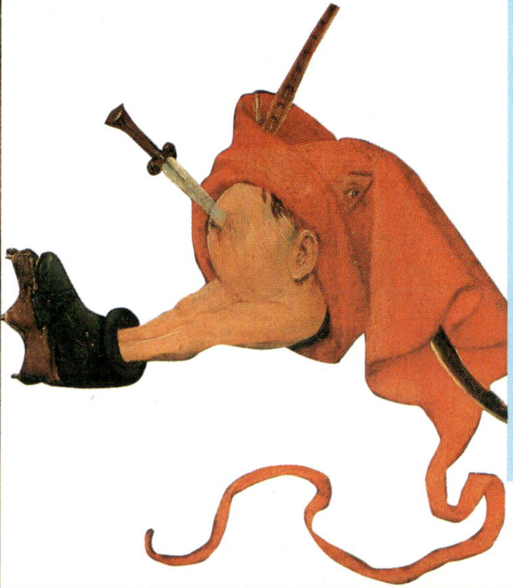

▶ Bosch, *Das Jüngste Gericht,* Triptychon, Ausschnitt aus der Mitteltafel, um 1504, Wien, Gemäldegalerie der Akademie der Bildenden Künste. Teuflische Köchinnen rösten und braten die Verdammten.

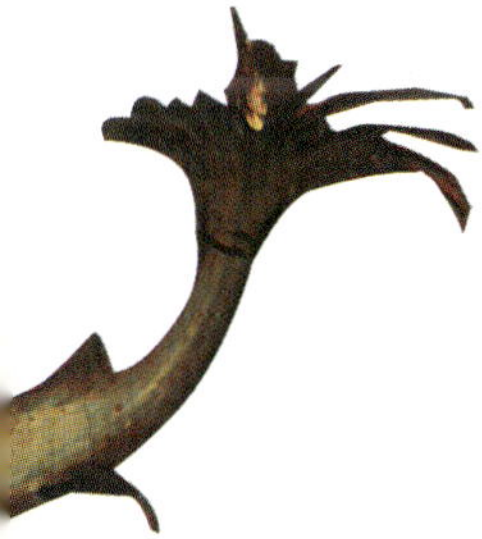

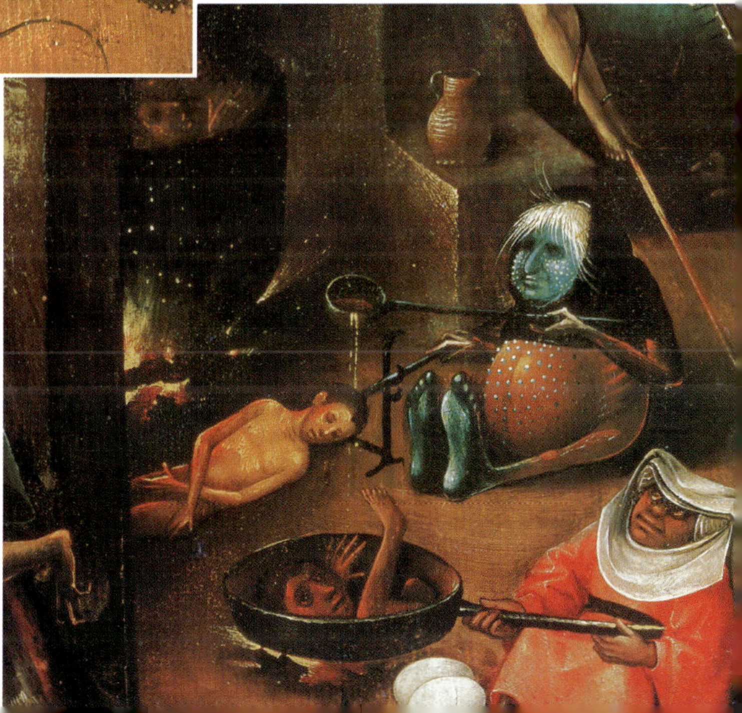

Boschs phantastisches Bestiarium

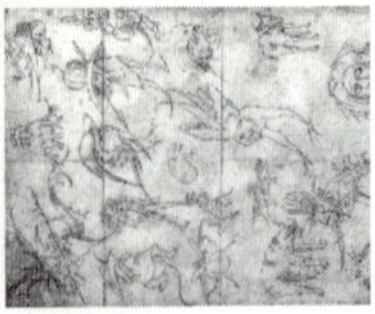

Unter den Kreaturen, die Boschs phantastische Szenarien bevölkern, spielen Tiere die wichtigste Rolle. Exotische Lebewesen aus fremden Welten, wie Elefanten oder Giraffen, kannte man aus Illustrationen. Einheimische Tiere tragen gewöhnlich, wie es auch in den weitverbreiteten mittelalterlichen Bestiarien der Fall war, einen allegorischen Gehalt: lebende Fische stehen für die Unzucht, tote Fische für die Sünde ganz allgemein. Je nach Zusammenhang verkörpert die Eule die Weisheit oder die Ketzerei, die Kröte personifiziert den Teufel selbst. Daneben finden sich auch ungewöhnliche, monströse Mischwesen, die der Phantasie des Künstlers entsprungen sind. Auch diese haben eine moralisierende Bedeutung. Wesen mit dem Körper eines Reptils, einem menschlichen Antlitz, Vogelflügeln und Insektenbeinen verleihen dem Bösen, das sich in Boschs Universum hinter allen Formen des Seins verbirgt, ein konkretes Gesicht.

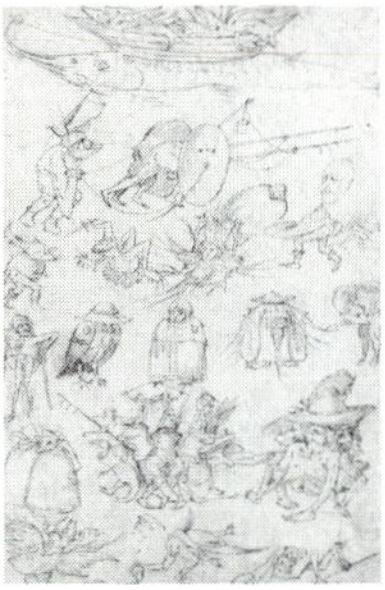

▲ Holzschnitt aus: Bartholomaeus Anglicus, *Van der proprieteyten der dinghen* (Über die Eigenschaften der Dinge), Haarlem, 1485.

◄ Bosch, *Studien zu Ungeheuern,* Skizzenblatt, Oxford, Ashmolean Museum.

▼ Bosch, *Der Garten der Lüste,* Triptychon, Ausschnitt aus dem *Irdischen Paradies,* 1503–04, Madrid, Museo del Prado. Der Garten Eden wimmelt von Tieren, vom Einhorn bis hin zum Elefanten.

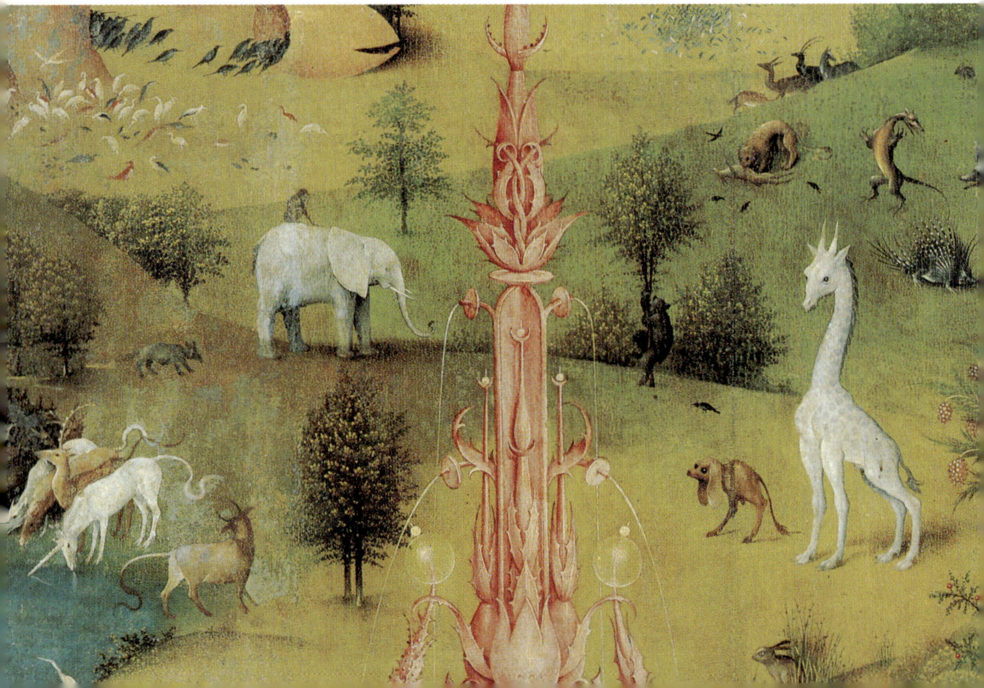

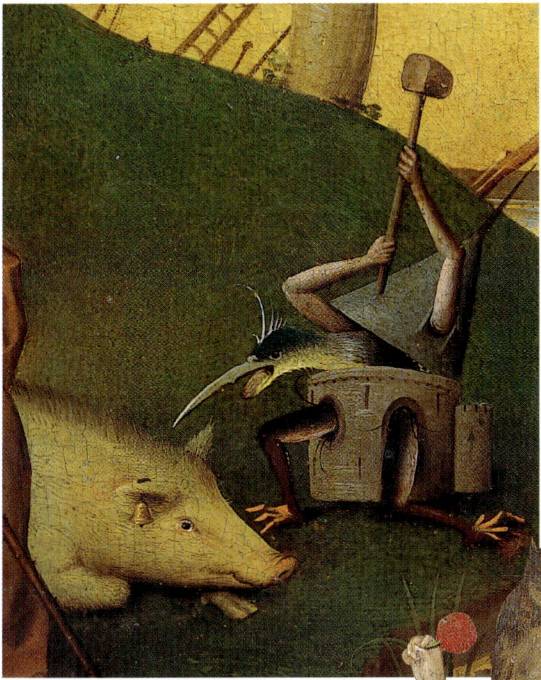

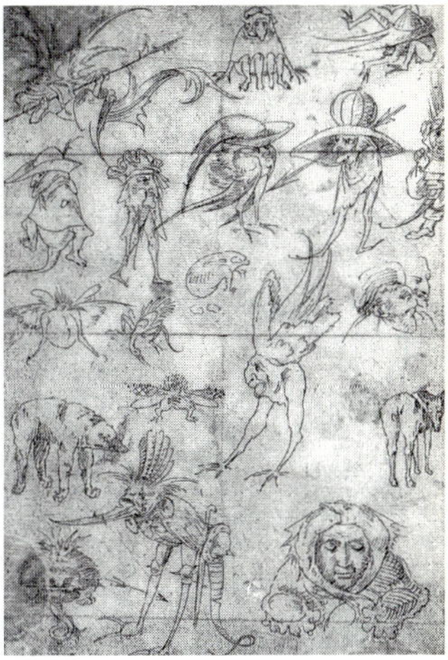

▲ Bosch, *Studien zu Ungeheuern,* Skizzenblatt, Oxford, Ashmolean Museum. Zwischen den monströsen Wesen findet sich ein ganz gewöhnlicher Bär.

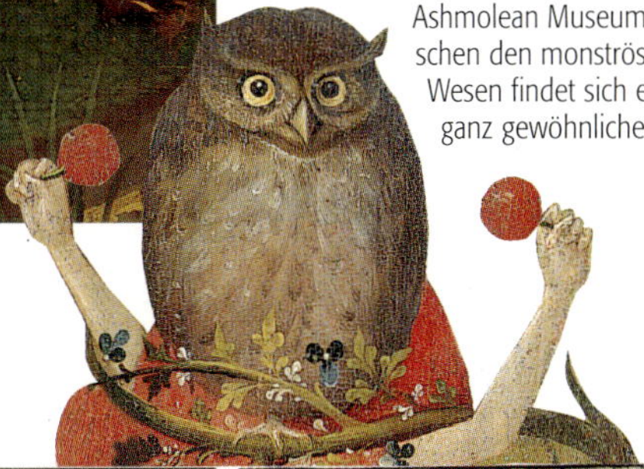

▲ Bosch, *Die Versuchungen des Heiligen Antonius,* Ausschnitt, 1510, Madrid, Museo del Prado.

▼ Bosch, *Eremiten-Triptychon,* linker Flügel, *Der Heilige Antonius*, Ausschnitt, um 1505, Venedig, Dogenpalast.

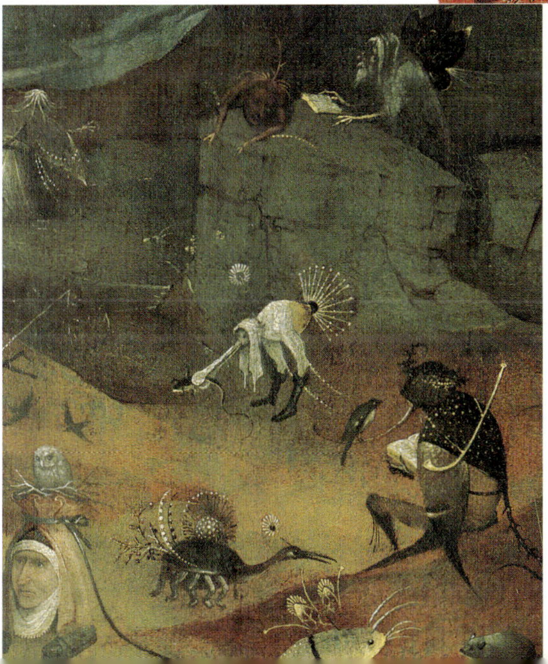

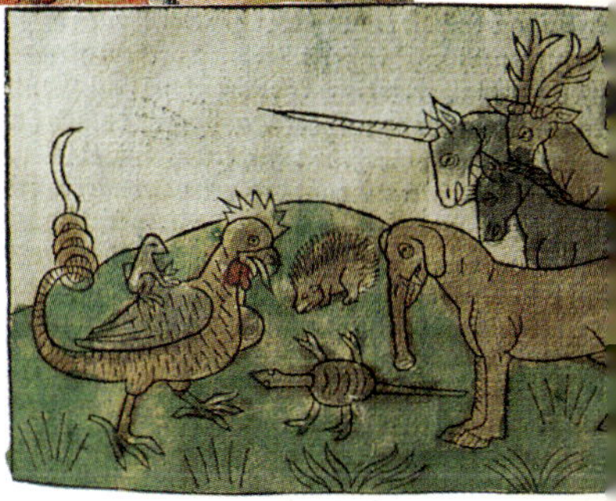

▲ Kolorierter Holzschnitt aus dem *Dialogus creaturarum,* Gouda, 1480. Elefant, Einhorn und Hirsch erscheinen auch im *Garten der Lüste*. Der Igel im Zentrum ist ein Sinnbild der Ketzerei.

1500–1503

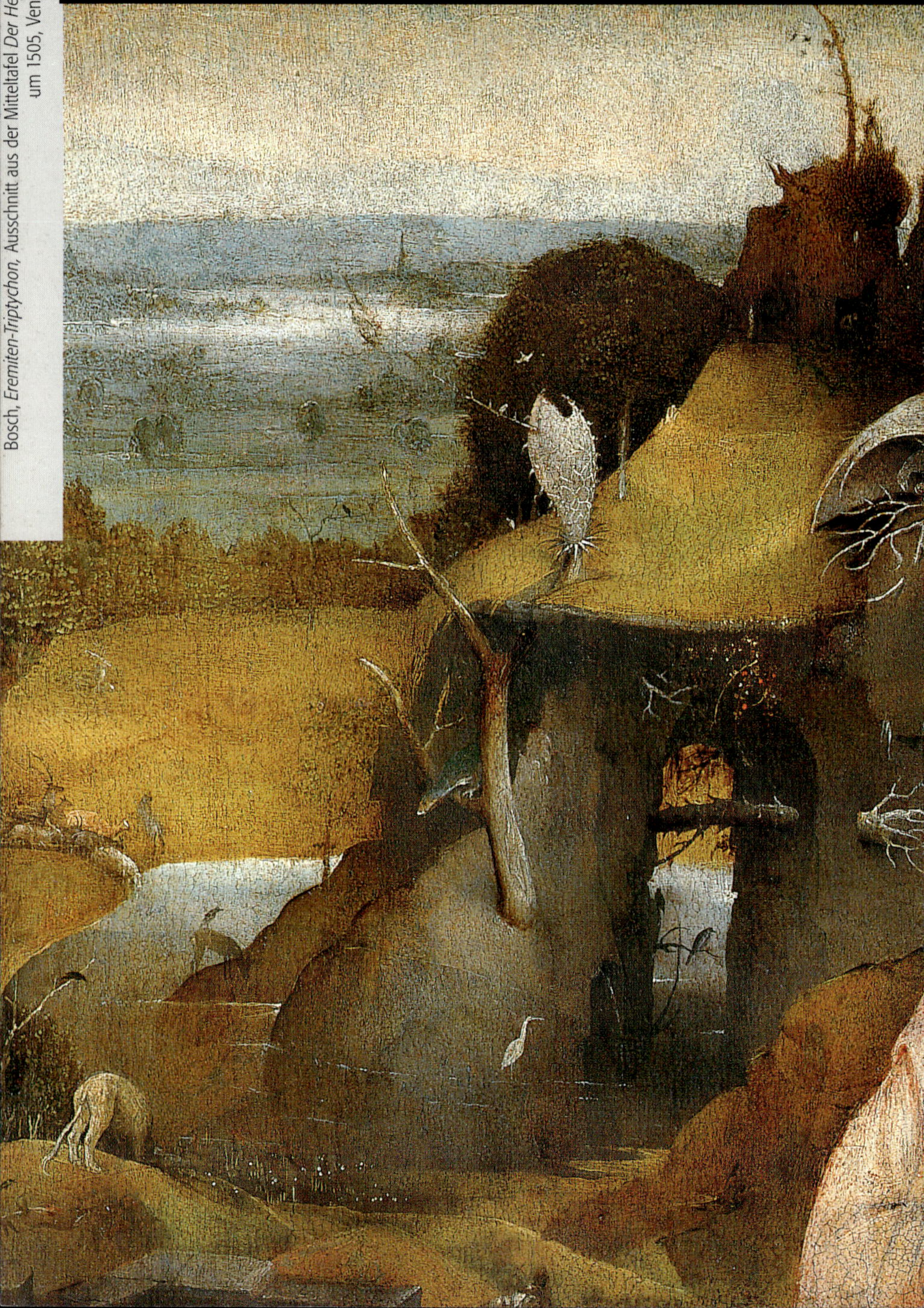

Bosch, *Eremiten-Triptychon*, Ausschnitt aus der Mitteltafel *Der Heilige Hieronymus*, um 1505, Venedig, Dogenpalast

Die Reise nach Italien

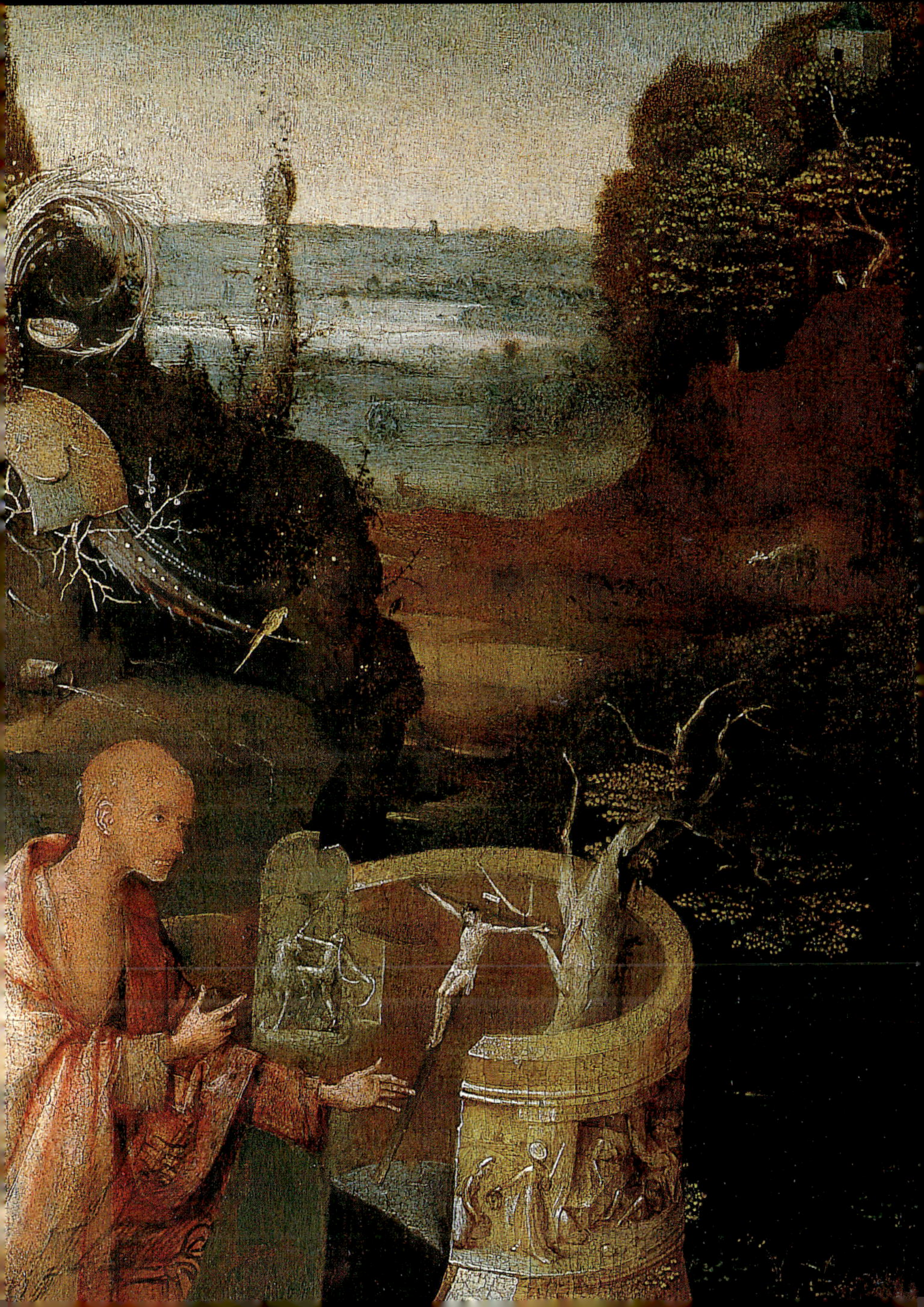

War Bosch in Mailand? Ein umstrittenes Fresko

Seit zehn Jahren beschäftigt sich die Forschung mit einem Problem der lombardischen Malerei: Wer hat das im Mittelteil stark beschädigte Fresko gemalt, das bei Restaurierungsarbeiten im Oratorio di San Bernardo entdeckt wurde, einer gotischen Kapelle innerhalb der Abtei von Chiaravalle bei Mailand? Einige Wissenschaftler wollen es Bosch zuschreiben, der sich folglich um 1500 in Mailand aufgehalten hätte – ein erstes Indiz für eine Italienreise zwischen 1500 und 1504. Die Hypothese stützt sich vor allem auf die fratzenhaften Gesichter einiger gespannt auf das Urteil des Pilatus wartender Figuren. Neben Bosch wurde als Urheber bezeichnenderweise auch Quentin Metsys genannt, also ein Landsmann von Bosch, sowie ein anonymer Meister der lombardischen Schule und verschiedene andere Künstler. Allerdings läßt sich die Entstehungszeit des Freskos nicht eindeutig bestimmen, die Datierungen reichen von 1460 bis 1510, was die Zuordnung noch erschwert. Angenommen, die faszinierende Hypothese träfe zu, so hätte Bosch zweifellos die Bekanntschaft Leonardo da Vincis gemacht, der in jener Zeit in Mailand arbeitete.

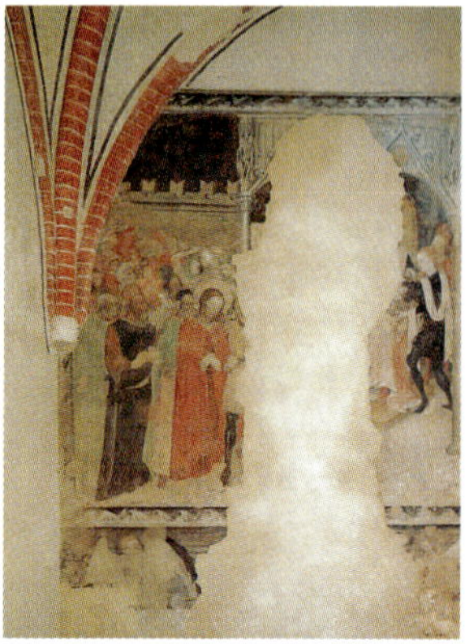

▲ *Christus vor Pilatus,* um 1500 (?), Oratorio di San Bernardo, Abtei von Chiaravalle (Mailand). Leider ist die zentrale Partie des Freskos irreparabel beschädigt.

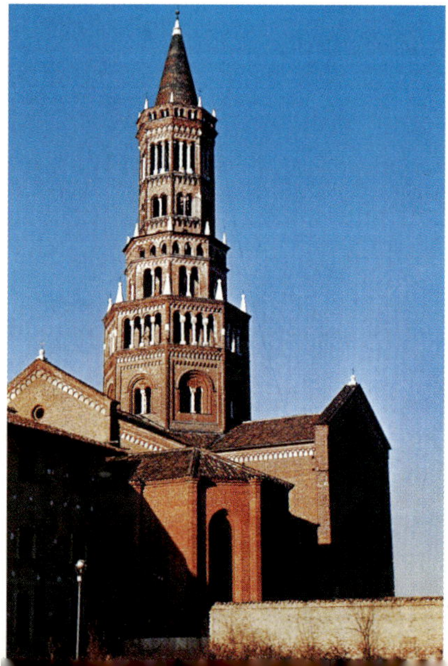

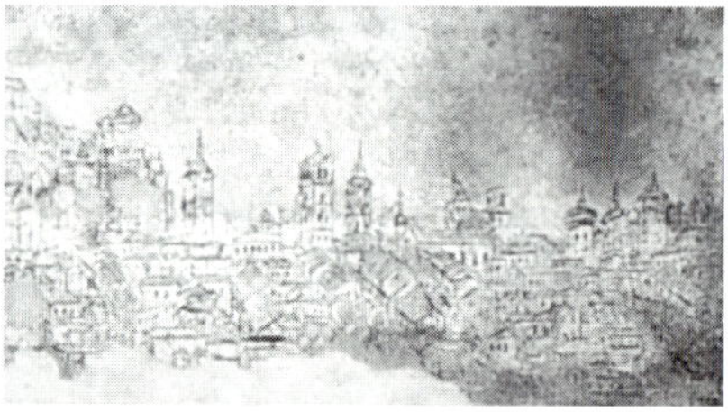

◀ Die imposante Kirche der spätromanischen Abtei von Chiaravalle vor den Toren Mailands wird von einem eindrucksvollen achteckigen Vierungsturm beherrscht.

▲ Im Kreuzgang der Abtei kamen Sgraffito-Malereien zum Vorschein, die Mailand während der letzten Jahre der Regentschaft der Sforza Ende des 15. Jahrhunderts zeigen.

▶ *Christus vor Pilatus,* Ausschnitt, um 1500 (?), Oratorio di San Bernardo, Abtei von Chiaravalle (Mailand). Im erhaltenen Teil des Freskos erkennt man Christus, der ergeben das Urteil erwartet, umstanden von einer höhnenden Menge im zinnenbewehrten Vorhof des Palastes von Pilatus. Die Szene ist leicht zu identifizieren und wirft dennoch Fragen auf. Es ist für die italienische Malerei völlig ungewöhnlich, die Verurteilung als eigenständige Szene, und nicht wie üblich als Teil eines Zyklus der Passion Christi darzustellen. Diese ikonographische Besonderheit könnte zur Klärung der Zuschreibung beitragen.

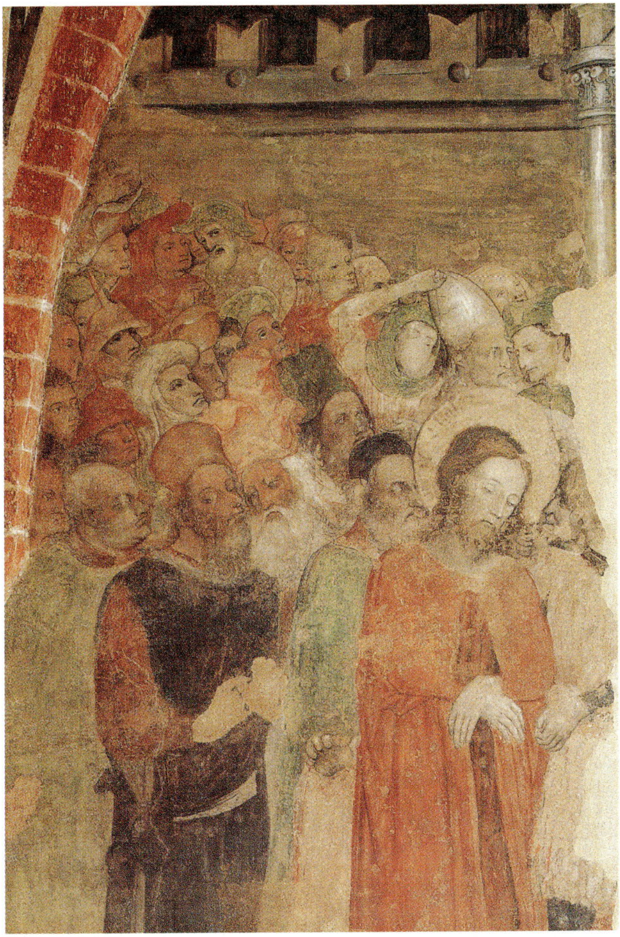

▼ *Christus vor Pilatus,* Ausschnitt mit den Würdenträgern, um 1500 (?), Oratorio di San Bernardo, Abtei von Chiaravalle (Mailand).

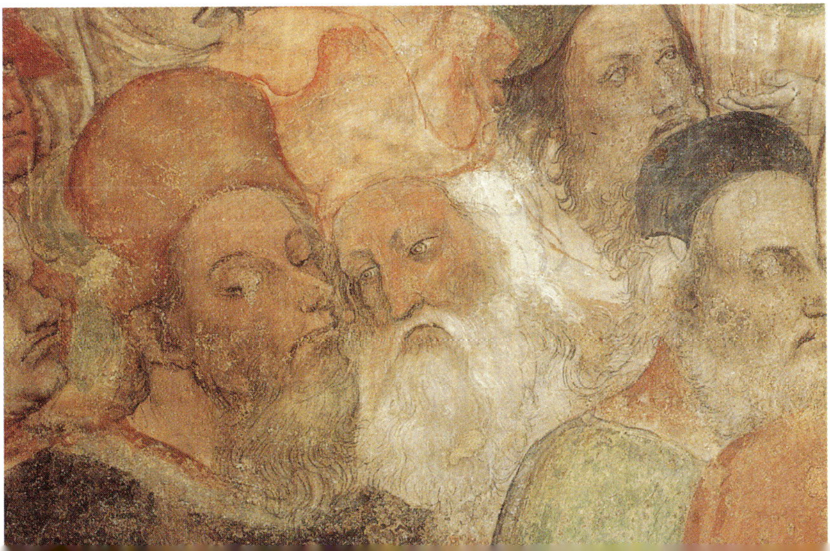

Leonardo da Vinci und die Naturbeobachtung

Als Künstlerpersönlichkeiten sind Leonardo da Vinci und Hieronymus Bosch (beide 1452 geboren) sicherlich sehr verschieden, dennoch lassen sich gewisse Wechselbeziehungen feststellen. Will man der Hypothese folgen, Bosch habe sich eine Zeitlang in Italien aufgehalten, so wäre eine Begegnung der beiden als wahrscheinlich anzunehmen – entweder in Mailand, wo Leonardo seit 1482 arbeitet, oder in Venedig, wohin er nach dem Sturz seines Mäzens Ludovico Sforza 1499 flieht. Als universaler Geist studiert Leonardo die Natur selbst in den kleinsten und unscheinbarsten Details, nichts entgeht seinem forschenden Blick. Sein Ziel ist aber auch die Darstellung der Gefühle, die sich in der Körpersprache und auf den ausdrucksvollen Gesichtern seiner Figuren zeigen. Wie bei Bosch liegen auch in Leonardos Werk, vor allem in den Zeichnungen, das Erhabene und das Gemeine, das Wunderbare und das Schreckliche nahe beeinander. Als Zeitzeugen einer unruhigen Übergangsphase mögen beide Künstler das Gefühl gehabt haben, die Harmonie der Welt sei in Gefahr, bedroht durch die vielfältigen Manifestationen des Bösen.

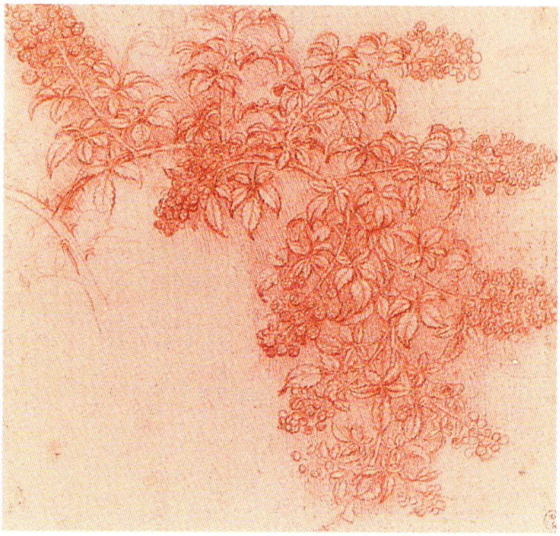

▼ Leonardo da Vinci, *Maulbeerbaumzweig,* Zeichnung, um 1490, Windsor Castle, Royal Library.

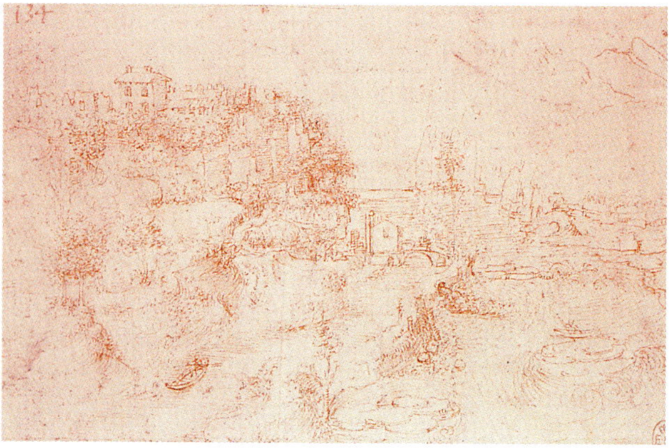

◀ Leonardo da Vinci, *Flußlandschaft,* Zeichnung, 1473, Florenz, Galleria degli Uffizi, Gabinetto dei Disegni. Das früheste datierte Werk des damals 21jährigen Leonardo da Vinci zeigt bereits sein Interesse an der Bewegung des Wassers wie an der Natur überhaupt, das völlig neu in einer Zeit war, da die Landschaft in der toskanischen Malerei lediglich als Staffage diente.

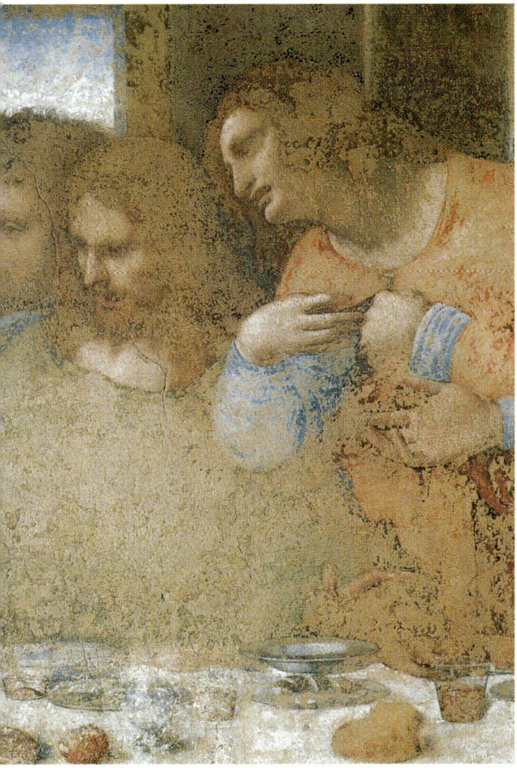

Leonardo da Vinci, *Felsgrottenmadonna,* 1483–86, Paris, Musée du Louvre. Dieses vermutlich für die Kapelle von San Francesco Grande in Mailand geschaffene Werk wurde vielfach kopiert.

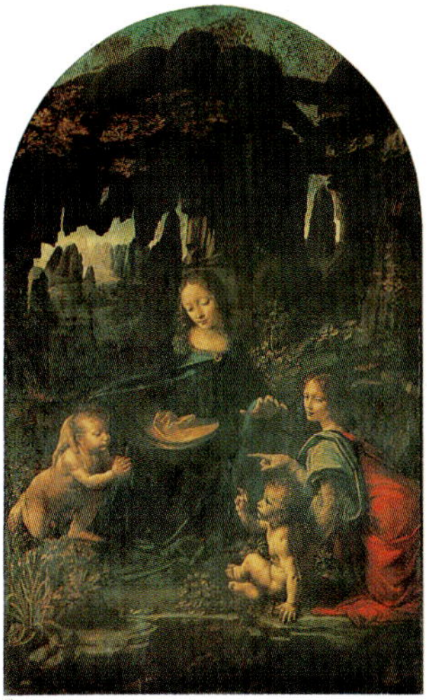

Leonardo da Vinci, *Das Abendmahl,* Ausschnitt, 1495–97, Mailand, Santa Maria delle Grazie, Refektorium. Die Leidenschaftlichkeit dieses Bildes und die innere Bewegung der Figuren hat Generationen von Künstlern beeinflußt.

Leonardo da Vinci, *Kopfstudie zur Schlacht von Anghiari,* Zeichnung, um 1503, Budapest, Museum der Schönen Künste. Die oft grotesk verzerrten Ausdrucksstudien Leonardos sind den karikierenden Fratzen Boschs überraschend ähnlich.

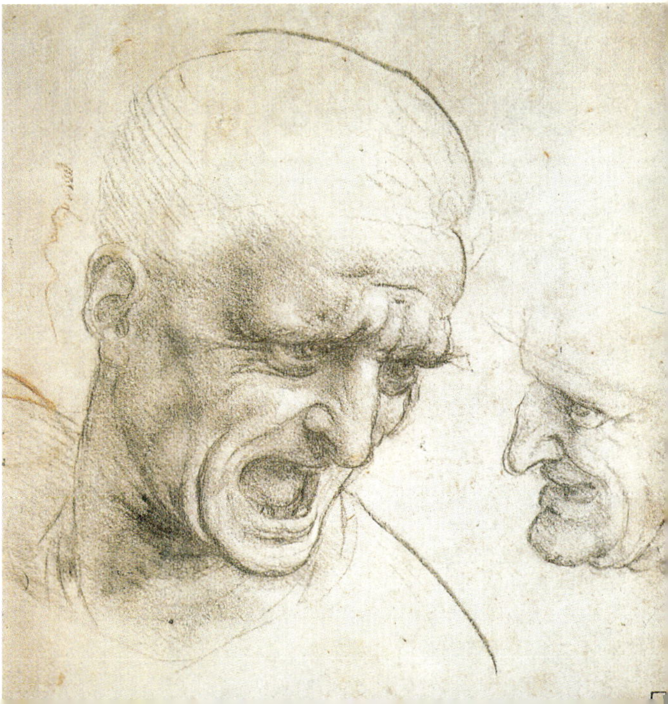

Groteskes und Häßliches

Mit der Wiederentdeckung des schönen, nach antikem Vorbild idealisierten Körpers in der Renaissance geht auch ein geschärfter Blick für das Häßliche einher. Hieronymus Bosch ist zwar der phantasievollste und fruchtbarste Maler grotesker Bilder, doch beileibe nicht der einzige. Während Boschs grotesk deformierte Gesichter und die von mittelalterlichen Drôlerien inspirierten Mischwesen die innere Häßlichkeit der Menschen demaskieren, nehmen Maler, die zur italienischen Renaissance gehören oder ihr nahestehen, wie Giorgione oder Dürer, die Häßlichkeit zum Anlaß, über die Vergänglichkeit physischer Schönheit zu meditieren, die der alles verschlingenden Zeit zum Opfer fällt. Hier entwickelt sich der Gedanke der »Vanitas«, der dann in der Kunst des Barock eine entscheidende Rolle spielt.

☑ Matthias Grünewald, *Die Versuchungen des Heiligen Antonius,* rechter Flügel des *Isenheimer Altars,* 3. Schauseite, um 1516, Colmar, Musée d'Unterlinden. Auch hier sieht man dämonische Mischwesen.

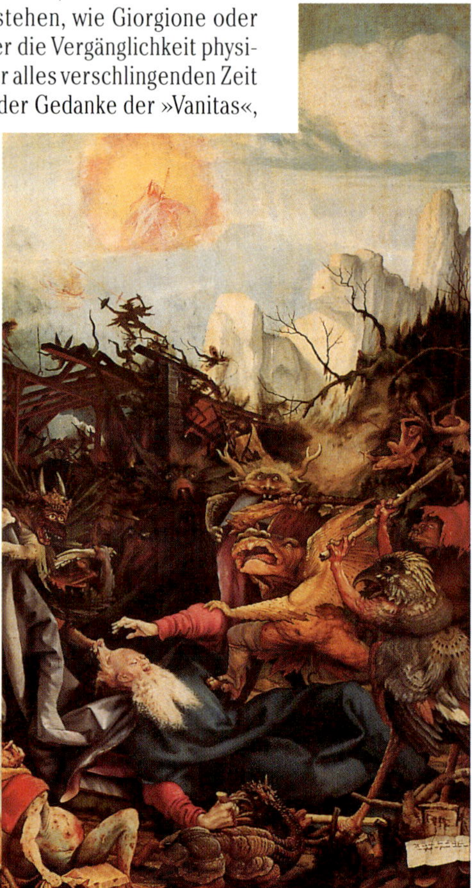

☑ Quentin Metsys (?), *Häßliche Frau,* um 1515, London, National Gallery. Eine groteske Parodie auf die ästhetischen Ideale der Renaissance.

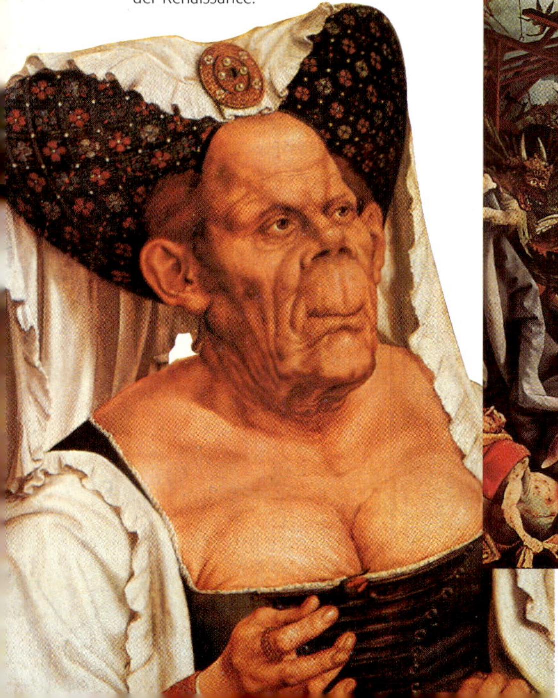

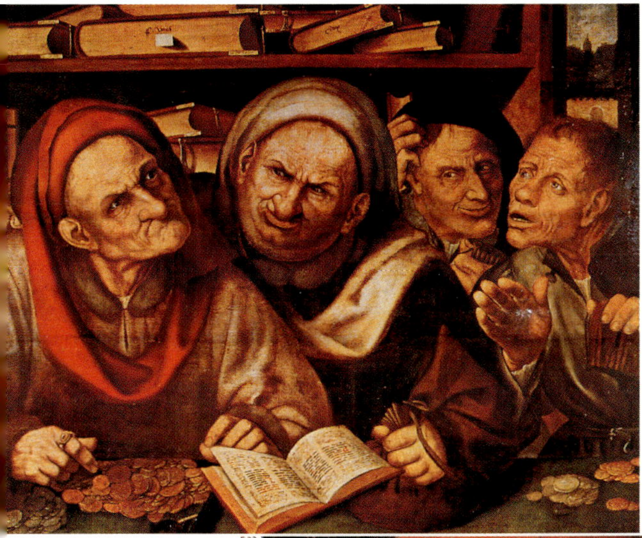

◀ Quentin Metsys, *Die Wucherer,* Rom, Palazzo Doria Pamphili. Wie in Boschs Fall hat man bei dem Antwerpener Meister in Erwägung gezogen, daß er von Leonardo direkt beeinflußt wurde. Nicht zufällig wurde auch er als möglicher Autor des Freskos in Chiaravalle genannt (siehe Seite 58–59).

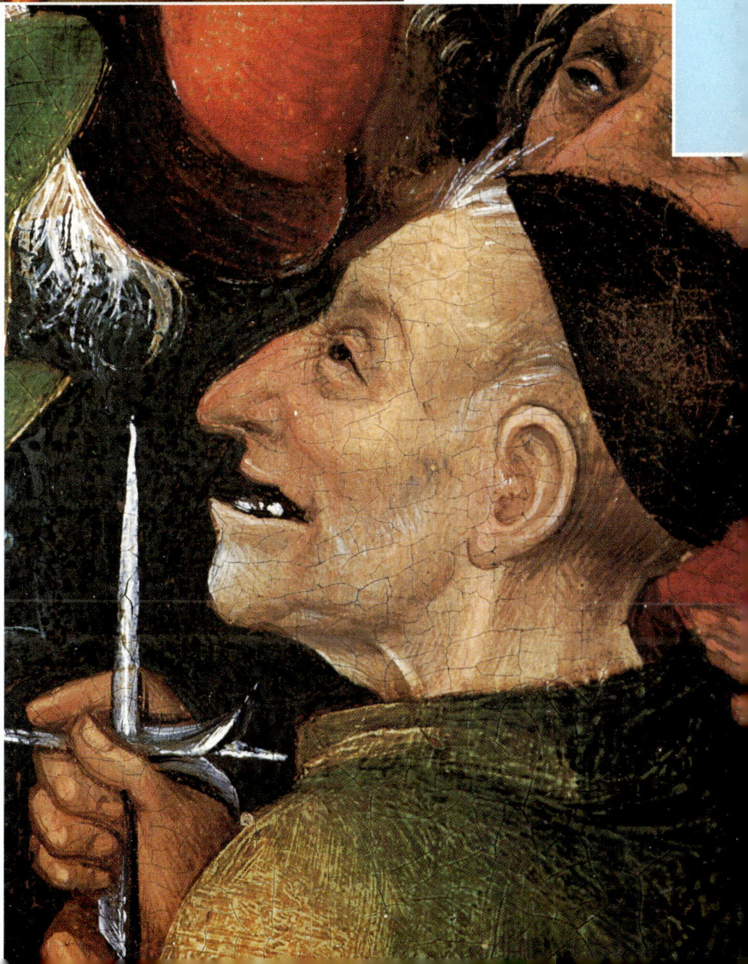

▶ Bosch, *Ecce Homo,* 1480–85, Ausschnitt aus der Gruppe der Zuschauer, Frankfurt a. M., Städelsches Kunstinstitut (Seite 38–39). Die Personen in Boschs Bildern werden durch extrem fratzenhafte und verzerrte Gesichter als moralisch verkommen gekennzeichnet. Sie sind oft als Verkörperungen diabolischer Laster zu verstehen oder symbolisieren das Verderben der Schöpfung durch die Ausbreitung des Bösen. Nicht alle Gesichter sind frei erfunden, in einigen spiegeln sich sicherlich sehr reale körperliche oder geistige Krankheiten jener Zeit.

Die Kreuztragung

Die Tafel im Musée des Beaux-Arts in Gent entstand zwischen 1503 und 1504. Ein Alptraum aus deformierten Köpfen und gräßlichen Fratzen in grellen Farbkontrasten drängt sich dicht um das stille Antlitz des leidenden Jesus Christus.

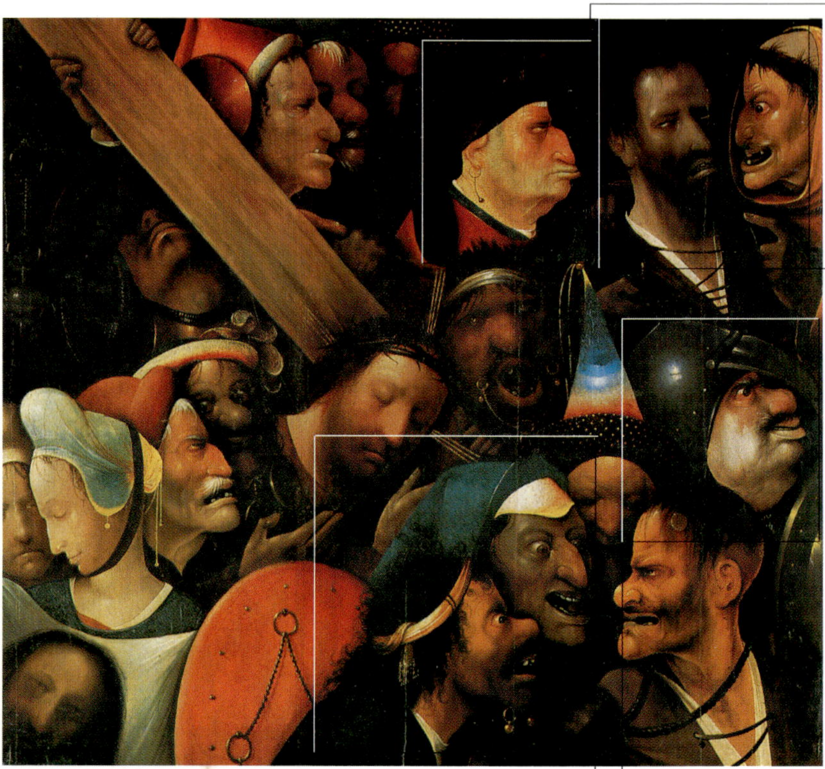

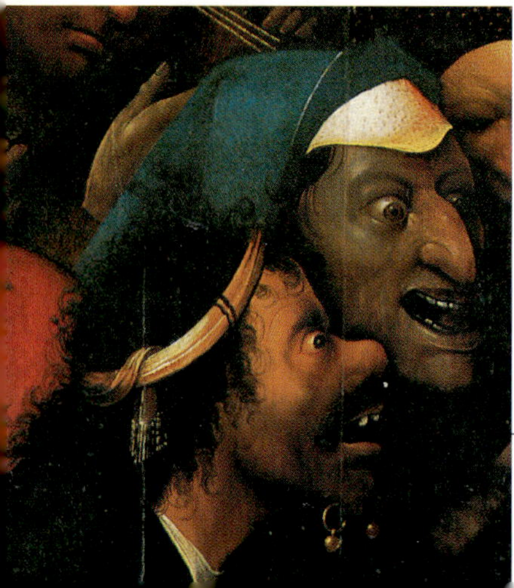

◀ Hier zeigt Bosch das leibhaftige Böse in Menschengestalt: Entstellte Gesichter mit Hakennasen, froschäugigen oder tückisch verkniffenen Augen und zahnlosen Mündern sind das Abbild der seelischen Deformationen der Menschen. Ungewöhnliche Kopfbedeckungen vervollständigen die Karikatur.

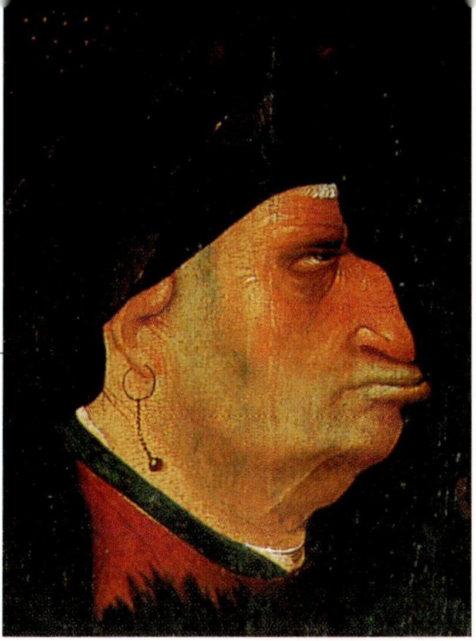

1500–1503

◀ Gesichter im Profil wechseln sich ab mit frontalen Darstellungen und Dreiviertelprofilen, kein Raum bleibt frei. So wird eine zentrifugale Dynamik erzeugt: die neunzehn Figuren sind in einem bewegten Strudel angeordnet, das Antlitz Jesu Christi, auf einer Linie mit der Diagonalen des Kreuzes, bildet darin ein in sich ruhendes Zentrum. Die düsteren Physiognomien sind mit Ausdrucksstudien Leonardos vergleichbar.

▶ Aschfahl vor Entsetzen schließt der reuige Schächer die Augen vor dem eifernden Mönch, der ihm die Beichte abnehmen will. Die fanatischen Züge des Mönchs sind als Kritik an den Mißständen im Klerus zu verstehen. Christus und die Heilige Veronika bilden eine Linie mit dem reuigen Sünder und halten wie er die Augen geschlossen: die Guten wenden den Blick vom Bösen ab. Das satanische Grinsen des zur Reue unfähigen Schächers rechts unten im Bild deutet an, wo er enden wird.

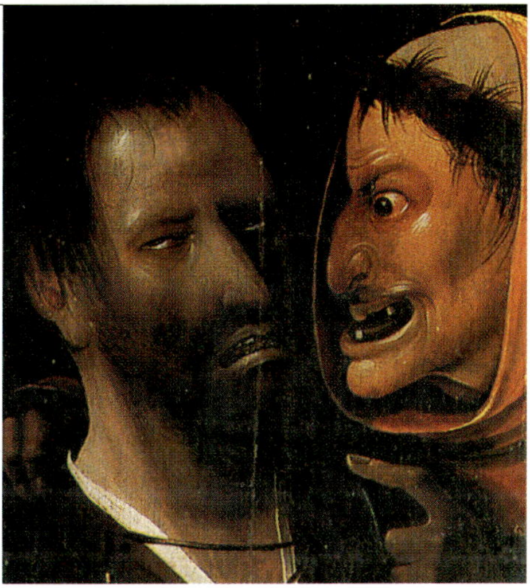

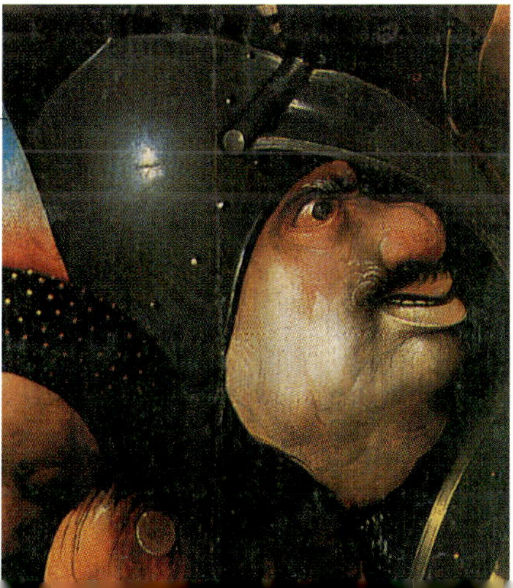

◀ Den schrecklichen Zug nach Golgatha führt ein Soldat mit glänzendem Helm und Schild an. Nach den zeitgenössischen Traktaten zur Physiognomik zeigt ein kurzer und dicker Hals Dummheit und Grausamkeit an, ein breiter und übergroßer Mund Streitsucht, Niedertracht und Falschheit.

War Bosch in Venedig?

☑ Bosch, *Die brennende Stadt* (links) und *Der Hafen* (rechts), Seitenflügel des *Altars der Heiligen Julia,* 1500–04, Venedig, Dogenpalast. Das Mittelteil des Triptychons zeigt das Leiden der Märtyrerin (Seite 68–69).

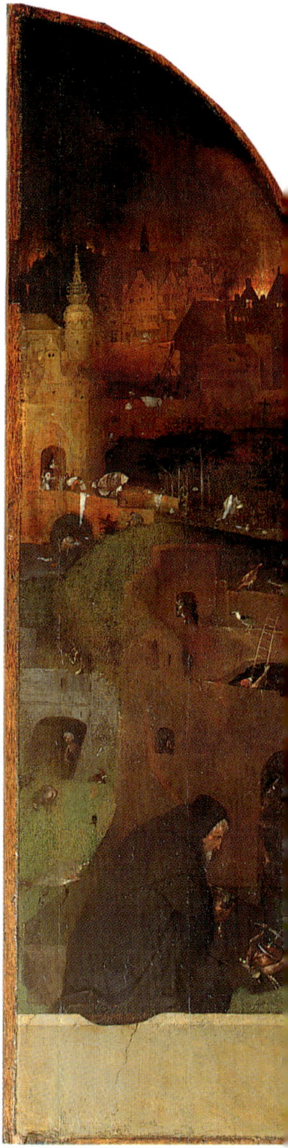

Über die Jahre 1500 bis 1504 ist in Boschs Heimatstadt nichts über ihn dokumentiert. Einige Kunsthistoriker vermuten, er könne sich in dieser Zeit in Italien, hauptsächlich in Venedig, aufgehalten haben. Dafür spräche, daß sich nachweislich seit den ersten Jahrzehnten des 16. Jahrhunderts Gemälde von Bosch in venezianischen Sammlungen befinden. Außerdem gibt es stilistische Überschneidungen zwischen der venezianischen Malerei dieser Zeit und der persönlichen Entwicklung Boschs. Sein Stil wird feierlicher, monumentaler; er öffnet sich dem Atmosphärischen der Landschaft. Wenn sie stattgefunden hat, dürfte die Reise nach Italien ein herausragendes Ereignis des ansonsten eher gleichförmig verlaufenen Lebens des Malers gewesen sein. Viele Künstler des Nordens zog es seit Beginn der Renaissance nach Venedig, das am Anfang des 16. Jahrhunderts auf dem Gipfelpunkt seines Ruhms stand und wo sich Kaufleute, Künstler und Gelehrte aus aller Welt trafen. Aus dieser großen Vielfalt resultierte, so paradox es klingen mag, die große Einheitlichkeit des Stadtbildes wie auch der venezianischen Malerei.

☑ Der Dogenpalast in Venedig. Zu Beginn des 16. Jahrhunderts stand Venedig auf dem Gipfelpunkt seines Ruhms.

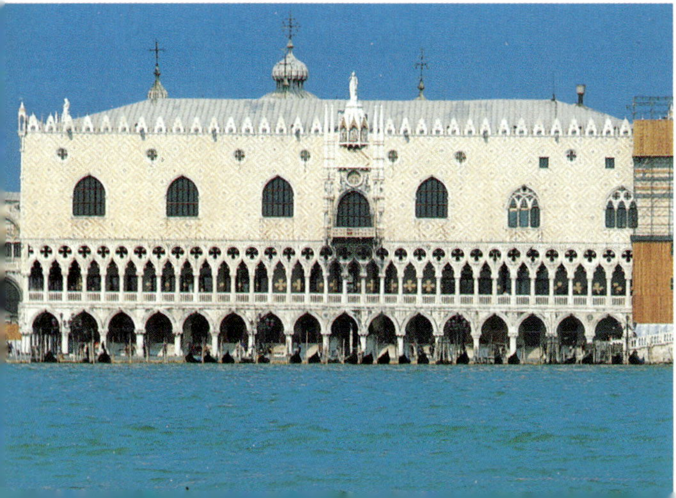

▶ Gabriele Bella, Innenansicht des Dogenpalastes im 18. Jahrhundert, Venedig, Galleria Querini Stampalia. An der rechten Wand hängt das Triptychon des *Altars der Heiligen Julia* von Bosch.

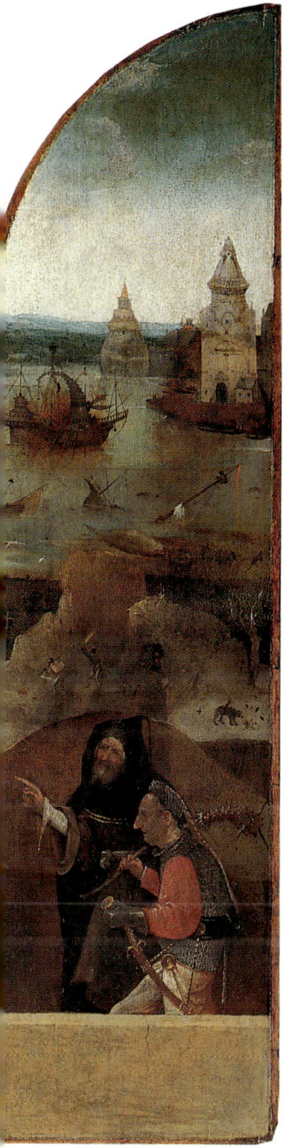

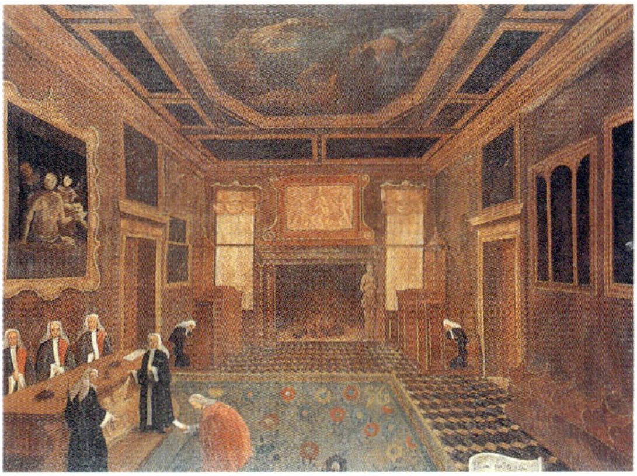

▼ Bosch, *Der Heilige Antonius* (links) und *Der Heilige Ägidius* (rechts), Seitenflügel des *Eremiten-Triptychons*, um 1505, Venedig, Dogenpalast. Der Tiefenzug der Landschaftsperspektive, die zur feierlichen Atmosphäre beiträgt, läßt auf Einflüsse der venezianischen Malerei schließen.

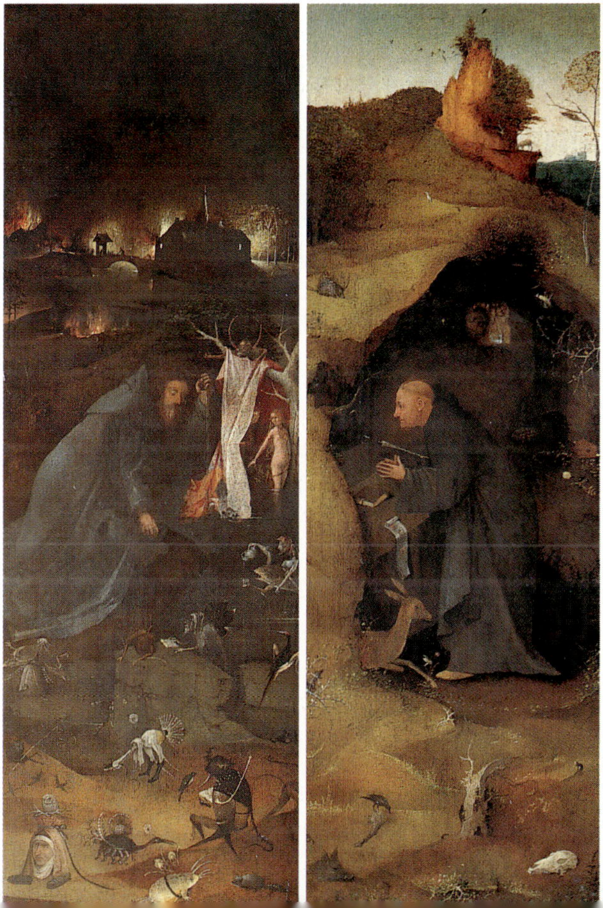

1500–1503

Das Martyrium der Heiligen Julia

Die Mitteltafel des wohl um 1500 bis 1504 entstandenen *Altars der Heiligen Julia*. Das Triptychon befand sich im 18. Jahrhundert im Dogenpalast von Venedig, kam später nach Wien und wurde 1919 stark beschädigt an Venedig zurückgegeben.

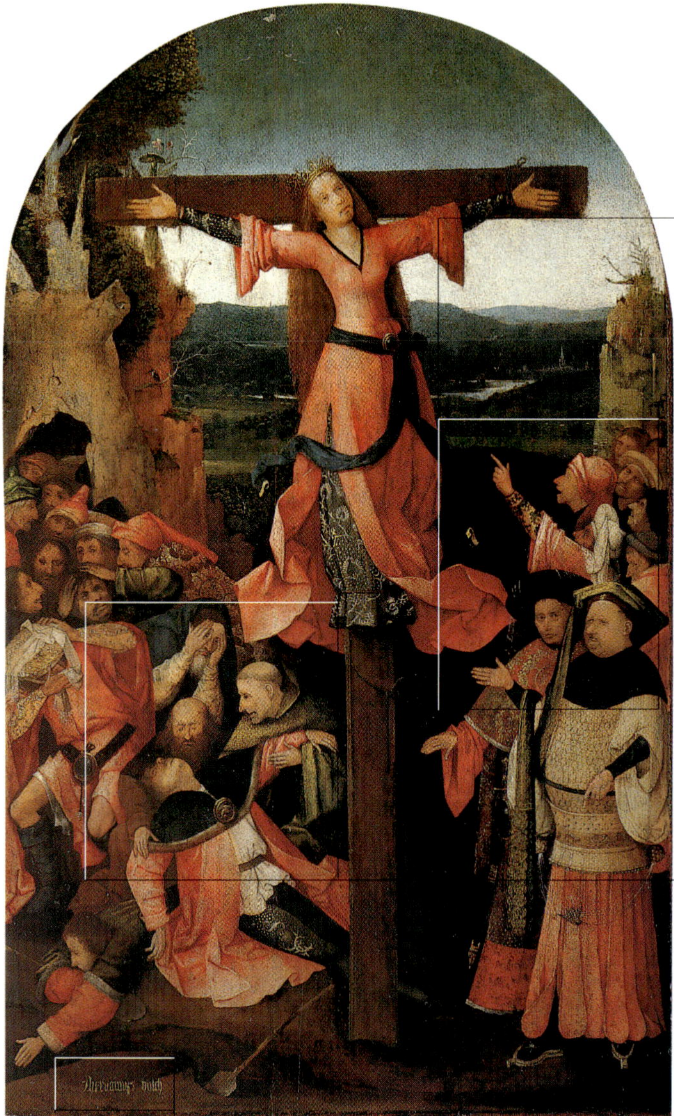

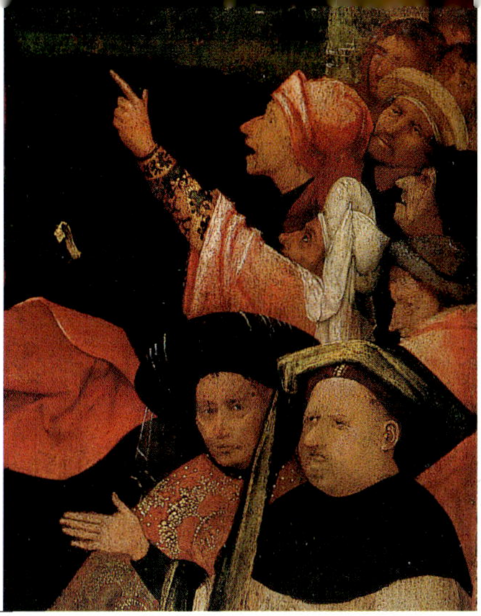

◀ Ungewöhnlich für sein Werk ist, daß Bosch das Martyrium der Heiligen nicht isoliert darstellt, vielmehr umgibt er sie mit einer großen, sehr unterschiedlich gekleideten Menschenmenge. Die Anordnung der Figuren folgt noch mittelalterlichen Prinzipien; sie sind nicht perspektivisch hintereinander, sondern in die Höhe gestaffelt.

▶ Die Gestalt des Ohnmächtigen trägt zur Deutung der umstrittenen Darstellung nichts bei. Einige halten die Märtyrerin für die Heilige Liberata, die Tochter des heidnischen Königs von Portugal, der sie kreuzigen ließ, weil sie ihr Leben Christus als himmlischem Bräutigam weihen wollte. Der Ohnmächtige wäre in diesem Fall einer der vielen Heiden, die das Mädchen bekehrt hat. Stellt die Gekreuzigte aber die Heilige Julia dar, die in vielen norditalienischen Städten verehrt wird, wäre der Mann Eusebius, der sie von Sklavenhändlern gekauft hatte.

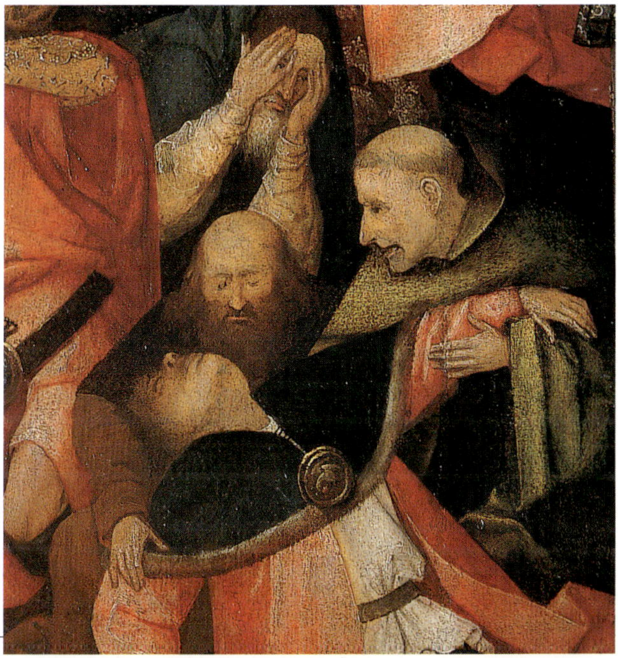

▶ Boschs Signatur in gotischen Lettern findet sich immer auf der Mitteltafel seiner Triptychen und Flügelaltäre, so auch in anderen Werken wie dem *Heuwagen* oder der *Anbetung der Könige*.

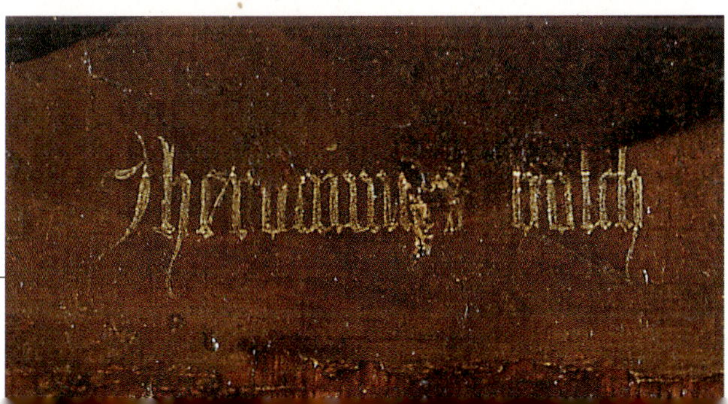

Bosch und die venezianische Malerei des frühen 16. Jahrhunderts

Verfolgt man die Theorie der Italienreise Boschs weiter, so ließe sich der Stilwandel, der in den ab 1500 bis 1504 entstandenen Werken Boschs erkennbar wird, mit dem Einfluß der venezianischen Malerei im frühen 16. Jahrhundert erklären. Umgekehrt nehmen selbst die bedeutendsten venezianischen Künstler ihrerseits Anregungen des Niederländers auf, vor allem seine phantastischen Motive. Nachwirkungen Boschs lassen sich beispielsweise in den Flammen der Unterwelt in Tizians Frühwerk *Orpheus und Eurydike* (1508, Bergamo, Accademia Carrara) oder in der beunruhigenden Spannung in Carpaccios *Marter der Zehntausend* (1516, Venedig, Galleria dell'Accademia) erkennen. Auch Giorgiones Werk, etwa die *Kreuztragung* (um 1510, Venedig, Scuola di San Rocco), zeigt in der psychologischen Eindringlichkeit, die wie bei Bosch zuweilen durch physische Deformationen erreicht wird, den Einfluß niederländischer Kunst. Selbst in der Druckgraphik finden sich einige der neuen Motive. In Venedig fertigt Marcantonio Raimondi einen Reproduktionsstich nach Raffaels *Traum* an, auf dem monströse Wesen zu sehen sind, die zweifellos durch Boschs Kreaturen angeregt wurden.

▼ Giorgione, *Die drei Philosophen,* um 1504, Wien, Kunsthistorisches Museum. Auch Giorgione, ein Neuerer der venezianischen Malerei, war Bosch verpflichtet.

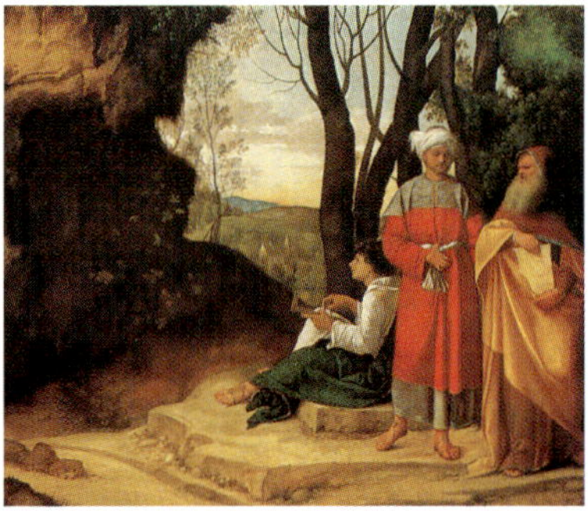

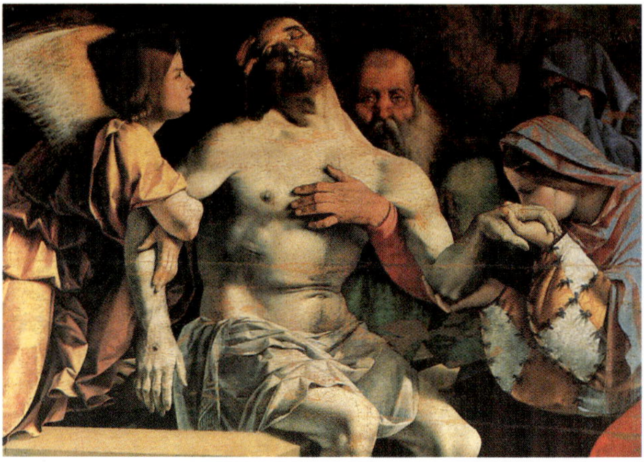

◀ Lorenzo Lotto, *Pietà,* Teil des *Marienaltars,* Polyptychon, 1508, Recanati, Pinacoteca Comunale. Das bärtige Gesicht des Joseph von Arimathia zeigt in der Vertiefung des Ausdrucks Anklänge an Bosch.

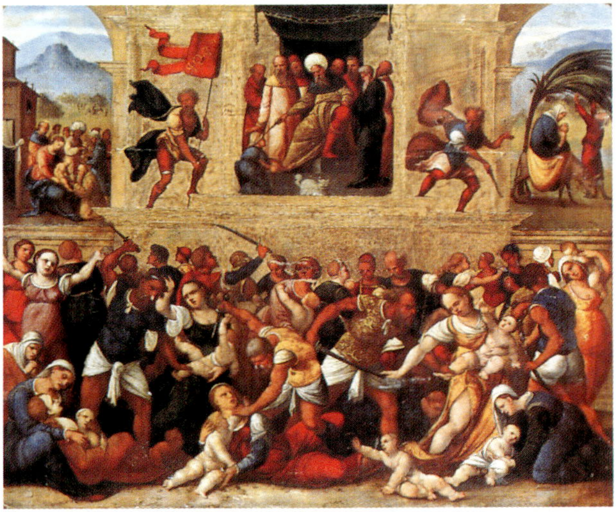

◀ Ludovico Mazzolino, *Der Bethlehemitische Kindermord,* Amsterdam, Rijksmuseum. Neben der klassischen Prägung Mazzolinos durch Raffael zeigen sich auch Einflüsse deutscher Künstler wie Dürer und Schongauer. Die gedrängte rhythmisierte Anordnung unzähliger Figuren sowie die angsterfüllte Atmosphäre verweisen dagegen auf Bosch. Das Bild ist 1548 datiert, der Maler starb jedoch bereits um 1530.

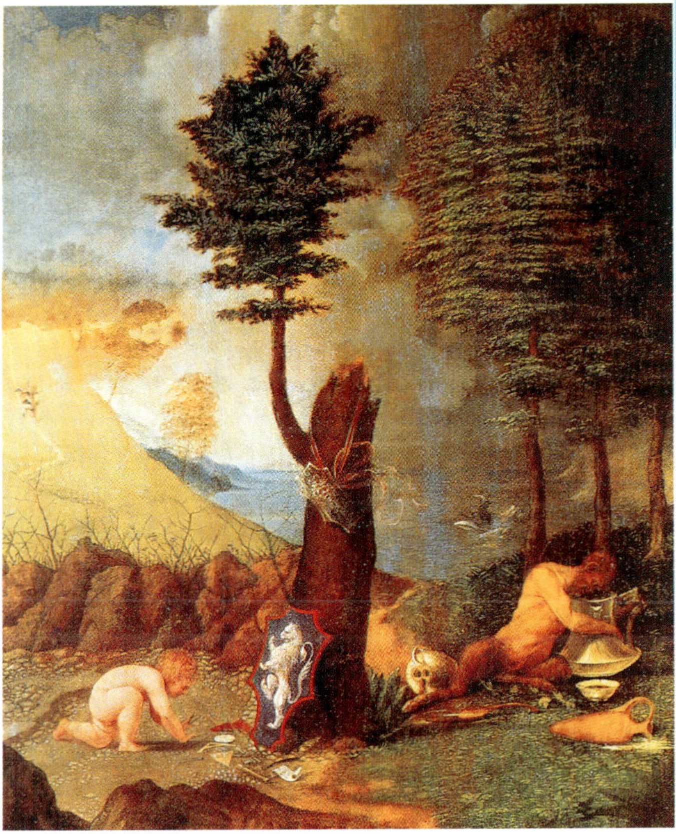

▶ Lorenzo Lotto, *Allegorie,* 1505, Washington, National Gallery. Von Anfang an zeigte sich Lotto offen für Anregungen der Malerei des Nordens, insbesondere Dürers. Die vermutlich auf die Schutzabdekkung für das *Bildnis des Bischofs Bernardo de' Rossi* (1505, Neapel, Museo e Gallerie di Capodimonte) gemalte *Allegorie* bestätigt dies. Kennzeichnend für die venezianische Tradition ist, daß die Hauptrolle von der Natur eingenommen wird, der Einfluß des Nordens zeigt sich jedoch darin, daß die Figuren nicht mit der Landschaft verschmelzen, sondern in deutlicher Distanz zu ihr bleiben.

Venedig und der Norden

Seit Beginn des 16. Jahrhunderts öffnet sich Venedig zunehmend den von außen kommenden kulturellen Einflüssen. Künstler und Sammler sind von der Ausdruckskraft der Farben, der Expressivität der Darstellung, der Detailfreudigkeit und der ungewohnten Motivgestaltung, die die Werke der Künstler nördlich der Alpen auszeichnet, fasziniert. Kardinal Grimani besitzt Werke von Bosch, Patinir und Memling. In großer Zahl zirkulieren Drucke und Zeichnungen von Cranach, Altdorfer und Schongauer – und natürlich von Dürer. Da die Regierung Venedigs die Einfuhr ausländischer Gemälde verboten hat, werden die Werke direkt im Norden gekauft oder von Privatleuten nach Venedig gebracht. Die beiden Venedig-Aufenthalte Dürers tragen erheblich zur allgemeinen Begeisterung für die Kunst aus Deutschland bei und hinterlassen deutliche Spuren in der venezianischen Malerei. Ausgehend von Venedig verschmelzen die Einflüsse aus dem Norden mit einer neuen »antiklassischen« Strömung und verbreiten sich schnell in ganz Oberitalien. In Bologna und Ferrara werden Amico Aspertini (1474–1552) und Ludovico Mazzolino (ca. 1480–1530) zu Wegbereitern der neuen Stilrichtung.

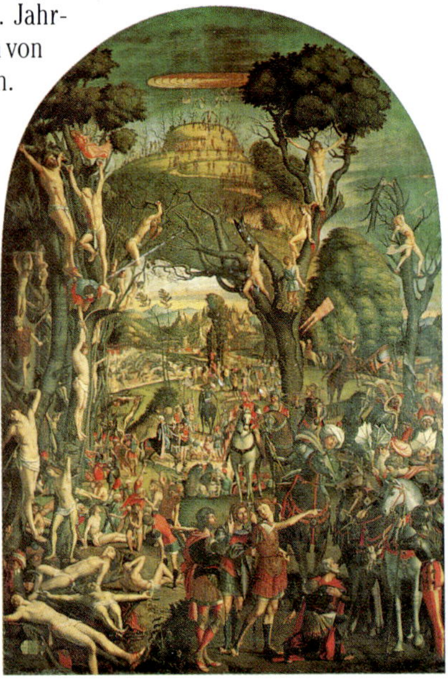

▲ Vittorio Carpaccio, *Die Marter der zehntausend Christen,* 1516, Venedig, Gallerie dell'Accademia. Unverkennbar ist der Einfluß von Boschs vier Tafeln *Visionen vom Jenseits* (Seite 86–87) wie auch der Einfluß Dürers.

▼ *Die Lagune von Venedig,* Holzschnitt aus der Schedelschen *Weltchronik*, Nürnberg, 1493.

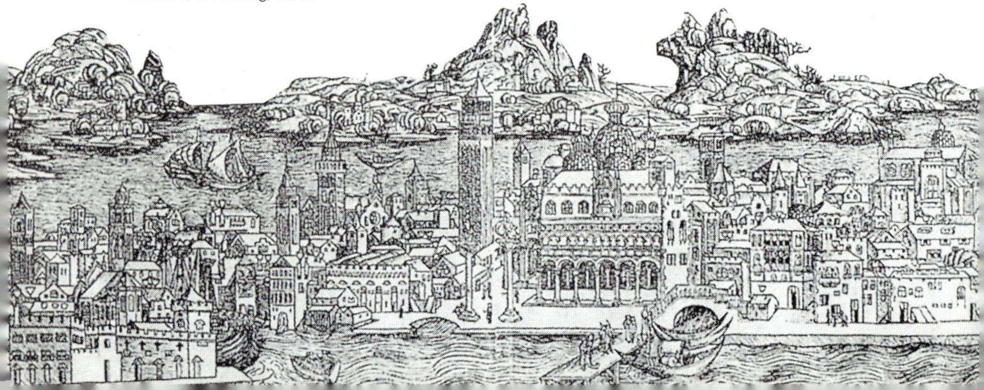

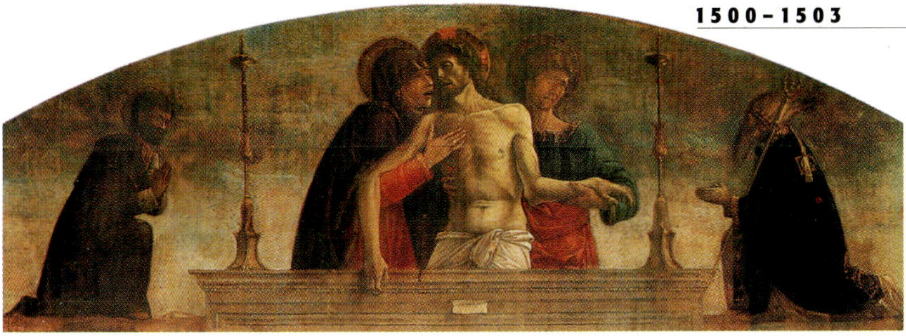

▲ Giovanni Bellini, *Beweinung Christi,* um 1472, Venedig, Dogenpalast. In der verhärmten und mitleiderregenden Gestalt des Leichnams Christi zeigt sich der Einfluß des Nordens.

▶ Im Dogenpalast von Venedig befinden sich mehrere Werke von Bosch.

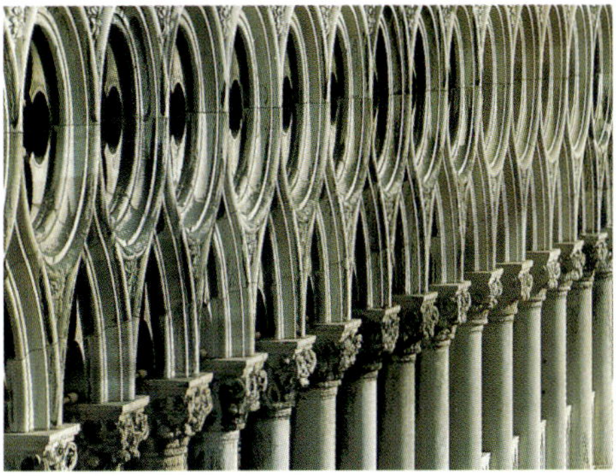

▼ Albrecht Dürer, *Das Rosenkranzfest,* 1506, Prag, Narodní Galerie. Einflüsse Bellinis sind unverkennbar, die individuelle Charakterisierung der Personen entspricht jedoch der Auffassung des Nordens.

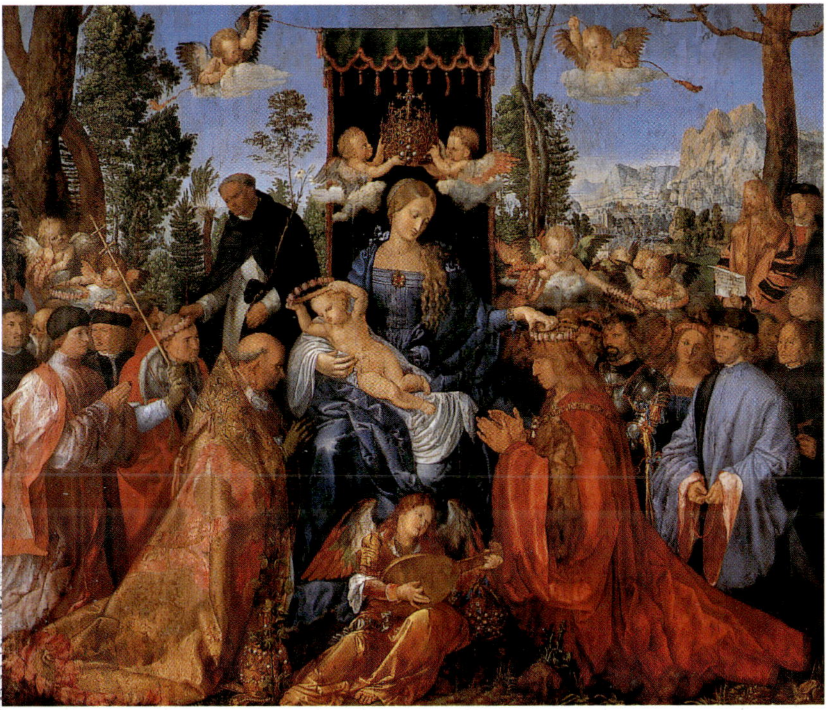

Bosch und Dürer – eine mögliche Begegnung

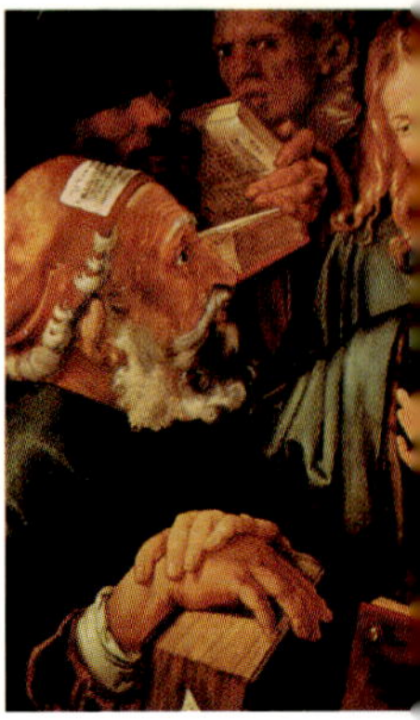

Albrecht Dürer, *Christus unter den Schriftgelehrten,* 1506, Madrid, Sammlung Thyssen-Bornemisza. Die Gesichter der Gelehrten wirken wie von Bosch inspiriert.

Im Spätsommer 1505 tritt Dürer seine zweite Reise nach Venedig an. Falls Bosch tatsächlich in Venedig gewesen ist, könnten sich die Künstler dort begegnet sein. Beide Maler haben in diesen Jahren bereits einen ausgereiften Stil entwickelt; sie sind Stellvertreter zweier gegensätzlicher Strömungen innerhalb der Renaissance des Nordens. Wenn sie sich nicht persönlich begegnet sind, so dürften sie jedenfalls die Werke des anderen gekannt haben. Bosch repräsentiert die Volks- und Spottkultur, ironisch und doch gläubig, anschaulich und verschlüsselt zugleich. Dürer hingegen sucht das Gleichgewicht zwischen dem Detailreichtum der Natur und der Forderung nach einer idealen Norm. Beide streben auf ihre Weise nach Wahrhaftigkeit, beiden ist eine moralische Grundhaltung zu eigen, die auch für die Reformation charakteristisch ist. Sie scheinen sich gegenseitig angeregt zu haben: Dürer vertieft seine Ausdrucksmöglichkeiten und malt nun auch Bilder mit großen Menschenmengen, Bosch wiederum gewinnt mehr Sicherheit in der Aktdarstellung und erweitert sein thematisches Spektrum.

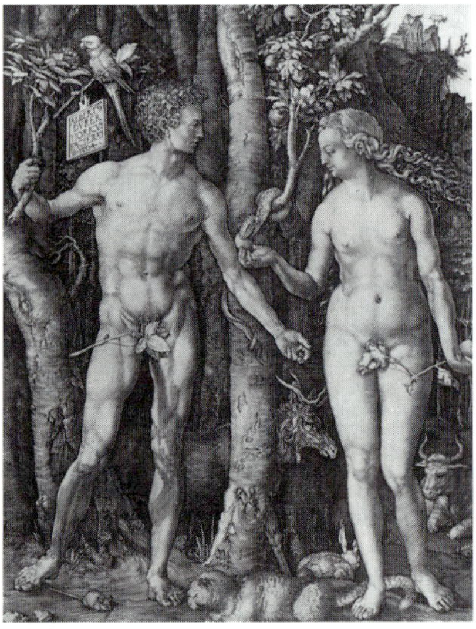

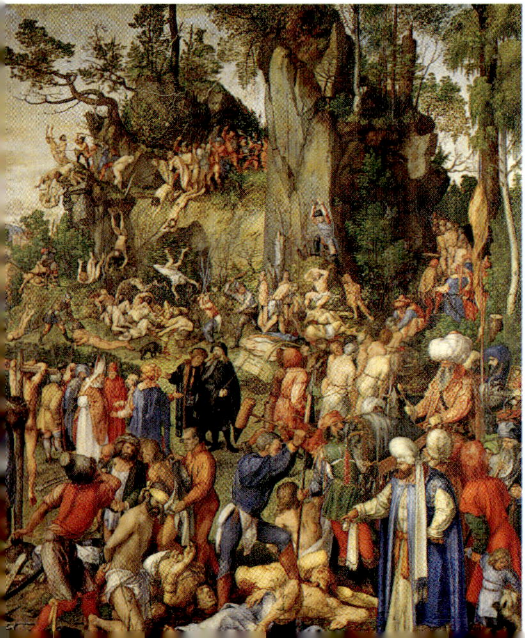

Albrecht Dürer, *Die Marter der zehntausend Christen,* 1508, Wien, Kunsthistorisches Museum. Nach Dürers Rückkehr aus Venedig entstand diese Marterszene, an der wie bei Bosch eine große Zahl von Menschen beteiligt ist.

Albrecht Dürer, *Adam und Eva,* Kupferstich, 1504. Die Körper zeichnen sich durch klassische Proportionen aus, sind aber von symbolhaften Tieren umgeben, wie es auch in Boschs *Irdischem Paradies* (rechts) der Fall ist.

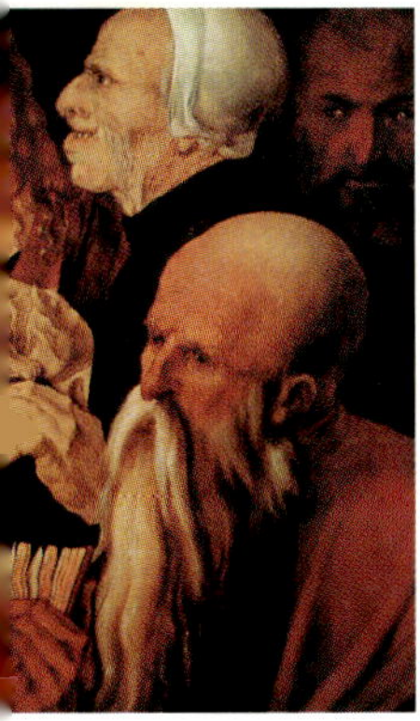

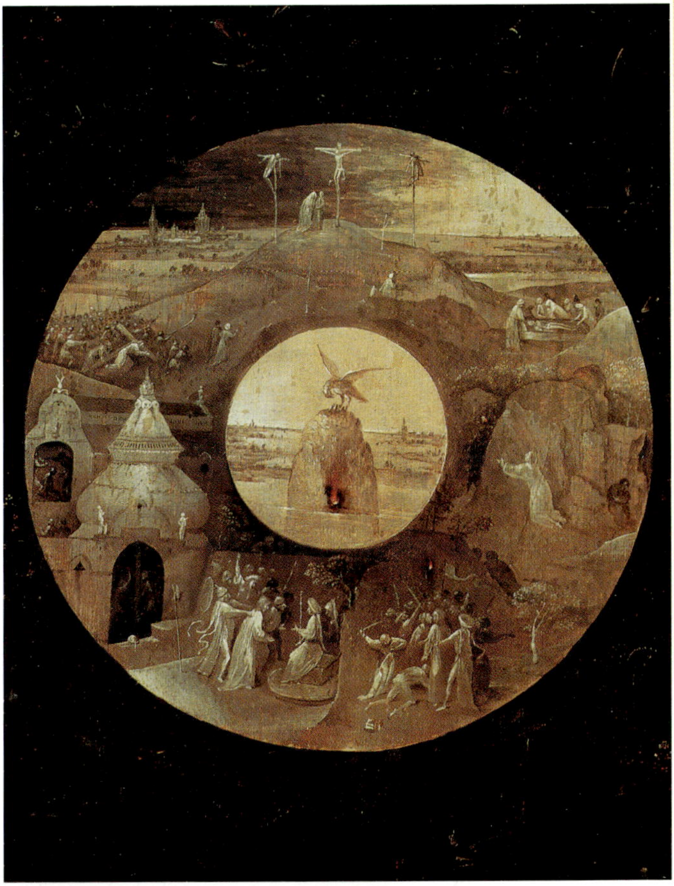

▶ Bosch, *Passionsgeschichten,* Rückseite des *Heiligen Johannes auf Patmos,* 1504–05, Berlin, Staatliche Museen. Die feine Grisaillemalerei erinnert an Dürers Stiche, deren Motive Künstler in ganz Europa inspirierten. Die im Vergleich zum früheren Werk verhaltene Stimmung ist Ausdruck der stilistischen Reife Boschs, die von einigen Forschern mit dem möglichen Italienaufenthalt des Malers in Zusammenhang gebracht wird.

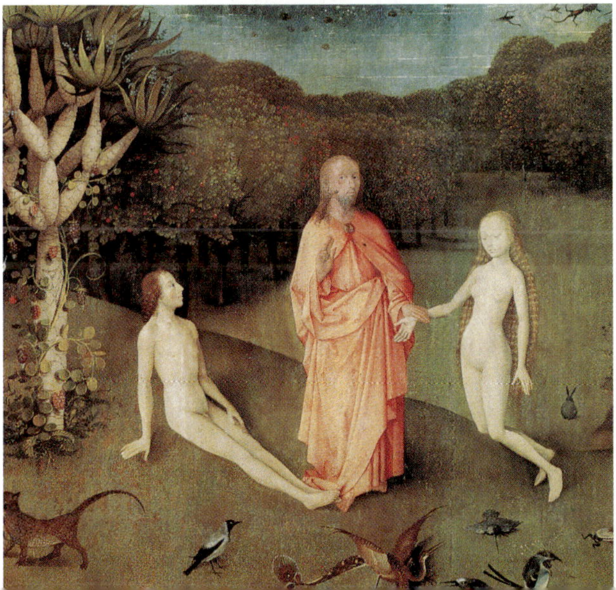

◀ Bosch, *Der Garten der Lüste,* Triptychon, Ausschnitt aus dem *Irdischen Paradies,* 1503–04, Madrid, Museo del Prado. In ihrer Feingliedrigkeit bleiben die Figuren noch dem gotischen Ideal verhaftet; die Proportionen deuten jedoch auf eine eingehende Beschäftigung Boschs mit der Anatomie des menschlichen Körpers hin.

1500–1503

Johannes der Täufer in der Wüste

In einer sommerlichen Landschaft ruht Johannes der Täufer (1504–05, Madrid, Museo Lázaro Galdiano), umgeben von Symbolen des Bösen. Einer der seltenen Siege des Guten über die irdischen Versuchungen.

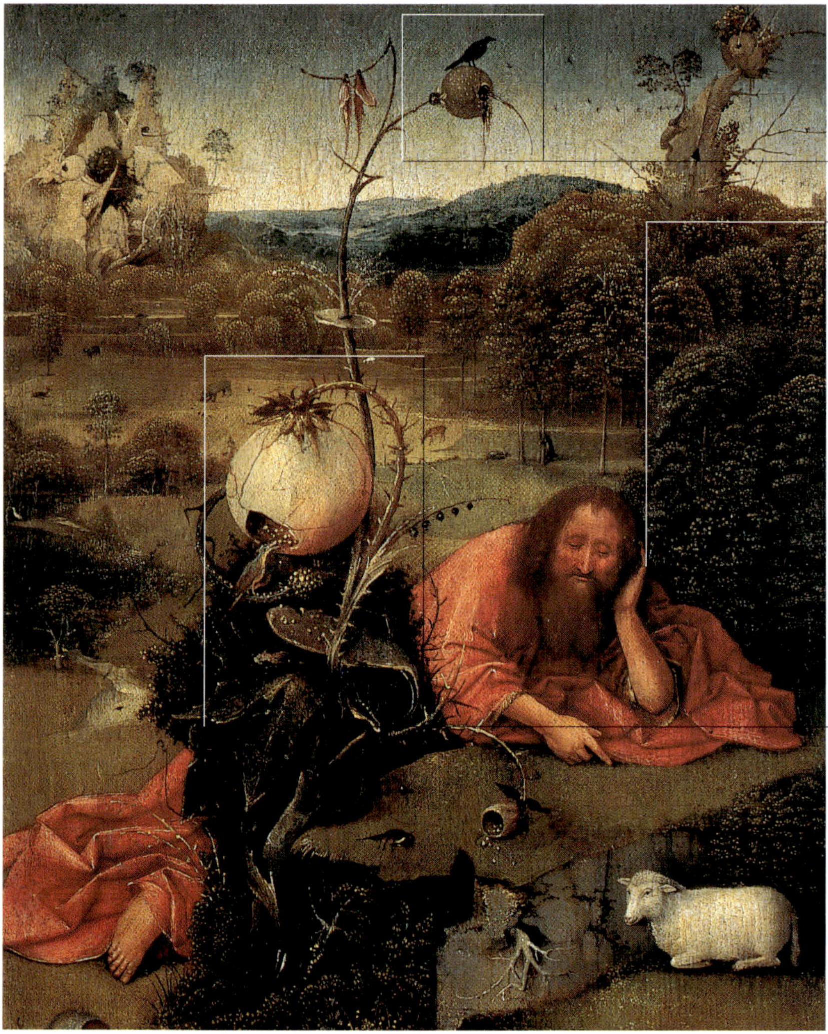

▶ Verschiedene Vogelarten ernähren sich von wilden Beeren. Flora und Fauna erinnern an den *Garten der Lüste* (Seiten 46 bis 51). Auch die bizarren Felsformationen im Hintergrund sind vergleichbar, daher kann man eine nahezu gleichzeitige Entstehung der Werke annehmen.

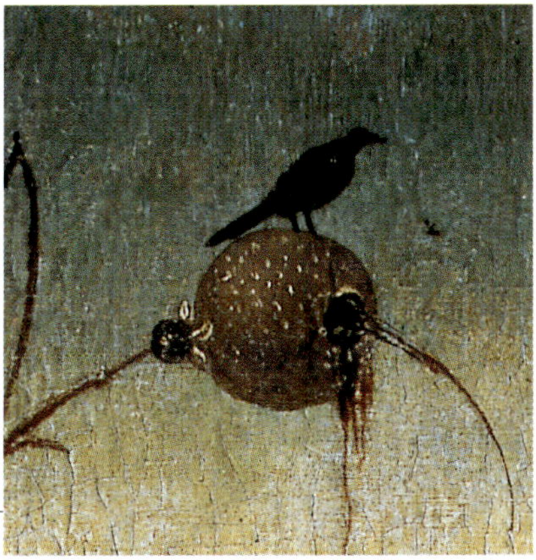

▼ Dieser Teil der Vegetation unterscheidet sich sowohl von der Phantasiepflanze links als auch vom Hintergrund, in dem sogar die Felsen künstlich wirken. Der frische Glanz der in nuancenreichen, satten Grüntönen gemalten Baumkronen erinnert an die Lichteffekte bei Giorgione.

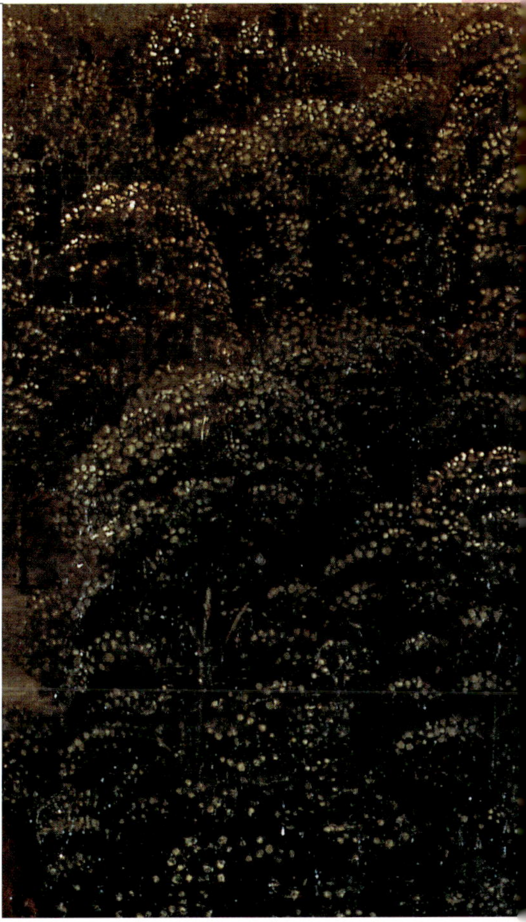

▼ Eine Pflanze mit einer prallen Frucht, Dornen und großen Blättern scheint den Asketen von seiner Meditation ablenken zu wollen. Man hat vermutet, daß es sich um eine Vision des Johannes handeln könnte. Die Pflanze symbolisiert die Versuchung durch irdische Genüsse und erinnert auch daran, daß der Mensch nach dem Sündenfall aus dem Garten Eden vertrieben wurde.

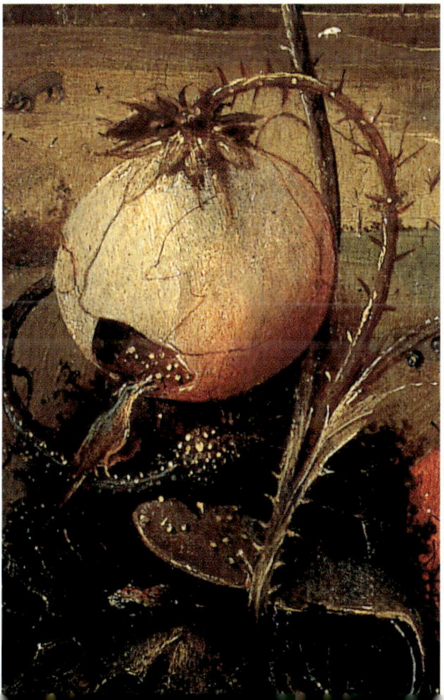

Weite Landschaften

☑ Joachim Patinir, *Landschaft mit Jagdszenen,* um 1520, Genf, Musée d'Art et d'Histoire. Patinir, der direkteste Bosch-Nachfolger, verlieh seinen Landschaften ein Moment des Heroischen und Monumentalen.

In seinem Frühwerk füllte Bosch seine Gemälde mit unzähligen Figuren ohne Abstufung der Bildgründe; der Horizont lag hoch, so daß nur ein schmaler Streifen für den Himmel freiblieb. Nach 1500 tritt ein Wandel ein: In vielen Bildern öffnet sich jetzt ein weiter Landschaftsraum, der die visionären Landschaften der frühen Triptychen ablöst. Dies gilt für den *Heiligen Johannes auf Patmos* (Seite 81) bis hin zum Triptychon der *Anbetung der Könige* (Seiten 122 bis 125). Die Entdeckung überseeischer Länder erweckt ein ganz neues Interesse an den Phänomenen der Natur; Bosch besinnt sich auf die Tradition der flämischen Landschaftsmalerei des 15. Jahrhunderts und setzt sich mit der Naturpoesie Dürers auseinander. Andererseits untermauern die Darstellung des Atmosphärischen und das Verschmelzen der Bildgründe mittels der Farbperspektive die These, daß Bosch in direkten Kontakt mit der venezianischen Malerei des 16. Jahrhunderts getreten ist.

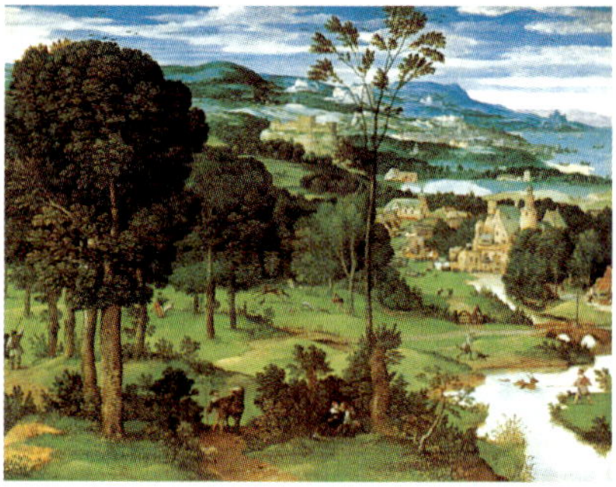

☑ Albrecht Dürer, *Allerheiligenbild,* Ausschnitt, 1511, Wien, Kunsthistorisches Museum. Die Landschaft zeigt einen Ausblick auf den Gardasee.

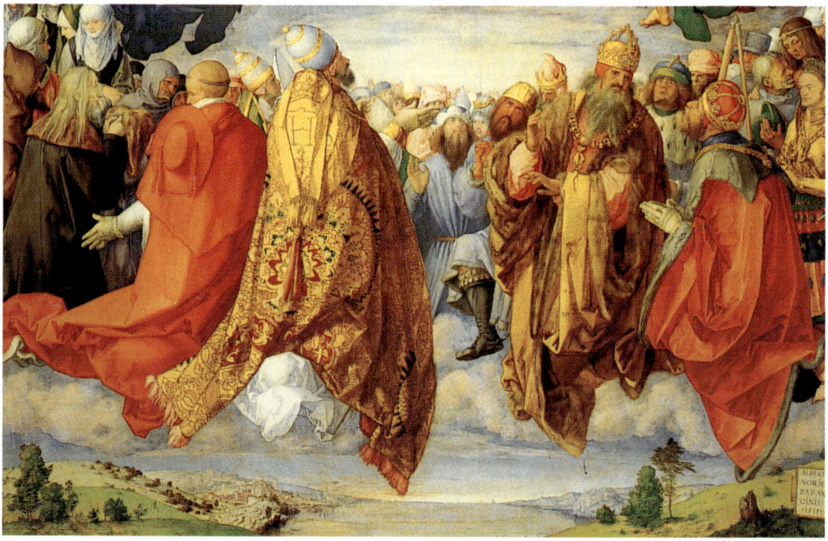

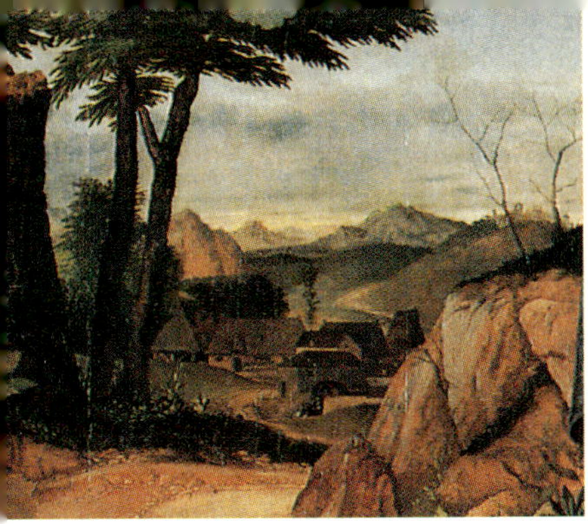

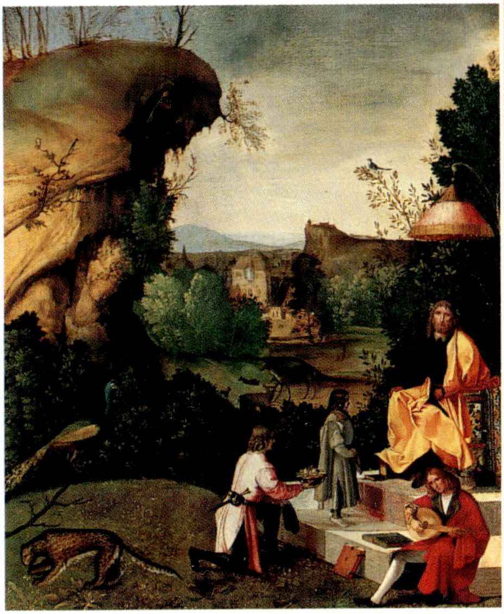

▲ Lorenzo Lotto, *Himmelfahrt Mariens,* Ausschnitt, 1506, Asolo, Dom. Die Landschaft ist von Dürer beeinflußt.

▼ Bosch, *Der Heilige Johannes auf Patmos,* Auschnitt, 1504–05, Berlin, Staatliche Museen. Die zarten kristallinen Farbtöne und der Dunst, in dem sich die Landschaft auflöst, erinnern an Giorgione.

▶ Giorgione, *Dichterehrung,* um 1495, London, National Gallery. Wie eine Kulisse schiebt sich der Felsvorsprung in die weite Hügellandschaft dieses rätselhaften Werks; die Raumwirkung wird nur mit der Farbe erzielt.

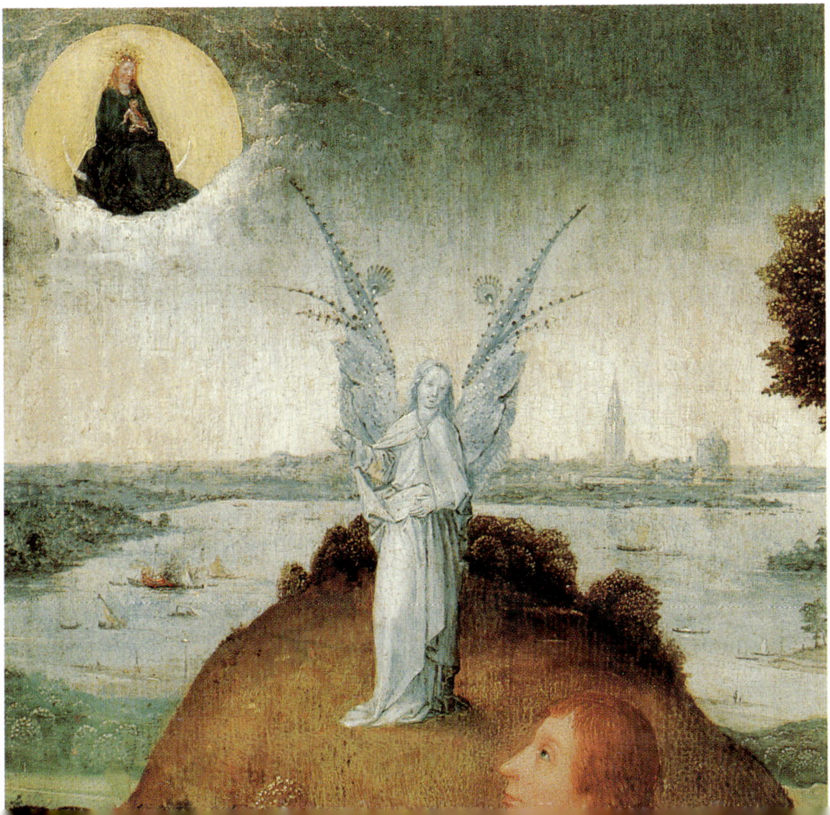

Mystiker, Visionäre und Prediger

▼ Bosch, *Der Heilige Christophorus,* 1504–05, Rotterdam, Museum Boymans-van Beuningen. In der St.-Anna-Kapelle in 's-Hertogenbosch wurde zwischen 1498 und 1510 für den weit verbreiteten Christophorus-Kult dem Heiligen ein Altar geweiht, zu dem die Tafel vermutlich gehörte.

Die Versuchungen der Welt, die Versenkung in Gott, fanatische Askese: das sind die Themen in den Zeiten religiöser Unruhe, im »Herbst des Mittelalters«, und Bosch ist ihr Interpret. Die wichtigsten Quellen sind die Predigten des Jan van Ruysbroek aus dem 14. Jahrhundert und die Gedankenwelt des Joachim von Fiore, ein Mystiker des 12. Jahrhunderts. Die Prediger beschwören mit ihrer visionären Phantasie Bilder gräßlicher Höllenstrafen herauf und rufen damit einen von heftigen Gefühlen geprägten Volksglauben hervor. Glaubensgemeinschaften wie die Brüder vom Gemeinsamen Leben und religiöse Erneuerungsbewegungen wie die Devotio moderna, die sich am Ende des 15. Jahrhunderts ausbreiten, beruhen auf ähnlichen Vorstellungen.

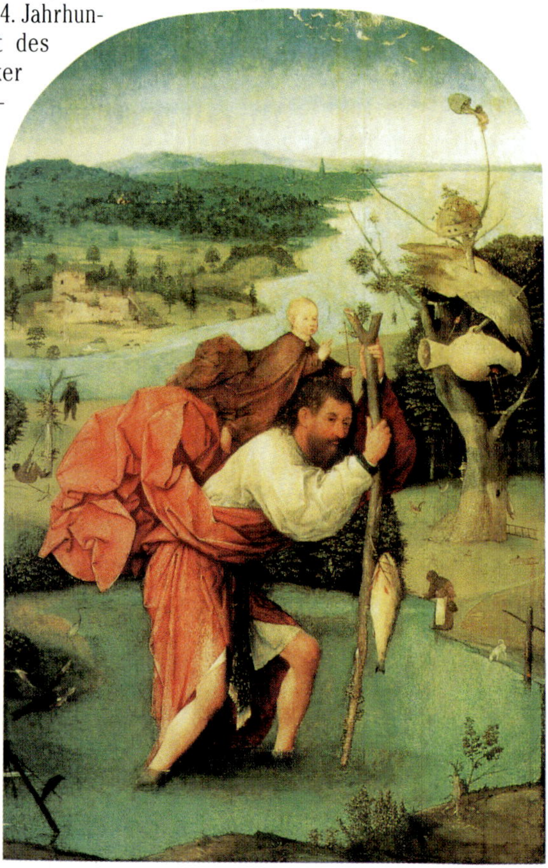

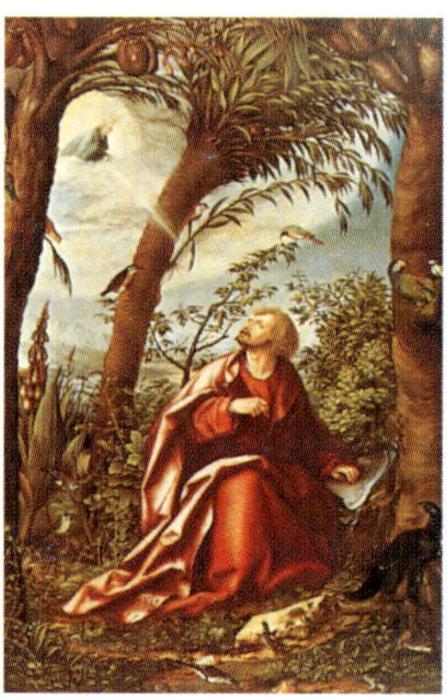

◀ Hans Burgkmair der Ältere, *Johannes auf Patmos,* Mitteltafel des *Johannesaltars,* 1518, München, Alte Pinakothek. Eine Szene voller Spannung in einer Landschaft, deren genau beobachtete Natur typisch für die Malerei der Donauschule ist.

▶ Bosch, *Der Heilige Johannes auf Patmos,* 1504–05, Berlin, Staatliche Museen. Dies ist das früheste Werk mit dem Thema der Meditation, vermutlich handelt es sich um den Seitenflügel eines ehemaligen Triptychons. Dem Vorbild der Heiligen zu folgen schien der sicherste Weg zur Erlösung zu sein. Nach der Apokalypse hatte der Heilige Johannes bei der Niederschrift der Offenbarung die Vision eines Engels, der ihn auf die Heilige Jungfrau selbst hinwies. Rätselhaft ist das dämonische Wesen mit dem nachdenklichen Gesicht, der Brille auf der Nase, einem Skorpion-Schwanz und spitzen Flügeln (Seite 53). Auf der Rückseite der Tafel sind in feiner Grisaille Szenen der Passion Christi gemalt (Seite 75).

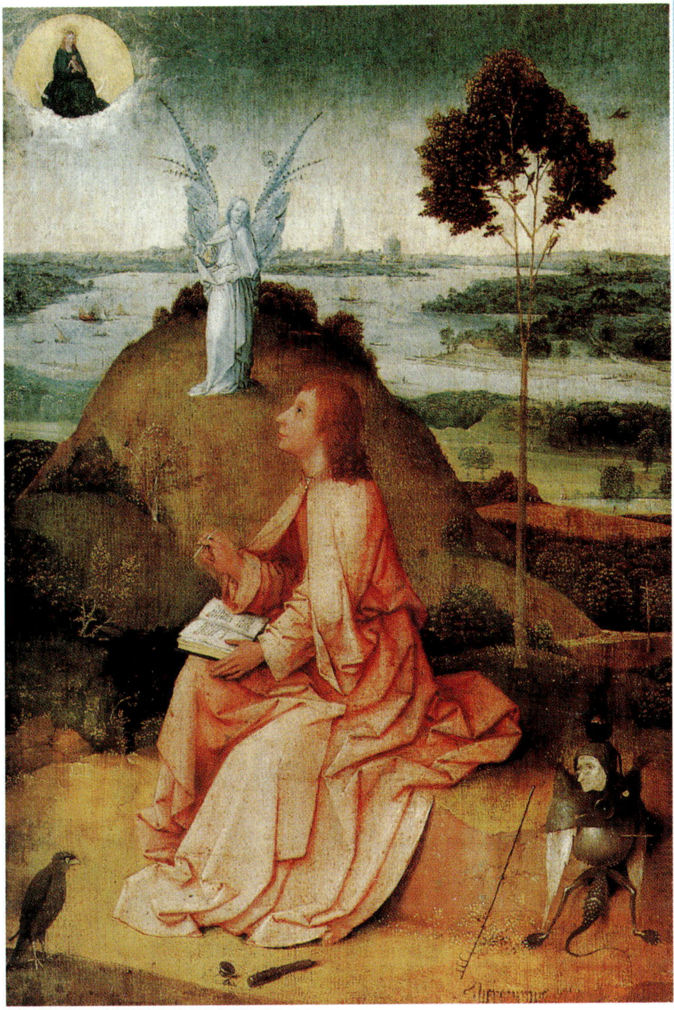

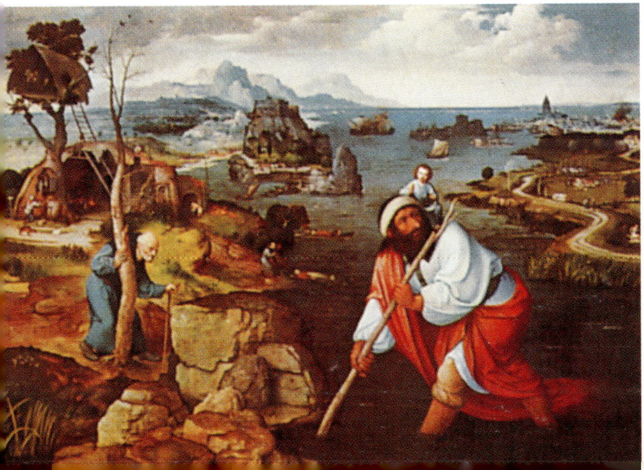

◀ Joachim Patinir, *Der Heilige Christophorus,* um 1515, Madrid, Escorial. Christophorus wurde gegen Ende des Mittelalters als einer der Vierzehn Nothelfer verehrt. Nach dem Volksglauben halfen diese jedem, der sie in Gefahr um Hilfe anflehte. Er wurde als mächtiger, schutzgewährender Riese dargestellt.

Der Heilige Hieronymus im Gebet

Die Verherrlichung der Weltflucht ist Thema dieses Werks (um 1505, Gent, Musée des Beaux-Arts). Der Heilige meditiert auf dem Boden liegend, während riesige aufgeplatzte Früchte auf die fleischlichen Versuchungen anspielen.

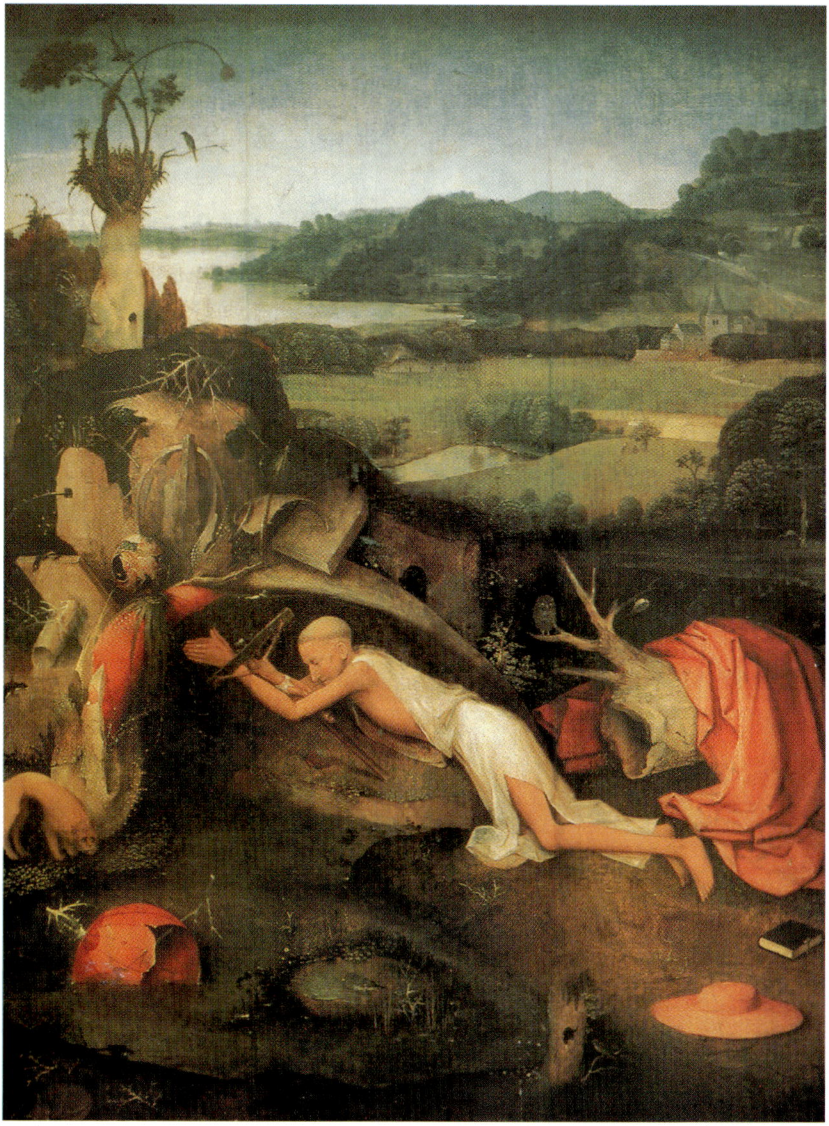

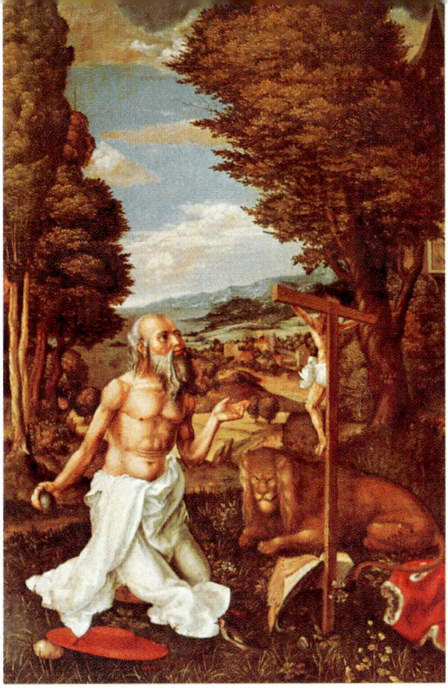

▲ Hans Muelich, *Der büßende Hieronymus,* 1536, München, Alte Pinakothek. Muelich folgt der traditionellen italienischen Ikonographie und stellt den Heiligen vor dem Kreuz kniend dar. Nur zwischen dem späten 15. und dem frühen 16. Jahrhundert war dieses Motiv auch im Norden Europas verbreitet. Ein frühes Beispiel ist ein Dürer-Stich aus der Zeit um 1486, den Muelich gekannt haben dürfte.

▼ Lorenzo Lotto, *Der büßende Hieronymus,* 1510–20, Bukarest, Rumänisches Nationalmuseum. Der Heilige hat sich, ebenso wie bei Bosch, zu Boden geworfen. Die Datierung ist umstritten: im Hintergrund erkennt man die Engelsburg, was auf eine Entstehung während Lottos Rom-Aufenthalt 1508–11 schließen läßt.

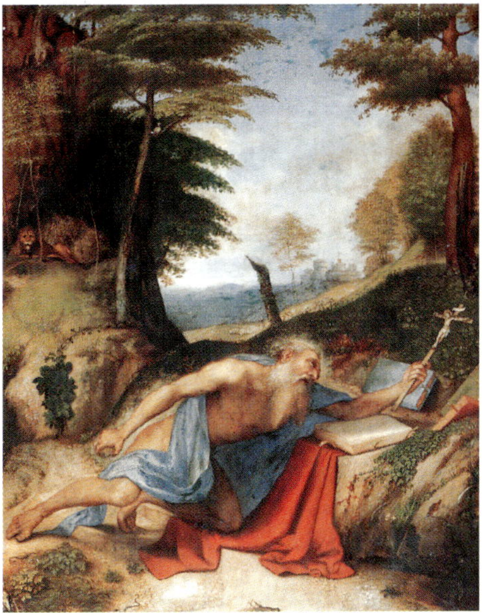

▼ Albrecht Dürer, *Der Heilige Antonius vor der Stadt*, 1519, Kupferstich. Der Humanist Dürer deutet an, daß innere Versenkung überall möglich ist, auch in unmittelbarer Nähe einer Stadt.

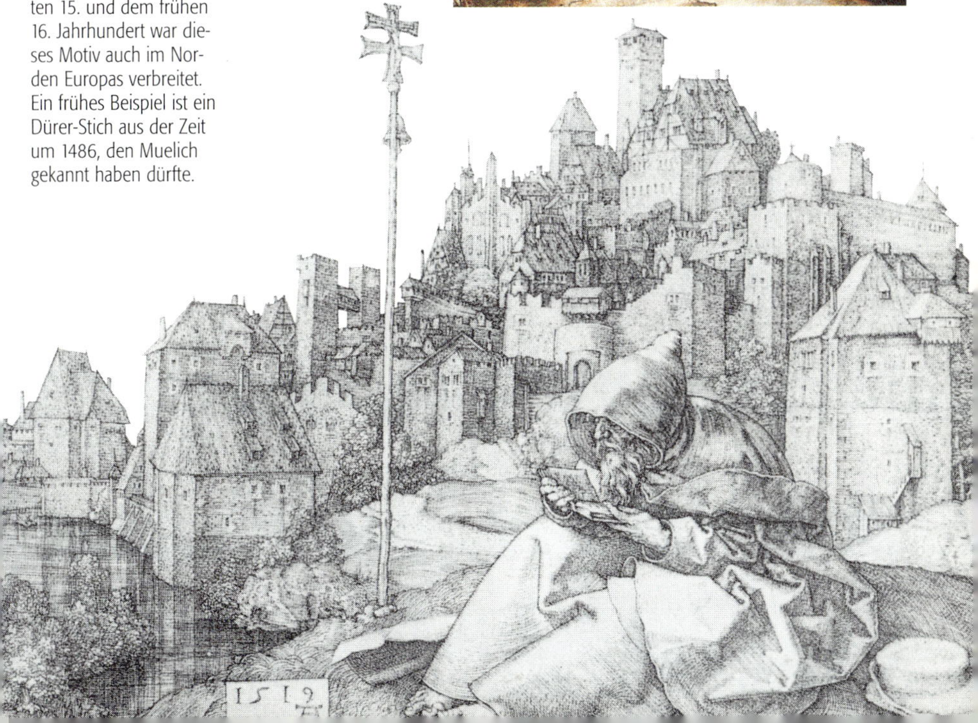

Der Herbst des Mittelalters und die Frührenaissance

▼ Geertgen tot Sint Jans, *Geburt Christi,* um 1490, London, National Gallery. Beseelt betrachtet Maria das Kind, von dem das Licht ausgeht.

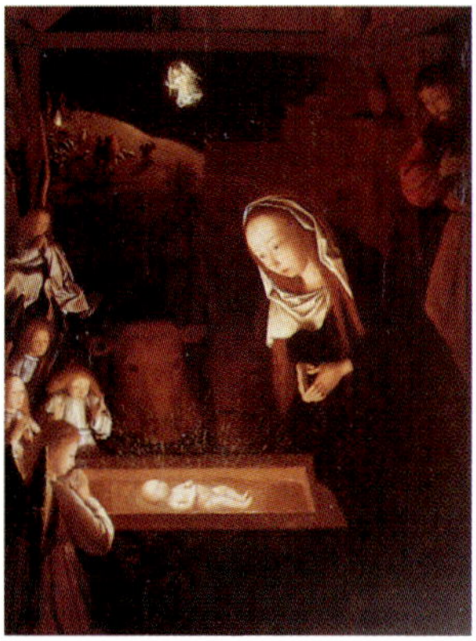

Die Zeit zwischen der Entdeckung Amerikas (1492) und dem Beginn der Reformation (1520) ist für die Geschichte Europas von besonderer Bedeutung. Künstler und Intellektuelle sehen sich mit einer Welt konfrontiert, die durch den neuentdeckten Kontinent plötzlich erheblich weiter geworden ist – zugleich wird sie durch die Erfindung des Buchdrucks und der Druckgraphik aber auch »kleiner«. Die Welt des Humanismus, der sich auf die Wiederentdeckung der antiken Kultur stützte, erweist sich plötzlich als unzureichend, obwohl oder gerade weil in Italien spektakuläre Neufunde zutage treten. Die Laokoon-Gruppe, 1506 in Rom wiederentdeckt, offenbart überraschend gewaltsame und dramatische Züge der antiken Kunst. Nördlich der Alpen ist die Epoche der Renaissance kurz, letztlich verschmelzen die Ausläufer des spätgotischen Raffinements mit dem nicht weniger verfeinerten Manierismus. In Boschs Werk sind alle Widersprüche, der Elan und auch die Ängste dieser faszinierenden Epoche vereinigt.

▼ Bosch, *Dornenkrönung,* Ausschnitt, um 1510, Madrid, Escorial. Es ist ein wissender, bitterer Blick, mit dem der Leidende uns ansieht.

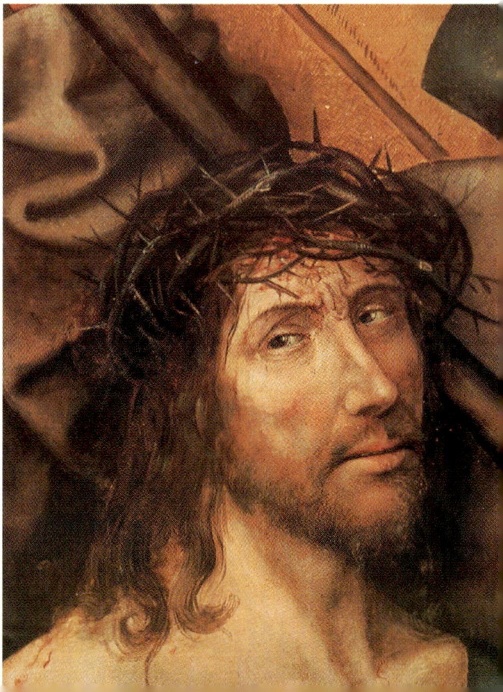

▲ Antonello da Messina, *Der Heilige Hieronymus im Gehäus,* um 1475, London, National Gallery. Die Studierstube ist eine Quelle des Wissens.

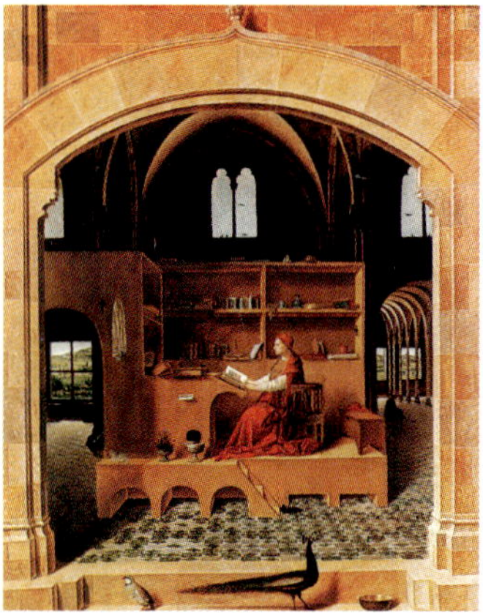

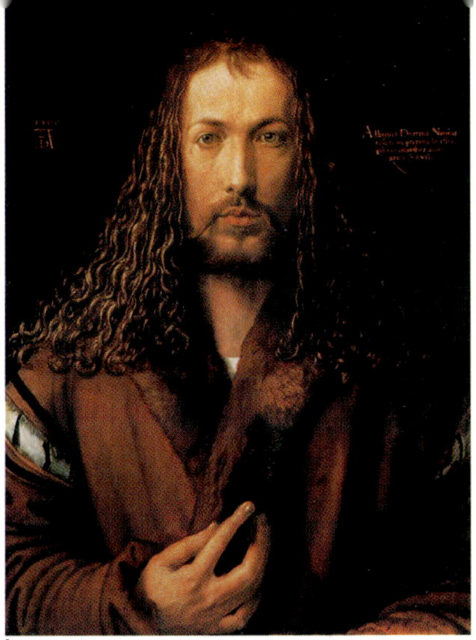

▼ Bosch, *Eremiten-Triptychon, Ausschnitt* aus *Der Heilige Hieronymus,* um 1505, Venedig, Dogenpalast. Die Details in Boschs Gemälden bieten immer wieder neue Hinweise zur Deutung. Häufig sieht man allegorische Sinnschichten (das Kruzifix lehnt an einem abgestorbenen Baum), biblische Motive, wie das Relief mit Judith und Holofernes, und volkstümliche Drastik: ein Mann steckt in einem Faß, und aus seinem Hinterteil entweichen Vögel. Die bildlichen Verweise auf Boschs kulturellen Hintergrund sind äußerst vielfältig, der Reichtum seiner Ausdrucksmittel ist ebenso originell wie unerschöpflich.

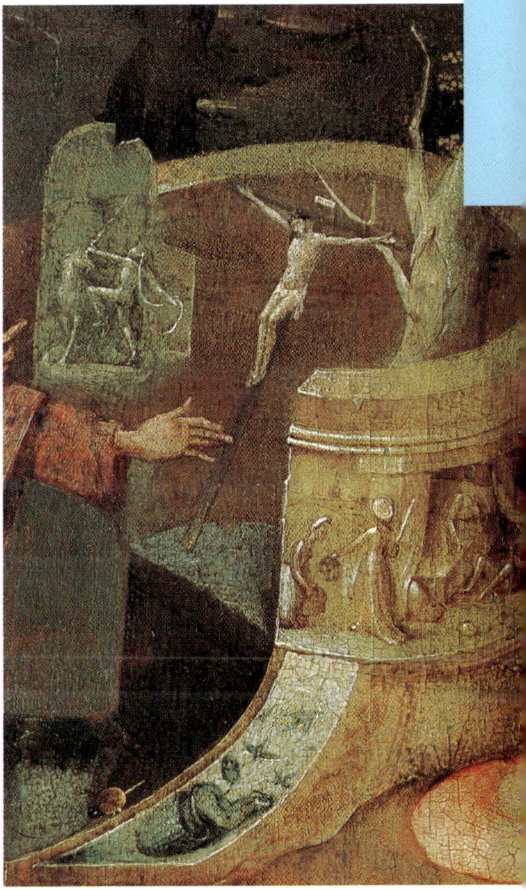

Dürer und das neue Selbstverständnis des Künstlers

In seinem *Selbstbildnis im Pelzrock* von 1500, heute in der Alten Pinakothek in München, präsentiert Dürer einen neuen Typus des Künstlers voller Selbstbewußtsein: in seinen Werken erschafft er seine eigene Welt, und zugleich ist er ein scharfblickender und intelligenter Interpret der äußeren Welt, in der er lebt. Diese Einstellung befreit den bildenden Künstler aus der sozialen Stellung des reinen Handwerkers und hebt ihn auf eine Ebene mit Dichtern und Philosophen.

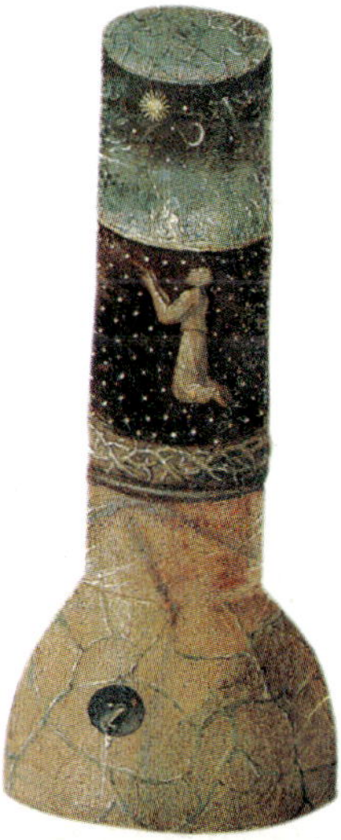

► Bosch, *Eremiten-Triptychon,* Ausschnitt aus der Mitteltafel *Der Heilige Hieronymus,* um 1505, Venedig, Dogenpalast. Alchimie und Astrologie, heute als mystische und magische Praktiken angesehen, brachten die exakten Wissenschaften wesentlich voran.

Visionen vom Jenseits

Die vier Tafeln, um 1500 bis 1504 zu datieren und heute im Dogenpalast von Venedig, zeigen *Das irdische Paradies*, den *Aufstieg ins Jenseits*, den *Sturz der Verdammten* und *Die Hölle*. Sehr wahrscheinlich bildeten sie ursprünglich paarweise die Flügel eines Triptychons mit einer heute verlorenen quadratischen Mitteltafel.

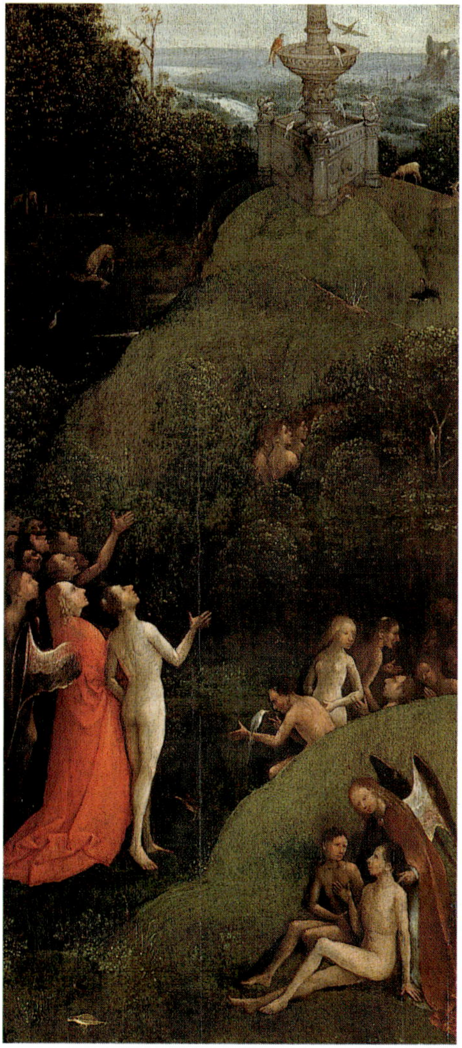

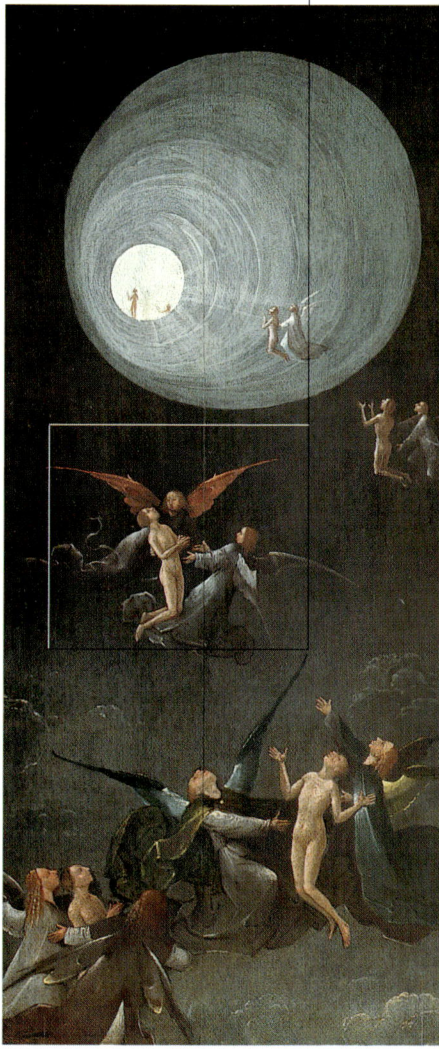

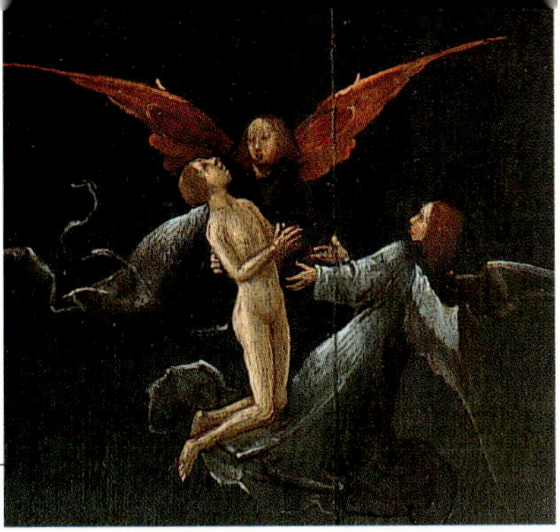

1500–1503

◀ Die Auferstandenen, die zur Seligkeit bestimmt sind, werden von Schutzengeln durch einen Lichtkegel geführt, der sich in der Dunkelheit öffnet. Solch visionäre Bilder könnten auf die Gedankenwelt des Mystikers Jan van Ruysbroek zurückgehen.

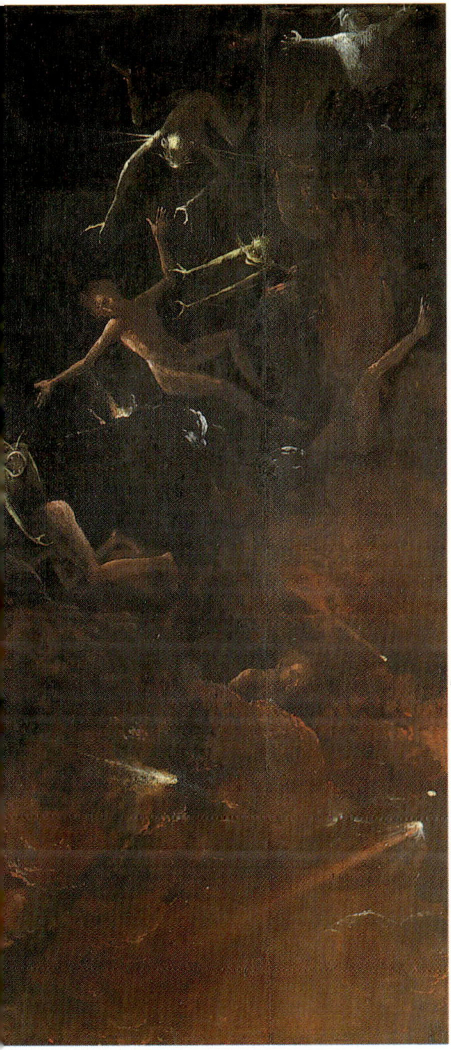

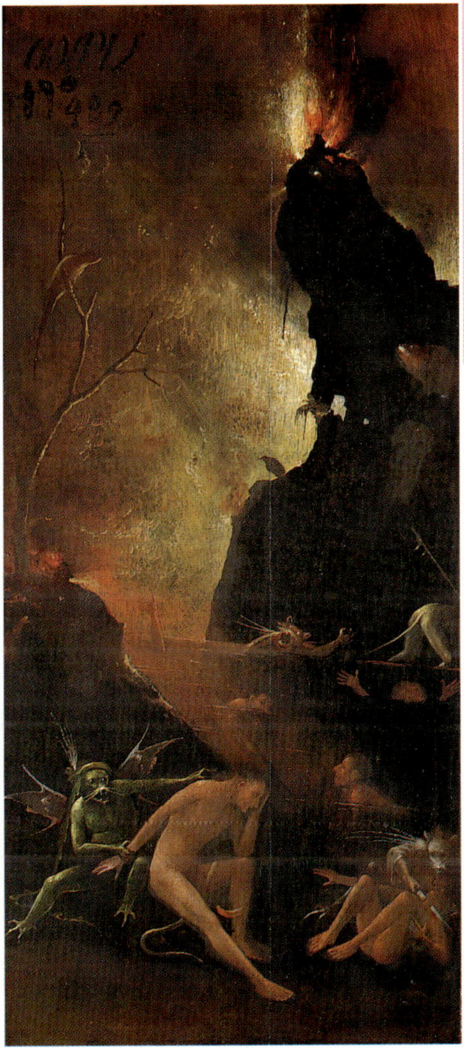

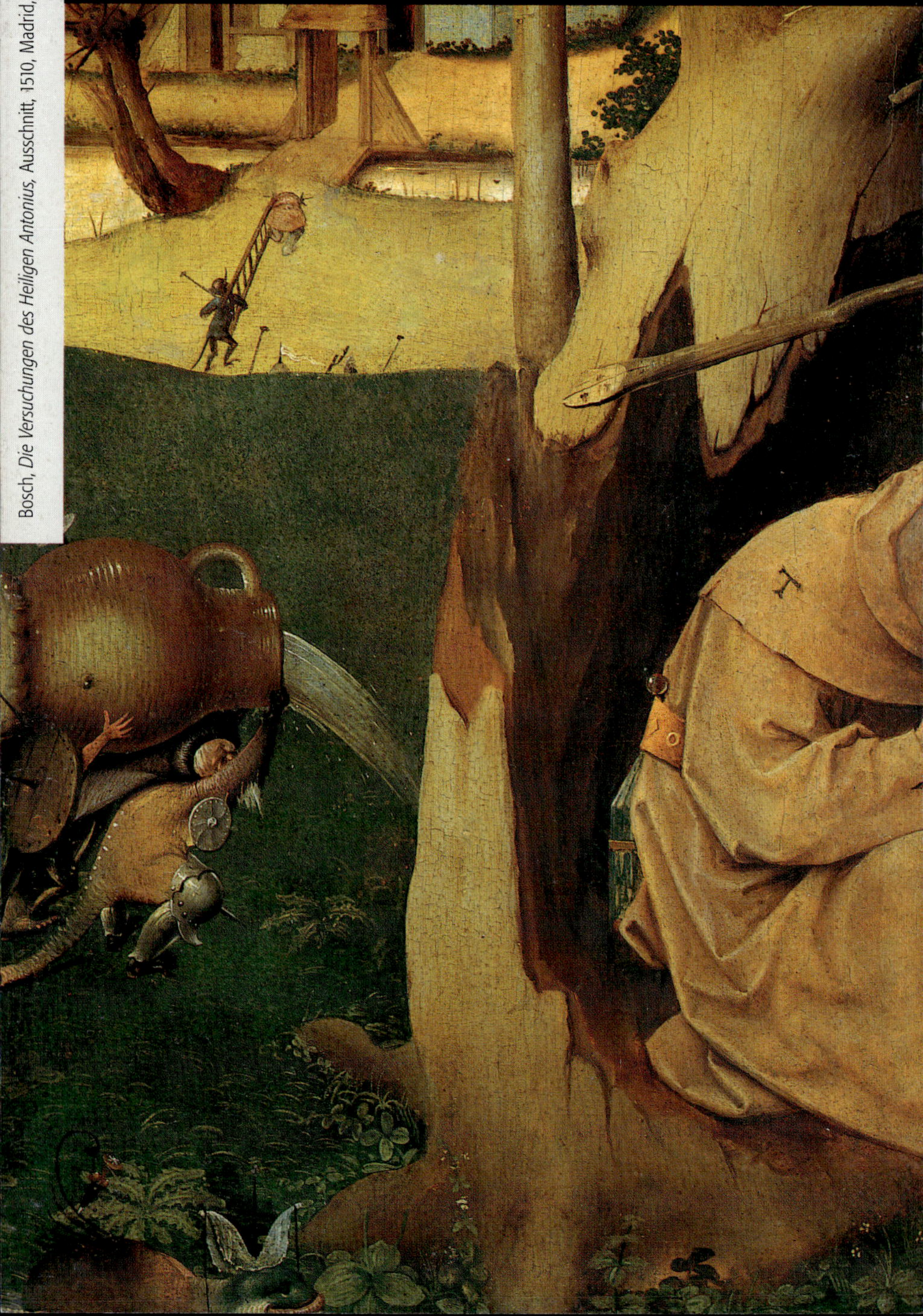

Bosch, *Die Versuchungen des Heiligen Antonius*, Ausschnitt, 1510, Madrid, Museo del Prado

Der Mensch, ein Wanderer ins Ungewisse

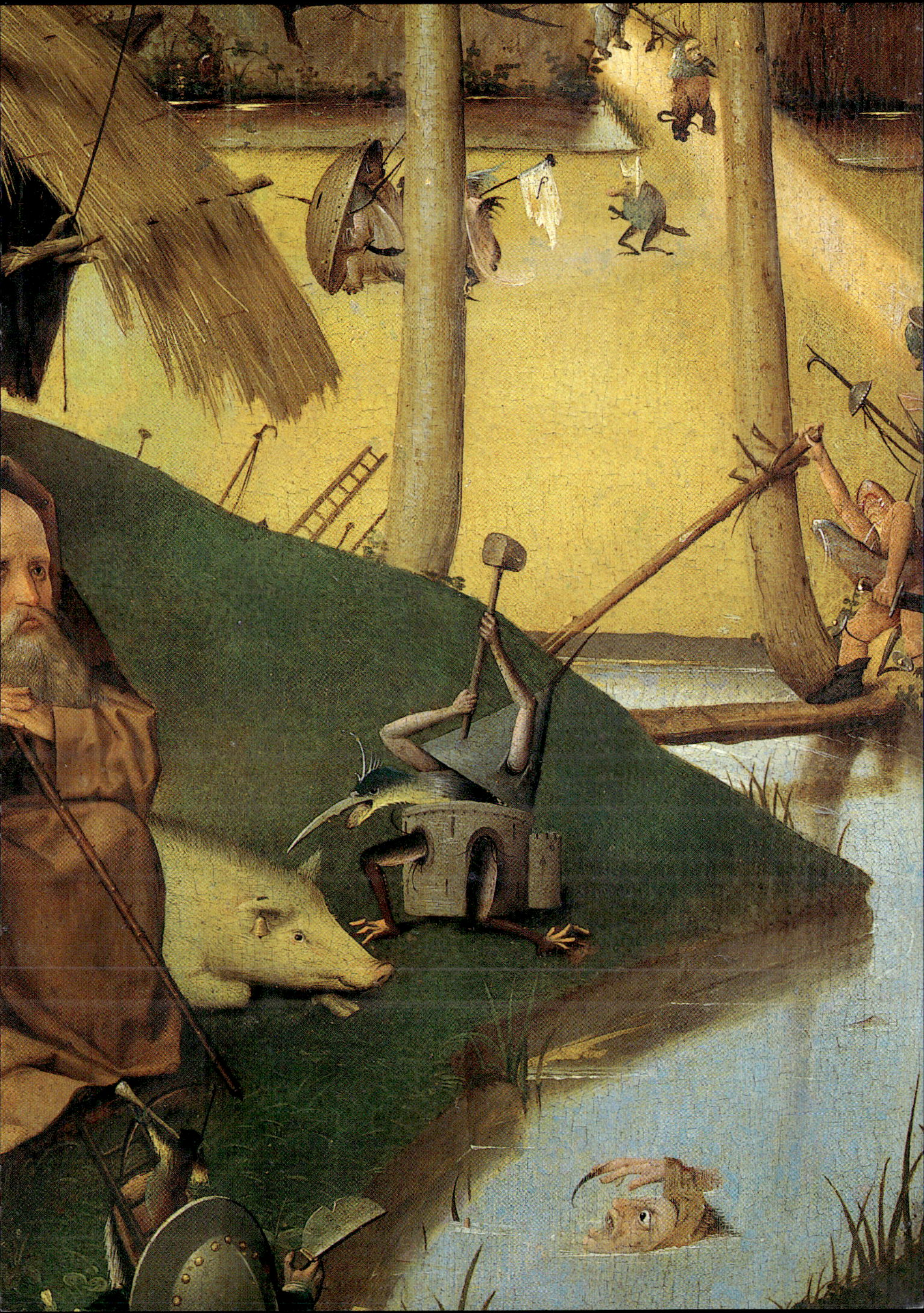

Bosch und Erasmus von Rotterdam

In der gleichen Zeit, in der Bosch seine tiefgründigsten religiösen und ikonographischen Motive entwikkelt, entwirft sein großer Zeitgenosse Erasmus von Rotterdam seine bedeutendsten theologischen Schriften. Die Veröffentlichung der *Adagia* (Sprichwörter) im Jahr 1500 geht ebenfalls auf eine Auseinandersetzung mit der Volkskultur zurück und versammelt Spruchweisheiten, Zitate und Gemeinplätze, die Erasmus aus der Distanz des humanistisch Gebildeten interpretiert. 1509 erscheint das bekannteste Werk des niederländischen Gelehrten, das *Lob der Torheit*. Er stellt die Fundamente seines Humanismus zur Diskussion, fordert ein radikales Umdenken und prangert die Laster des Klerus an. Bosch und Erasmus treten beide für ein direktes moralisches Engagement ein – wenige Jahre vor Luthers Reformation.

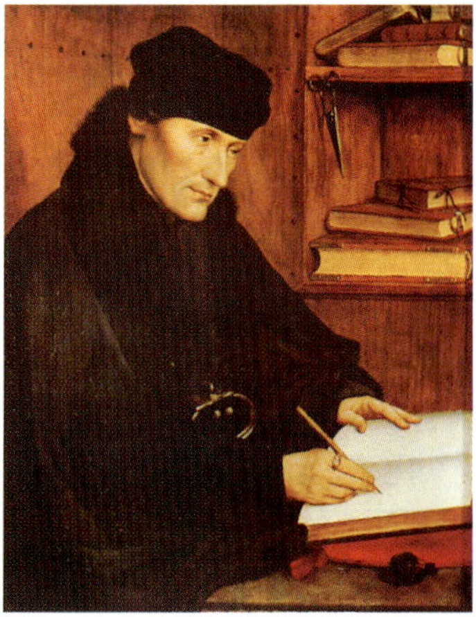

▼ Quentin Metsys, *Erasmus von Rotterdam,* um 1515, Rom, Galleria Corsini. Für die Gelehrten Europas war Erasmus ein Vorbild für Bildung und Toleranz.

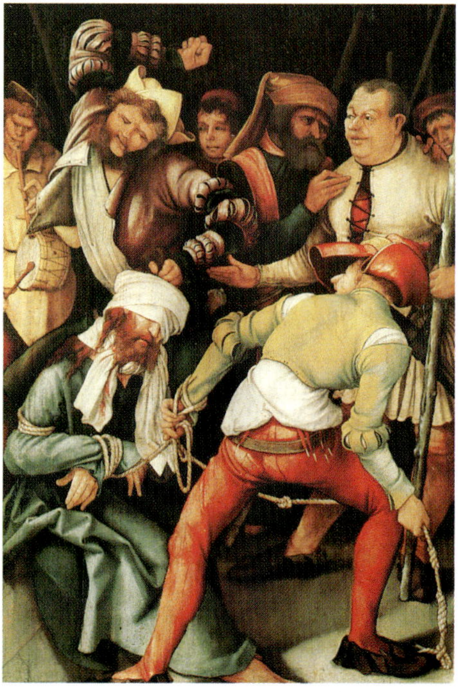

◀ Matthias Grünewald, *Verspottung Christi,* um 1504, München, Alte Pinakothek. Mit dem Bild des leidenden Jesus, der seinen Folterknechten ohnmächtig ausgeliefert ist, konnten sich zu Beginn des 16. Jahrhunderts sicherlich viele Gläubige identifizieren. Vor allem in Mittel- und Nordeuropa waren sie Zweifeln, Provokationen und Spannungen aller Art ausgesetzt.

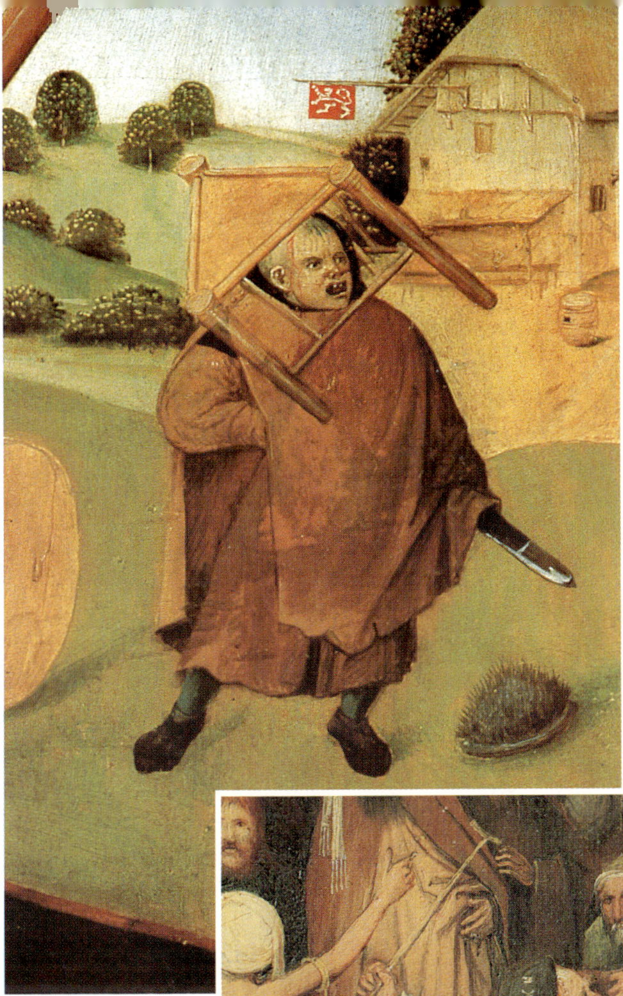

◀ Bosch, *Die Sieben Todsünden,* Ausschnitt aus dem *Zorn,* 1475–80, Madrid, Museo del Prado. Häufig zeigt Bosch in seinen Bildern die Auswirkungen von Zwietracht und Gewalt. Gelehrte und Künstler wie Erasmus, Dürer und Melanchthon, die in den religiösen Konflikten um Ausgleich bemüht waren, warnten vor der großen Gefahr, die der europäischen Zivilisation drohte. Dennoch stürzte die von Luther ausgelöste Kirchenspaltung den ganzen Kontinent in blutige Religionskriege.

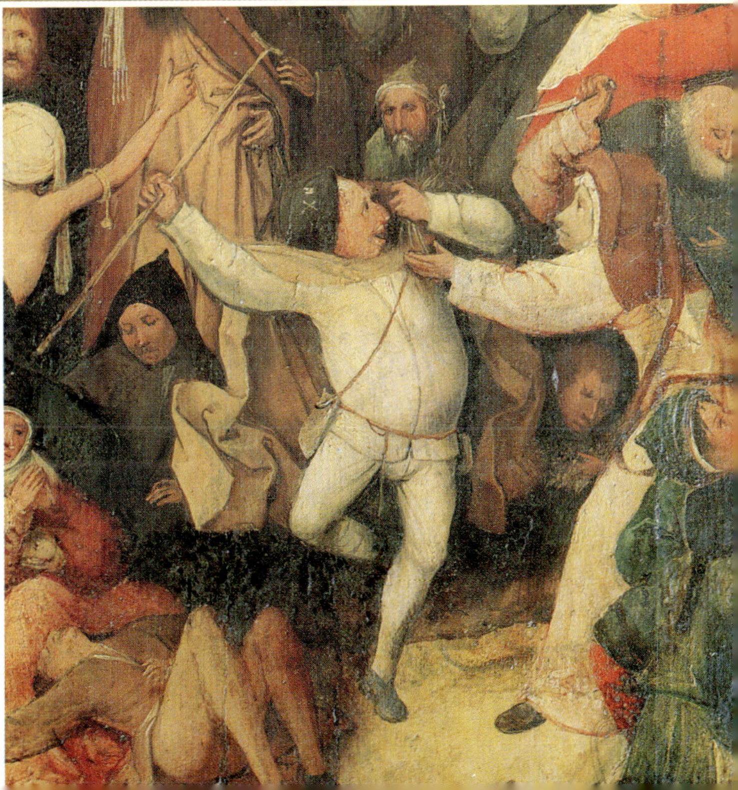

▶ Bosch, *Der Heuwagen,* Triptychon, Ausschnitt aus der Mitteltafel, um 1500, Madrid, Museo del Prado. Boschs sarkastischer Pessimismus und seine groteske Überzeichnung gehen auf dieselben moralischen Konflikte zurück, die Erasmus weniger drastisch und auf der Grundlage der humanistischen Kultur auf hohem Niveau analysiert hatte. In Hinblick auf die persönliche Anteilnahme unterscheiden sie sich jedoch nicht.

Alchimie oder die Umwandlung der Stoffe

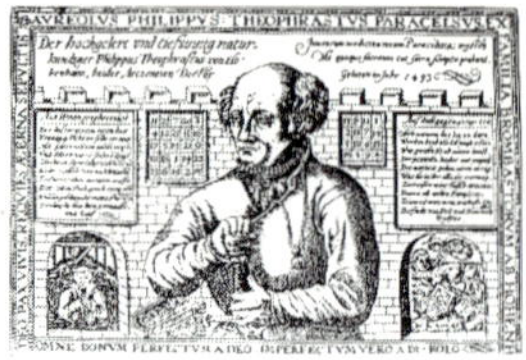

▲ Der Stich aus dem 17. Jahrhundert zeigt den Schweizer Alchimisten und Arzt Theophrastus Bombastus von Hohenheim (1493–1541), besser bekannt unter seinem Beinamen Paracelsus. Er setzte als erster chemische Substanzen zu Heilzwecken ein.

Die alchimistischen Prinzipien gehen bis in das fünfte vorchristliche Jahrtausend in China zurück und wurden im zweiten oder dritten Jahrhundert nach Christus in Ägypten zu einer Universalwissenschaft zusammengefaßt. In der Renaissance erhielt die um griechisch-naturphilosophische Anschauungen erweiterte Alchimie neuen Auftrieb, bevor sie im Zeitalter der Aufklärung der empirischen Chemie weichen mußte und als Pseudowissenschaft abgetan wurde. Der Alchimie liegt die Vorstellung zugrunde, daß das schöpferische (göttliche) Prinzip oder der universale Geist alles Sein durchwebt, Natur und Materie durchdringt. Im »Großen Werk« befaßten die Alchimisten sich mit komplizierten Prozessen der Umwandlung von Materie, um auf diesem Weg das Schöpferprinzip aus der Natur zu extrahieren. Ziel des »Großen Werks« ist die Herstellung des Steins der Weisen, der in bezug auf die Materie die Eigenschaft besitzen soll, unedle Metalle in Gold zu verwandeln, der dem Alchimisten in spiritueller Hinsicht gesehen jedoch auch zur Erleuchtung verhilft. Die Alchimisten bedienten sich einer verschlüsselten Zeichen- und Formelsprache, die Künstler aller Epochen fasziniert hat.

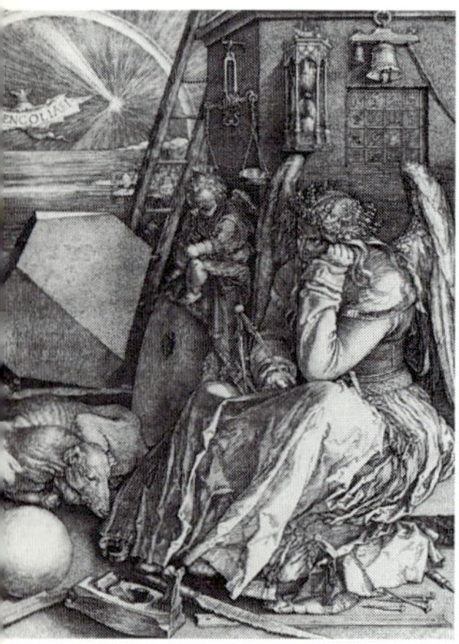

◄ Dürer, *Melencolia I,* 1514. Der Titel des Stichs spielt auf die alchimistische »Schwärzung« an, den ersten Zustand der Materie, der der »Schwarzgalligkeit« (Melancholie) entspricht.

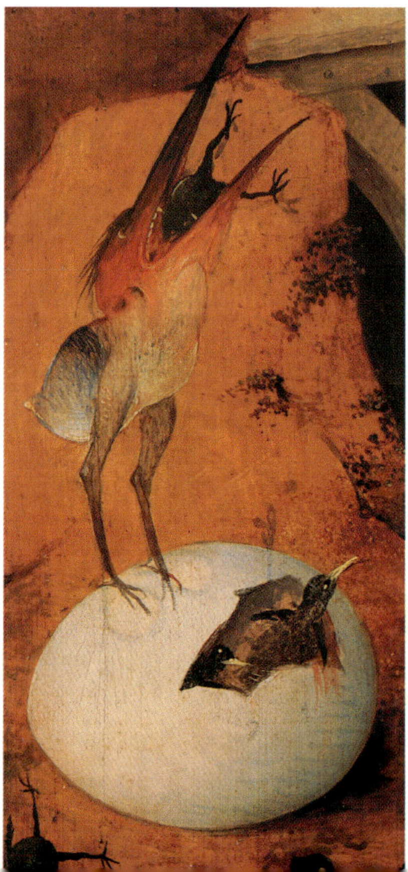

► Bosch, *Die Versuchungen des Heiligen Antonius,* Triptychon, Ausschnitt aus dem linken Flügel, Lissabon, Museu Nacional de Arte Antiga. Das Ei symbolisiert den alchimistischen Schmelztiegel.

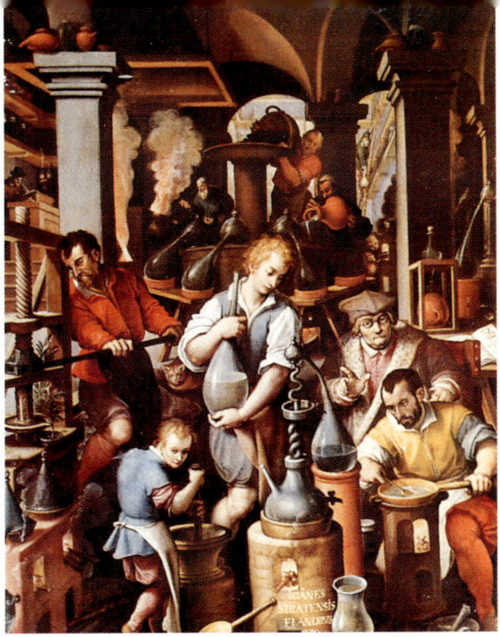

◁ Jan van der Straeten, *Der Alchimist,* 1570, Florenz, Palazzo Vecchio, Studiolo Francescos I. de' Medici. Auch im Florenz der Medici war das Interesse an der Alchimie groß.

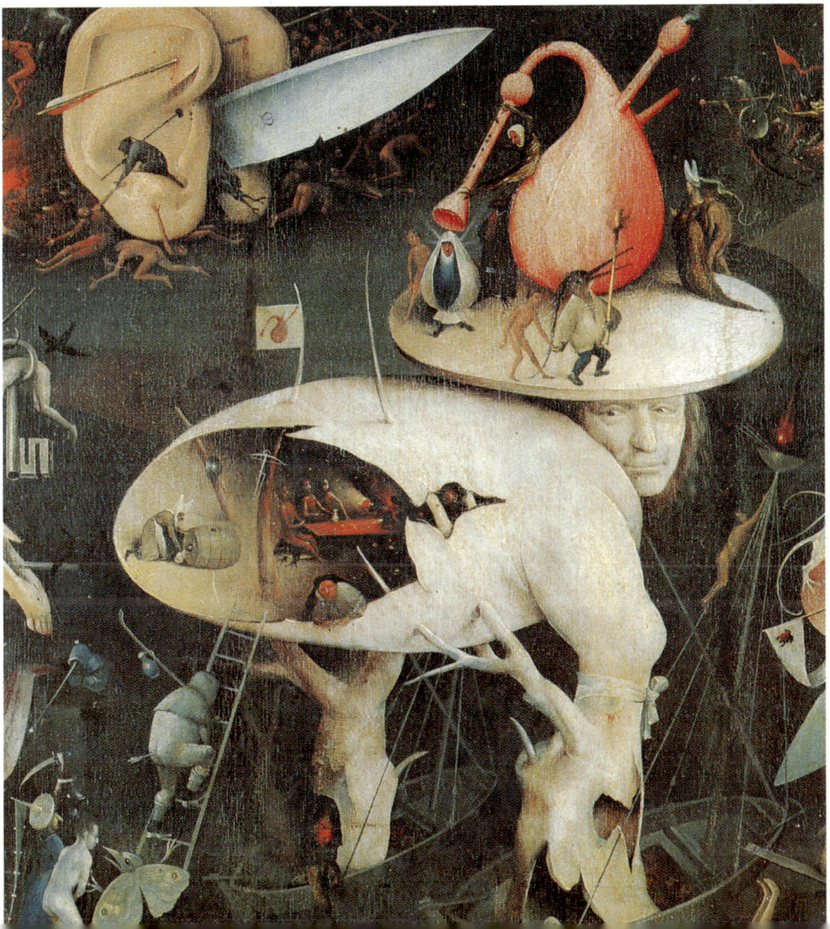

▽ Bosch, *Der Garten der Lüste,* Triptychon, Ausschnitt aus dem *Höllischen Konzert,* 1503–04, Madrid, Museo del Prado. Der Baummensch ist durchsetzt mit alchimistischen Symbolen; die Grundfarben Schwarz, Weiß und Rot spielen auf die verschiedenen Phasen der Erhitzung des Quecksilbers an.

Nachfolger, Nachahmer und Kopisten

☑ Monogrammist JS, *Die Hölle,* Ausschnitt, um 1600, Venedig, Dogenpalast. Der Todsünde der Völlerei schuldig, sind die Fettwänste dazu verdammt, Kröten und Schlangen zu verzehren.

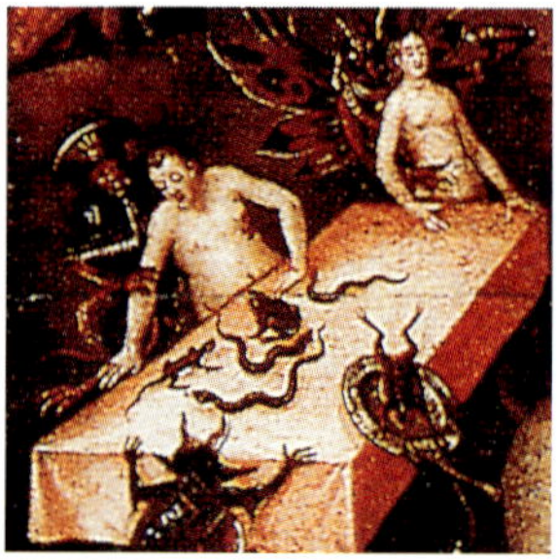

Man könnte Bosch als den »unnachahmlichen« Maler schlechthin bezeichnen, dennoch ist sein Stil von zahlreichen Künstlern aufgenommen worden, nicht zuletzt, weil sich solche Werke gut verkaufen ließen. Bosch selbst hat in seiner Werkstatt Repliken anfertigen lassen, etwa vom *Heuwagen-Triptychon,* von dem es zwei Versionen (heute im Prado und im Escorial) gibt. Neben schlichten Nachahmern gibt es Künstler, die Boschs Motive aufgegriffen und eigenständige, interessante Werke geschaffen haben. Dazu zählen Quentin Metsys und Joachim Patinir, deren Werke bereits angesprochen wurden. Während Metsys Boschs moralisierende »Halbfigurenbilder« (Seite 104–105) mit der flämischen Tradition verbindet, verwandelt Patinir die Hintergründe der figurenreichen Bilder Boschs in monumentale Landschaftsmalerei.

☑ Antwerpener Meister, *Die Versuchungen des Heiligen Antonius,* um 1545, Venedig, Museo Correr. Das Bild zeigt Anklänge an Bosch.

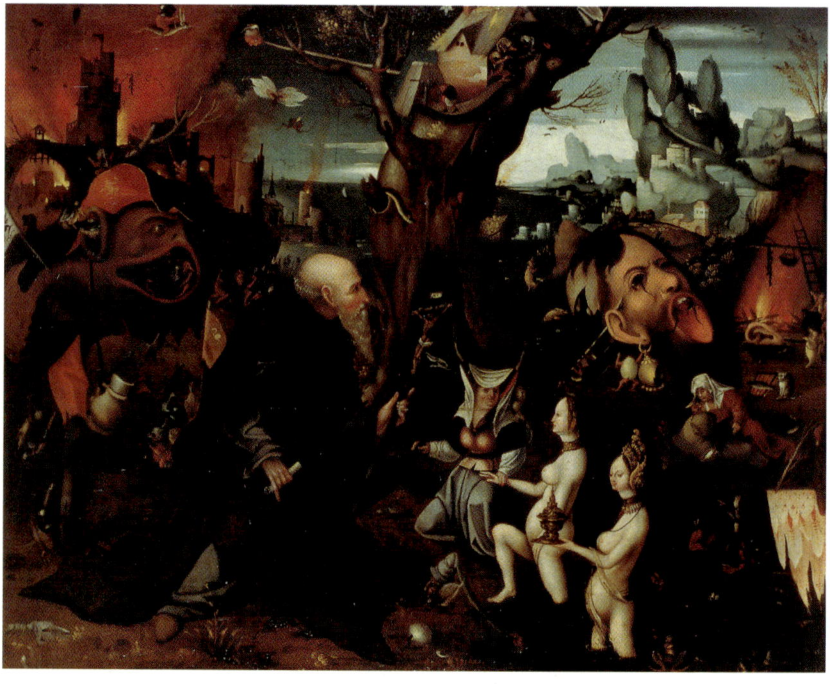

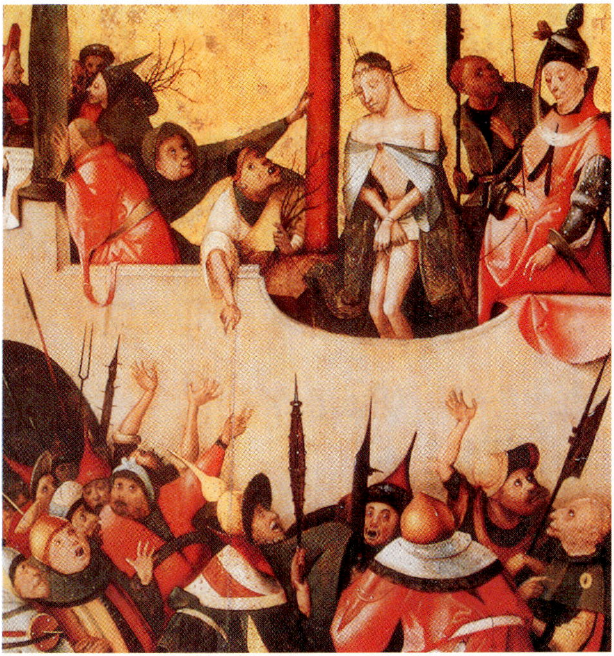

◄ Bosch-Nachfolge, *Ecce homo,* 1500–04, Philadelphia, Museum of Art. Das Werk wurde lange Zeit Bosch selbst zugeschrieben, während man heute annimmt, daß es auf einen direkten Nachfolger zurückgeht. Die Figurenbildung ist für Bosch zu fragil, andererseits beutet der Maler das Vorbild skrupellos aus. Es handelt sich um eine jener frühen »Nachahmungen«, die aufgrund der großen Nachfrage auf dem Kunstmarkt entstanden.

► Quentin Metsys, *Ecce homo,* 1526, Venedig, Dogenpalast. Wie Bosch ist Metsys zu Beginn des 16. Jahrhunderts möglicherweise nach Italien (Venedig) gereist. Obwohl er keine Hexenszenen oder kleinfigurige Bilder malte, dürfte der Antwerpener Meister wiederholt mit Bosch in Kontakt getreten sein. Dieses Bild zeigt, daß auch Metsys den Gegensatz von Gut und Böse durch den Gegensatz von »schön« und »häßlich« darstellt. Es ist bezeichnend, daß das wiederentdeckte Fresko in der Abtei von Chiaravalle bei Mailand sowohl ihm als auch Bosch zugeschrieben wurde (siehe Seite 58–59).

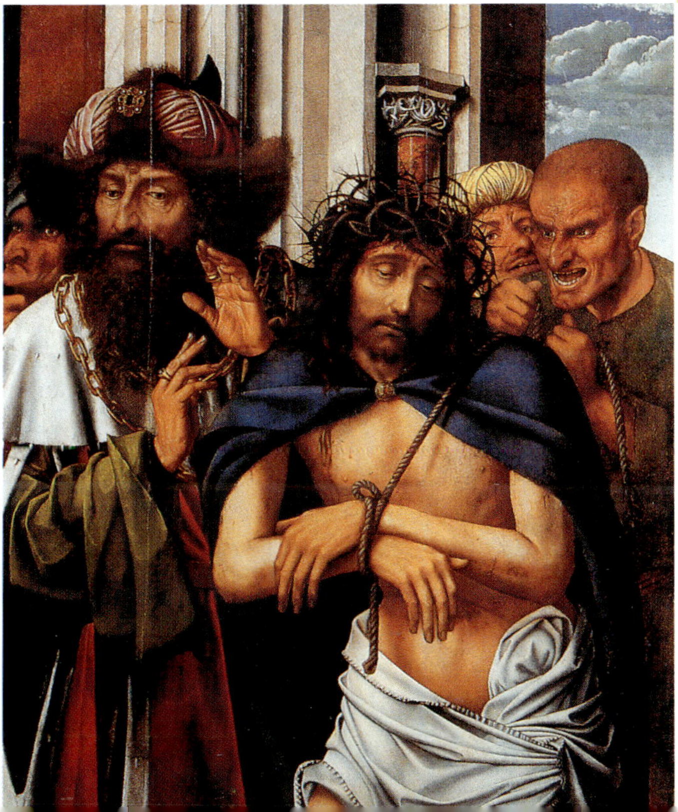

Das Jüngste Gericht in Mittelalter und Renaissance

Das Jüngste Gericht ist in der Kunst des Mittelalters eines der am häufigsten dargestellten Themen. Es erscheint auf den Tympanon-Reliefs romanischer Kathedralen, auf gotischen Marmorreliefs und in der italienischen Monumentalmalerei des 14. Jahrhunderts. Die im 15. und 16. Jahrhundert entstehenden Darstellungen sprechen den Betrachter immer eindringlicher mahnend an, eine Tendenz, die in Michelangelos dramatischem, furchteinflößendem Fresko in der Sixtinischen Kapelle im Vatikan ihren Höhepunkt erreicht. Bosch steht in der flämischen und deutschen Tradition des 15. Jahrhunderts, die Christus als Weltenrichter auf einem Regenbogen thronend darstellt, und hält sich auch sonst an die ikonographischen Vorgaben. Im Gegensatz zu seinen Vorläufern widmet er sich jedoch in seiner Version des *Jüngsten Gerichts* mit großer Phantasie der Darstellung der Höllenstrafen, den Foltern und den Instrumenten der Peiniger. Durch das rasende Chaos in der Hölle wird die feierliche und strenge Symmetrie früherer Darstellungen des Jüngsten Gerichts in Frage gestellt. Genau im Moment des endgültigen Sieges Christi scheint Bosch in diesem Triptychon einen höhnischen Triumph des Bösen anzudeuten.

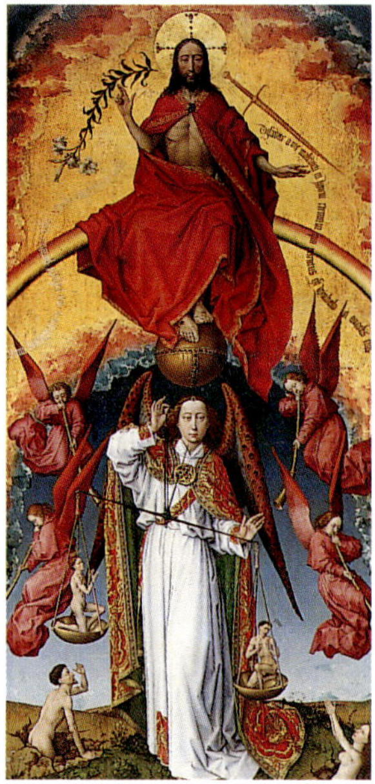

▼ Rogier van der Weyden, *Das Jüngste Gericht,* Mittelbild des Flügelaltars, 1445–50, Beaune, Hôtel-Dieu. Der Erzengel Michael trennt die Seligen von den Verdammten.

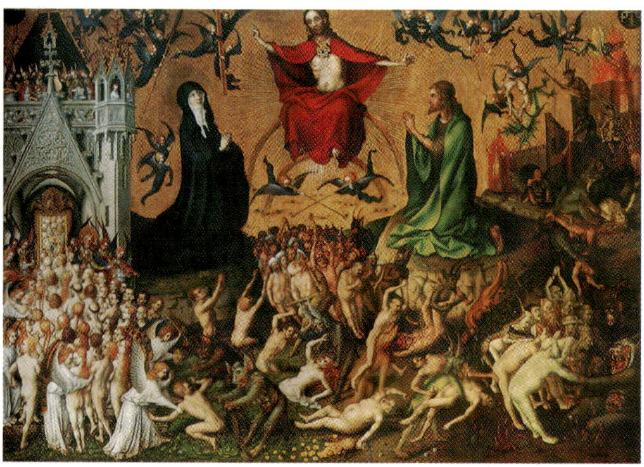

◀ Stephan Lochner, *Das Jüngste Gericht,* um 1440, Köln, Wallraf-Richartz-Museum. Christus scheidet mit seiner Geste das Reich des Himmels zu seiner Rechten, mit dem gotischen Portal als Eingang zum Paradies, von der dunklen Hölle, wohin die Sünder von haarigen und zähnefletschenden Teufeln abgeführt werden.

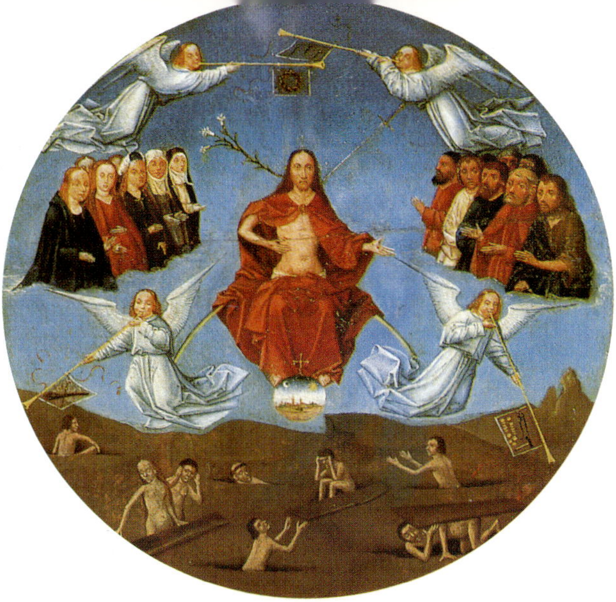

◀ Bosch, *Die Sieben Todsünden,* Eckmedaillon mit dem *Jüngsten Gericht,* 1475–80, Madrid, Museo del Prado. Diese Szene zeigt den Moment der fleischlichen Auferstehung. Die Toten kommen zum göttlichen Strafgericht aus ihren Gräbern hervor, die Erde ist wüst und leer.

▶ Bosch, *Das Jüngste Gericht,* Triptychon, Ausschnitt aus der *Hölle,* 1506–08, Brügge, Groeninge Museum. Jede Hölle, die Bosch malt, zeigt unterschiedliche Motive und Gegenstände. Im *Garten der Lüste* (Seite 50–51) werden die Hölleninsassen mit ausgeklügelten musikalischen Foltern gepeinigt. Die Wiener Version des *Jüngsten Gerichts* (Seite 98–99) gleicht einer mit Metallwerkzeugen ausgestatteten Teufelsküche, während in dem kleinen Triptychon von Brügge Gegenstände des täglichen Gebrauchs in überdimensionale Hinrichtungsinstrumente verwandelt werden.

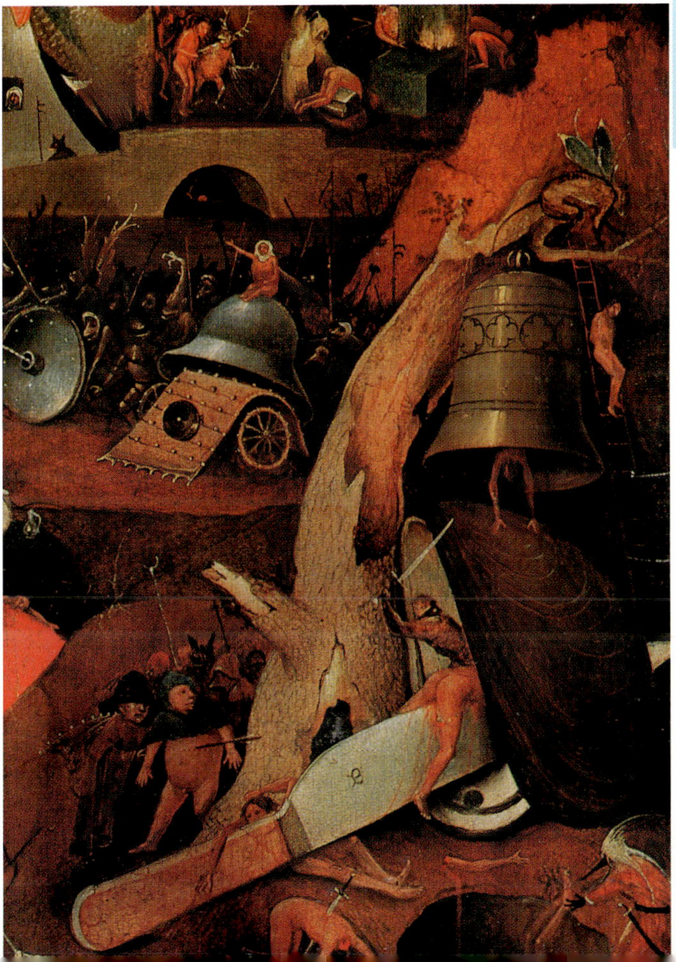

1504–1516

Das Jüngste Gericht

Das Jüngste Gericht ist auf der Mitteltafel des Triptychons dargestellt, *Sündenfall* und *Hölle* auf den Flügeln. Die Außenseiten sind mit dem *Heiligen Jakobus* und dem *Heiligen Bavo* bemalt. Vermutlich wurde das Triptychon 1504 von Philipp dem Schönen von Burgund in Auftrag gegeben (Wien, Gemäldegalerie der Akademie der Bildenden Künste).

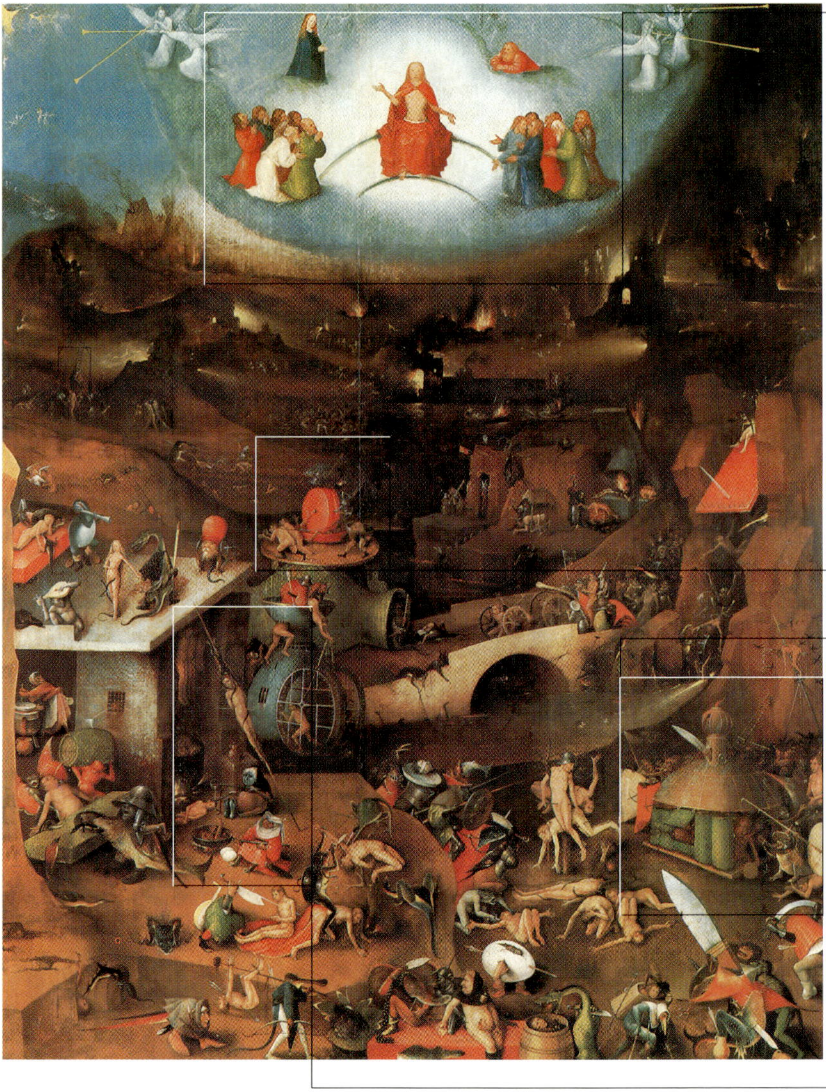

▷ Die pessimistische Weltsicht Boschs zeigt sich darin, wie wenige Menschen für den Himmel auserwählt sind – gemessen an den vielen Verdammten, die furchtbare Strafen erleiden. Hinter Christus erscheinen, gebettet auf weiche Wolken, Maria und Johannes der Täufer.

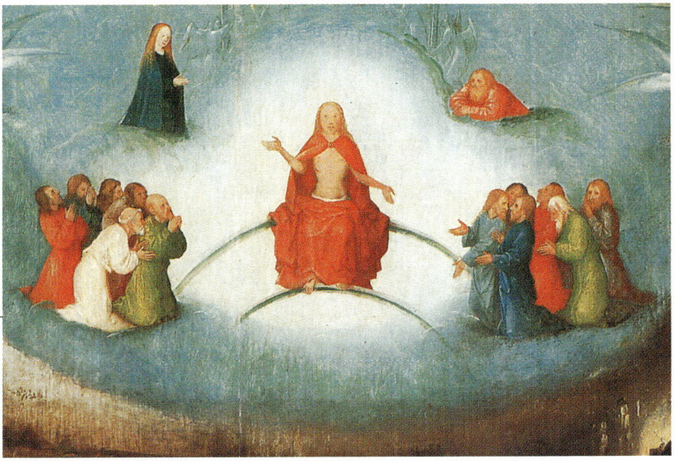

▷ Die detaillierte Schilderung der Folterqualen beweist die außerordentliche Phantasie des Künstlers. Ein seltsamer und komplizierter Mechanismus, der auf einen großen Krug montiert ist, zerquetscht hier die Sünder. Es wird von nackten Menschen in schwarzen Stiefeln angetrieben. Ein teuflischer Akrobat führt das Kommando.

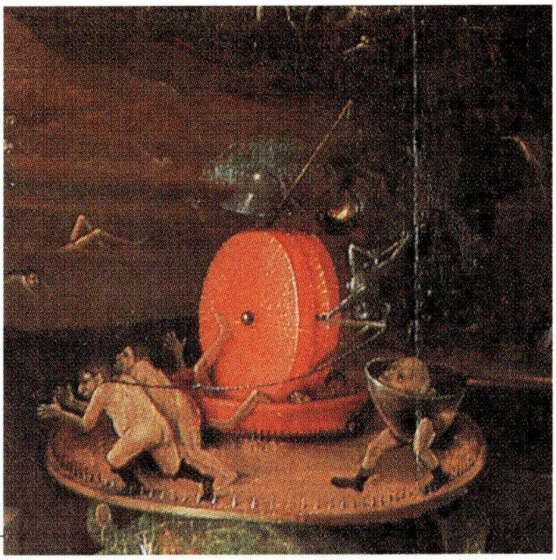

▽ Die verschiedenen Sünden, die im Leben begangen wurden, werden gemäß der Schuld bestraft. Die Jähzornigen hängen an Fleischerhaken, Mörder schmoren in der Pfanne, die Geizigen werden von satanischen Köchinnen, halb Frau, halb Reptil, am Spieß gebraten.

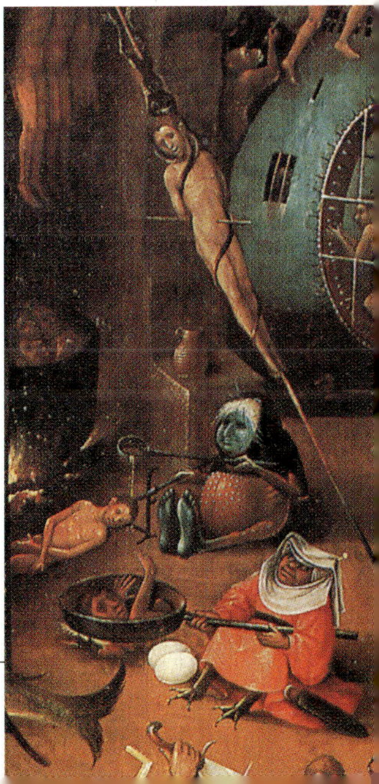

▷ Schwerter, Messer und Pfeile, mit denen die Verdammten aufgespießt werden, erscheinen häufig in den Darstellungen der Höllenpein. Die Quelle ist ein Bibeltext, Jesaja 66,16: »Denn der Herr wird durch Feuer die ganze Erde richten und durch sein Schwert alles Fleisch, und der vom Herrn Getöteten werden viele sein.«

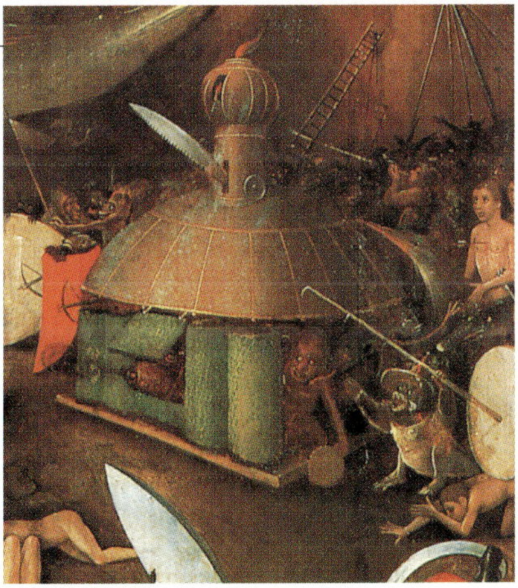

Die nördlichen und die südlichen Niederlande

In den ersten beiden Jahrzehnten des 16. Jahrhunderts findet in der niederländischen Kunst ein epochaler Wandel statt. Nach dem Tod der letzten großen Meister des 15. Jahrhunderts kommt es zu einer künstlerischen Erneuerungsbewegung, die maßgeblich durch die Rezeption italienischer Kunst bedingt ist. Quentin Metsys, Mabuse, Jan van Scorel und viele andere Künstler unternehmen Studienreisen nach Venedig und Rom, um sich mit der klassischen Tradition und der italienischen Monumentalität auseinanderzusetzen, die im Gegensatz steht zum kleinteiligen Realismus der Niederländer. Die große Hafenstadt Antwerpen entwickelt sich zum kulturellen Zentrum und verdrängt Brügge und Gent. Ein Künstler, den man zu Recht als »Holländer« bezeichnen kann, ist Jan van Scorel (1495–1562). Seine Berufung zum Aufseher über die vatikanischen Antiken 1522 (ein Amt, das vor ihm schon Raffael innehatte) durch den aus Utrecht stammenden Papst Hadrian VI. markiert den entscheidenden Moment, von dem an die Einflüsse des italienischen Manierismus in die niederländische Kunst eindringen.

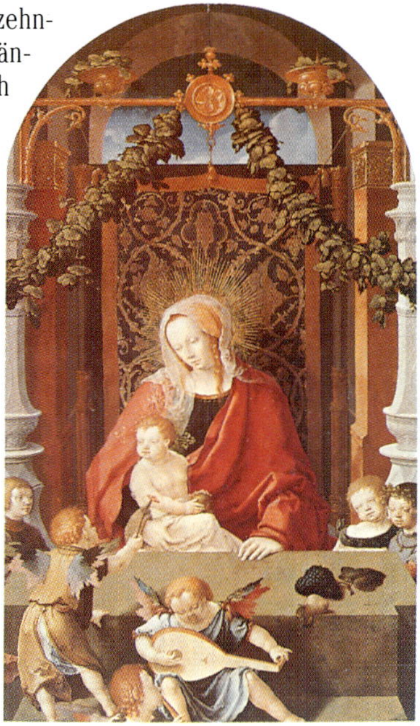

▲ Lucas van Leyden, *Madonna und sechs Engel,* um 1520, Berlin, Staatliche Museen. Das Werk zeigt den durch Dürer vermittelten Einfluß der venezianischen Malerei.

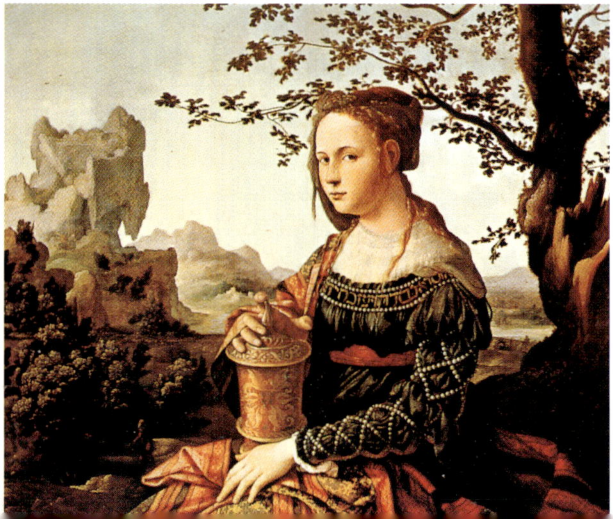

◄ Jan van Scorel, *Maria Magdalena,* um 1528, Amsterdam, Rijksmuseum. Der erste und bedeutendste Vertreter des Romanismus im 16. Jahrhundert entwarf Kompositionen mit freien, weiträumigen Hintergrundlandschaften.

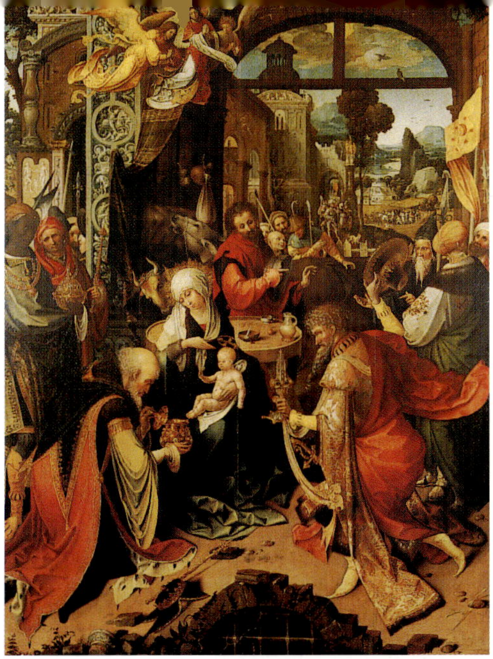

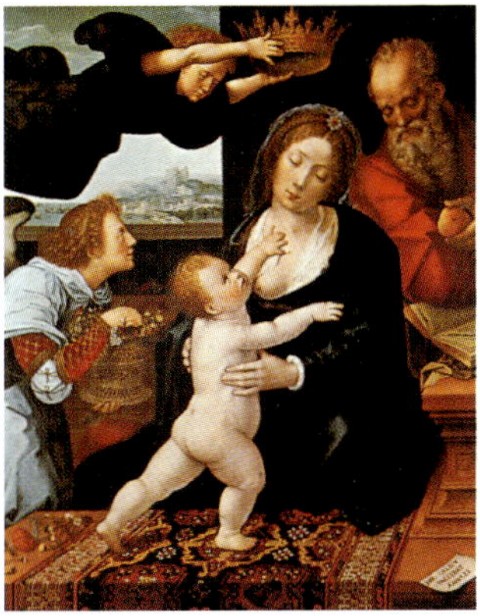

▲ Bernaert van Orley, *Die Heilige Familie,* 1522, Madrid, Museo del Prado. In schillernden Farben nimmt der Künstler Motive der Florentiner Renaissance wieder auf.

▲ Jan de Beer, *Anbetung der Könige,* Triptychon, Mitteltafel, um 1510, Mailand, Pinacoteca di Brera. Das in Venedig entstandene Bild des Antwerpener Malers zeigt einen Stil, der sowohl der alten Tradition der flämischen Buchmalerei als auch der zeitgenössischen italienischen Architektur und Malerei der Renaissance verpflichtet ist.

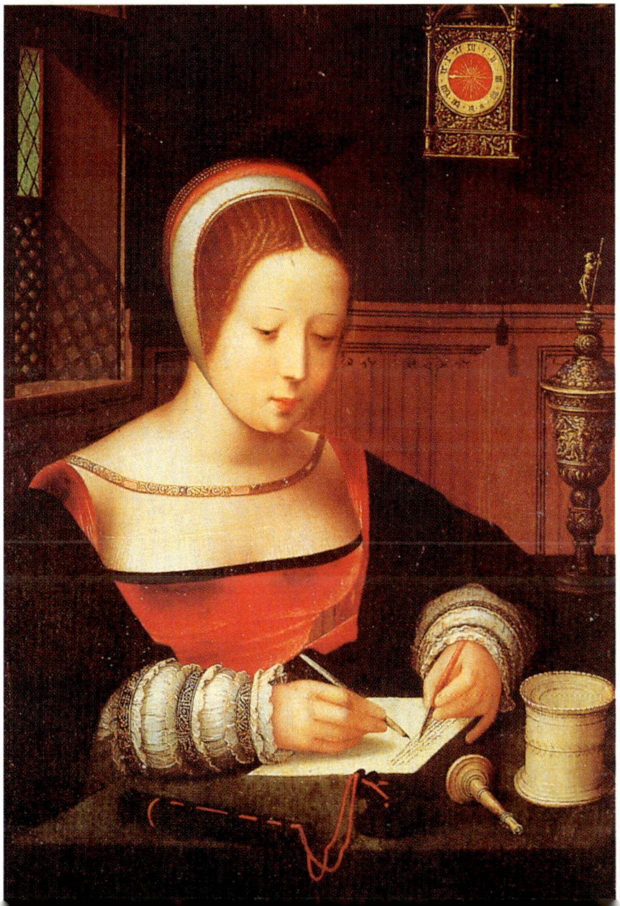

▶ Meister der weiblichen Halbfiguren, *Schreibendes Mädchen,* um 1510, Krakau, Muzeum Narodowe, Sammlung Czartoryski. Trotz des Einflusses der italienischen Kunst blieb die flämische Malerei ihrer Tradition verpflichtet. Die konzentrierte Haltung der Dargestellten wirken wie ein Vorgriff auf die großen holländischen Maler des 17. Jahrhunderts.

Realistisches und Phantastisches

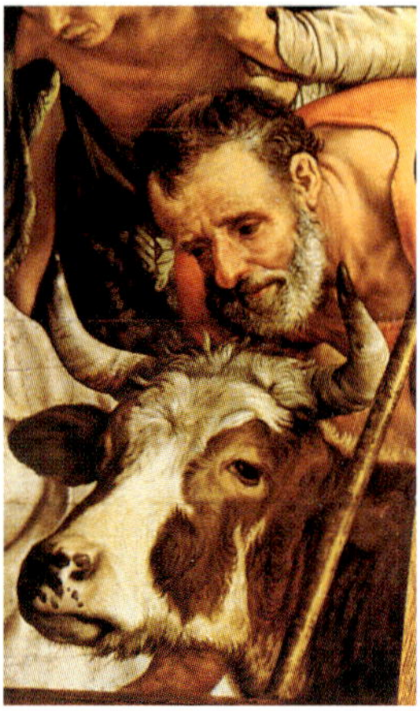

Die religiösen Spannungen des 16. Jahrhunderts, die Entdeckung neuer Länder in schneller Folge, die Kriege und wirtschaftlichen Umwälzungen – all das führt zu tiefgreifenden Reflexionen über Form und Funktion des Kunstwerks. In der niederländischen Kunst überlagern sich irrationale und realistische Tendenzen, in Boschs Werk sind beide erkennbar. Auf den ersten Blick wirken seine überquellenden Szenerien wie eine Ausgeburt seiner ebenso schöpferischen wie bizarren Phantasie, sieht man näher hin, so zeigen sich in den Details sehr genau beobachtete Alltagsszenen, die seine unmittelbare Umgebung widerspiegeln. Im 16. Jahrhundert wenden sich die niederländischen Künstler, die lange unter dem Einfluß der italienischen Renaissance und des Manierismus standen, schließlich wieder dem Realismus zu, jedoch in gewandelter Form. Gleichzeitig mit dem Siegeszug des Calvinismus und dem daraus resultierenden Rückgang kirchlicher Aufträge entsteht in den Niederlanden eine Schicht von Privatsammlern, wodurch verschiedene Gattungen der Malerei, etwa die Landschaft, das Stilleben und das Porträt, an Bedeutung gewinnen.

▲ Pieter Aertsen, *Anbetung der Hirten,* Fragment, um 1550, Amsterdam, Stedelijk Museum. Ein Hirte und der Kopf einer Kuh, das ist alles, was von einer großen Altartafel in der Nieuwe Kerk von Amsterdam erhalten blieb, die im Bildersturm von 1566 in Stücke geschnitten wurde. Nach der Ausbreitung des Calvinismus spielte die religiöse Malerei in den Niederlanden praktisch keine Rolle mehr.

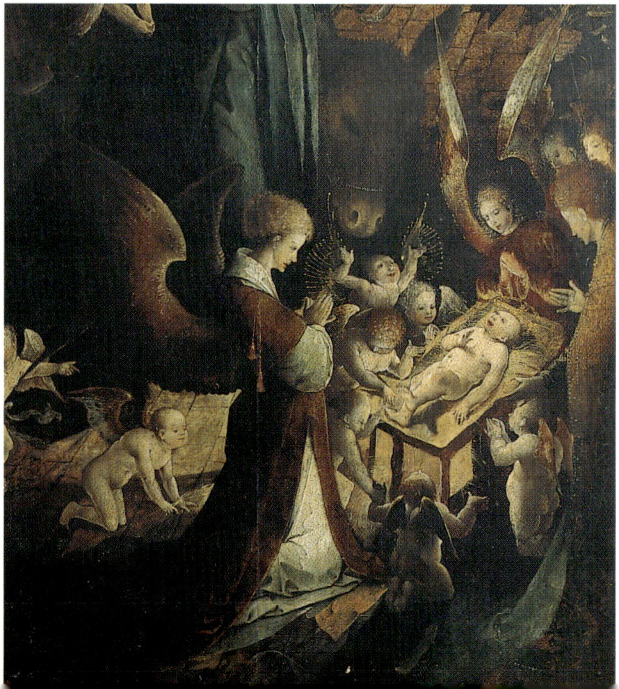

◄ Jan de Beer, *Anbetung der Könige,* Triptychon, Ausschnitt aus der *Geburt Christi,* um 1510, Mailand, Pinacoteca di Brera. Die niederländischen Maler waren Spezialisten für Nachtstücke. Gerade diese Form der Lichtführung und die Einfühlung in seelische Vorgänge machten im 17. Jahrhundert Furore.

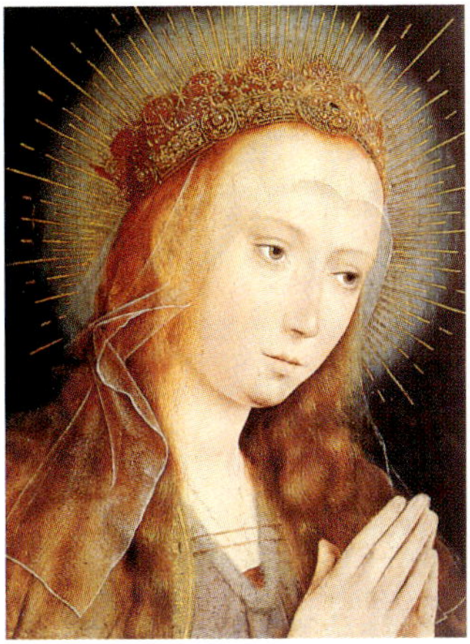

◄ Quentin Metsys, *Christus als Salvator Mundi,* Diptychon, um 1500, Antwerpen, Musée Royaux des Beaux-Arts. Die idealisierte Schönheit der Jungfrau zeigt noch den Einfluß des 15. Jahrhunderts.

▼ Quentin Metsys, *Die Versuchungen des Heiligen Antonius,* um 1520, Madrid, Museo del Prado. Metsys verwendet zur psychologischen Akzentuierung auch phantastische Elemente.

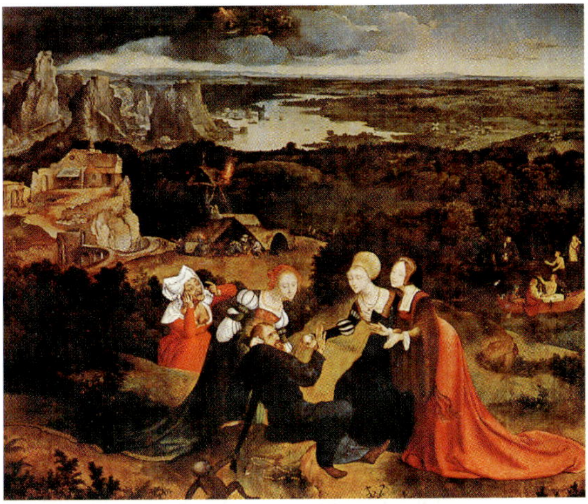

▼ Bosch, *Die Völlerei,* aus *Die Sieben Todsünden,* 1475–80, Madrid, Museo del Prado. Boschs moralisierende Darstellungen von Alltagsszenen können als Vorläufer der Genremalerei gelten.

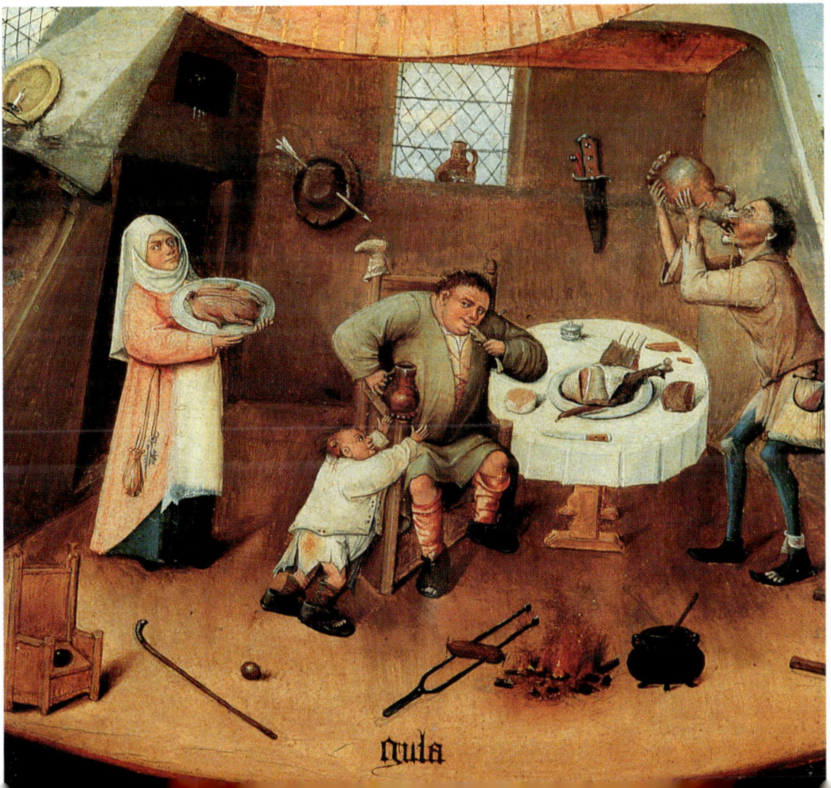

Die Halbfigurenbilder

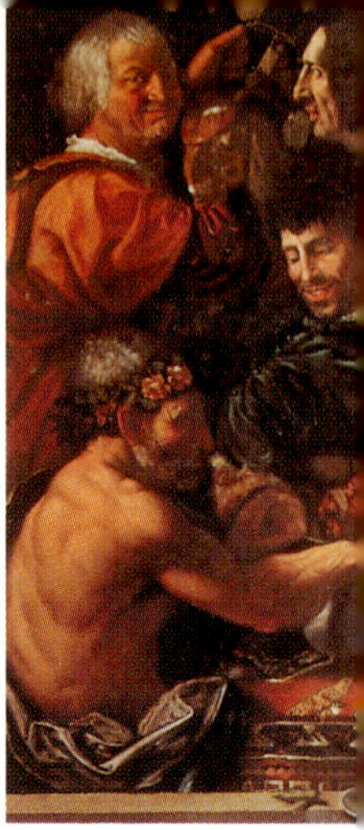

Etwa ab 1510 entwickelt sich Boschs Malerei in eine ganz neue Richtung. Die für die frühe Schaffensperiode typischen Bilder mit unzählig vielen, meist phantastischen Motiven und einem Gewimmel von kleinen Figuren werden um 1510 durch Gemälde abgelöst, in denen eine Gruppe von wenigen, großen Personen im Vordergrund steht. Eine solche Entwicklung hatte sich bereits in der *Kreuztragung* von Gent angekündigt, in Boschs Spätwerk jedoch überwiegen die Werke mit nahe an den Betrachter herangerückten Halbfiguren. Dieser Wandel ließe sich auf den vermuteten Italienaufenthalt, und auf den Einfluß Dürers zurückführen. Der Typus des Halbfigurenbilds war in der zweiten Hälfte des 15. Jahrhunderts von Mantegna und dann vor allem von Giovanni Bellini entwickelt worden und erfreut sich während des ganzen 16. Jahrhunderts bei den Sammlern großer Beliebtheit.

▲ Dosso Dossi, *Das Konzert,* um 1525, Florenz, Galleria Palatina. Während des 16. Jahrhunderts wurde das Kompositionsschema mit Halbfiguren auch auf die Darstellung profaner Themen übertragen.

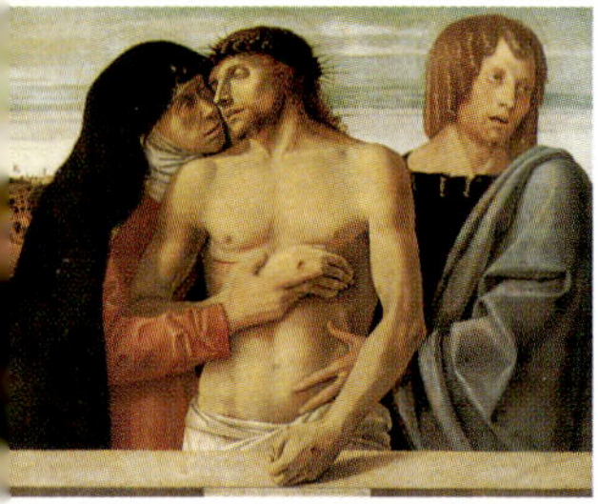

◀ Giovanni Bellini, *Beweinung Christi,* um 1465, Mailand, Pinacoteca di Brera. Ausgehend vom Beispiel Mantegnas inszeniert Bellini die tragische Gruppe hinter einer Marmorbrüstung.

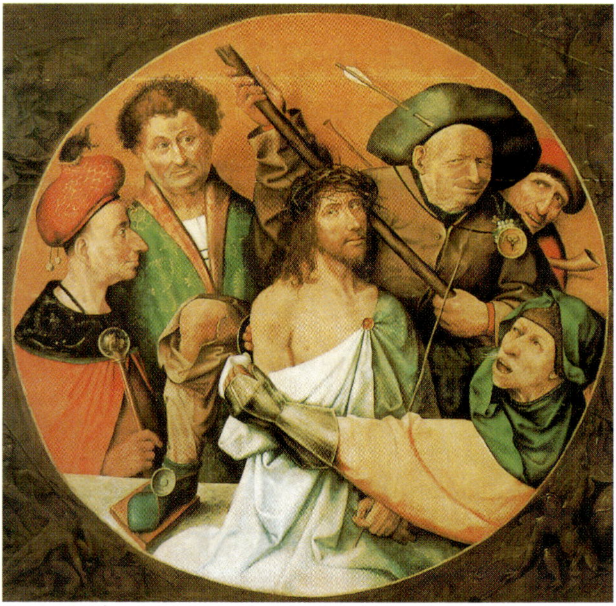

◀ Bosch, *Dornenkrönung,* 1510, Madrid, Escorial. Ein Bild von großer innerer Dramatik. Indem Bosch die Halbfiguren in einem Rundbild darstellt, verstärkt er die Konzentration auf die Gestalt des verhöhnten Christus.

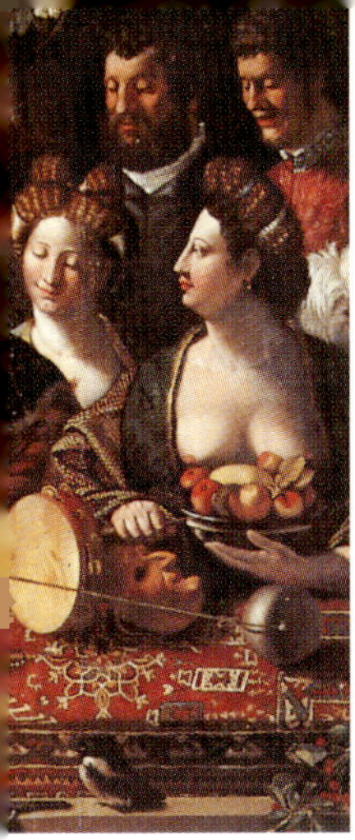

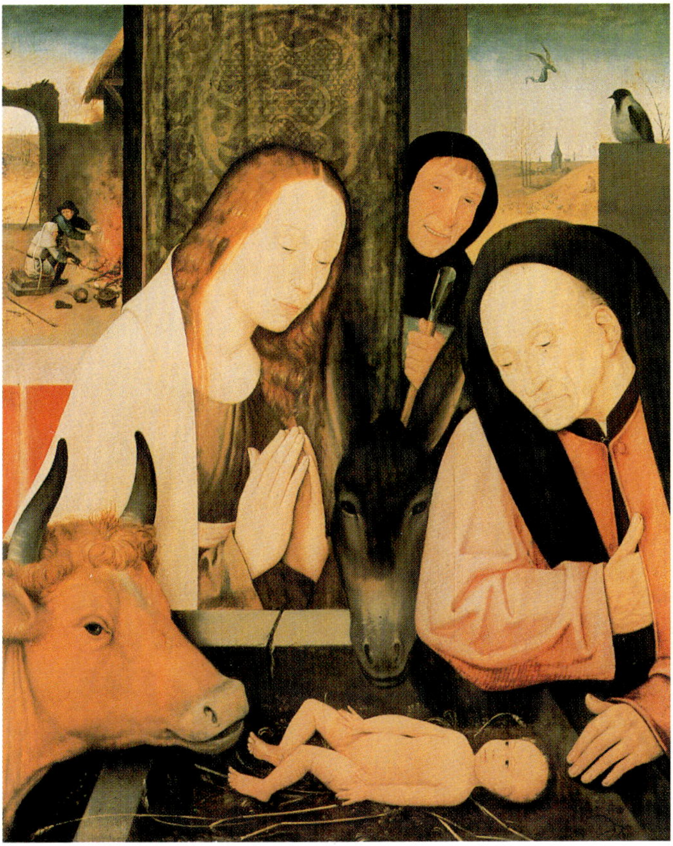

▶ Bosch, *Anbetung der Hirten,* um 1510, Köln, Wallraf-Richartz-Museum. Die Eigenhändigkeit dieses Werks ist umstritten. Bosch konzentriert sich hier auf wenige große Halbfiguren, deren Ausdruck er deutlich herausarbeitet – so etwa die Freude des Hirten in der Mitte. Gelungen sind auch die »Porträts« von Ochs und Esel.

▼ Giovanni Bellini, *Darbringung Jesu im Tempel,* 1460–64, Venedig, Galleria Querini Stampalia.

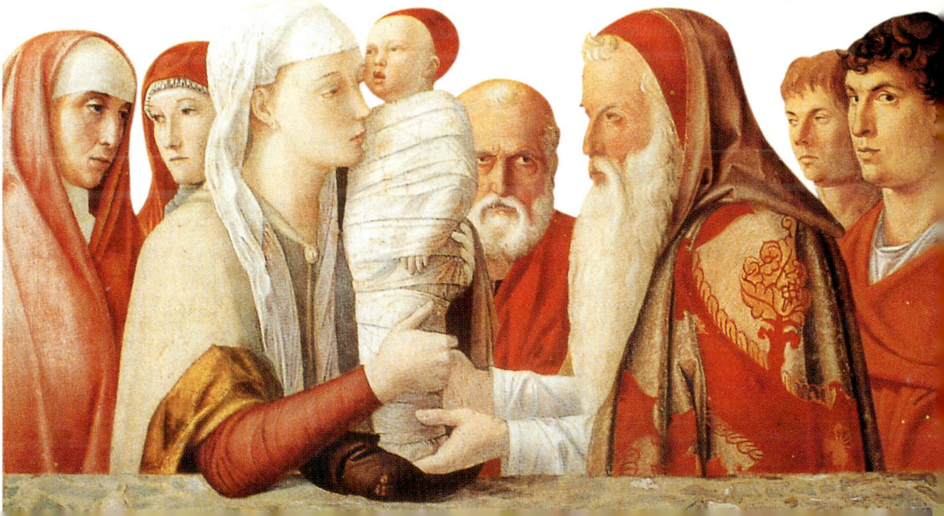

1504–1516

Die Dornenkrönung

Das wohl um 1508 bis 1509 entstandene Bild in der National Gallery in London fordert zur Meditation über das Leiden Christi auf. Bosch bezieht sich hier auf die zu seiner Zeit weitverbreitete Lehre von der *Imitatio Christi*.

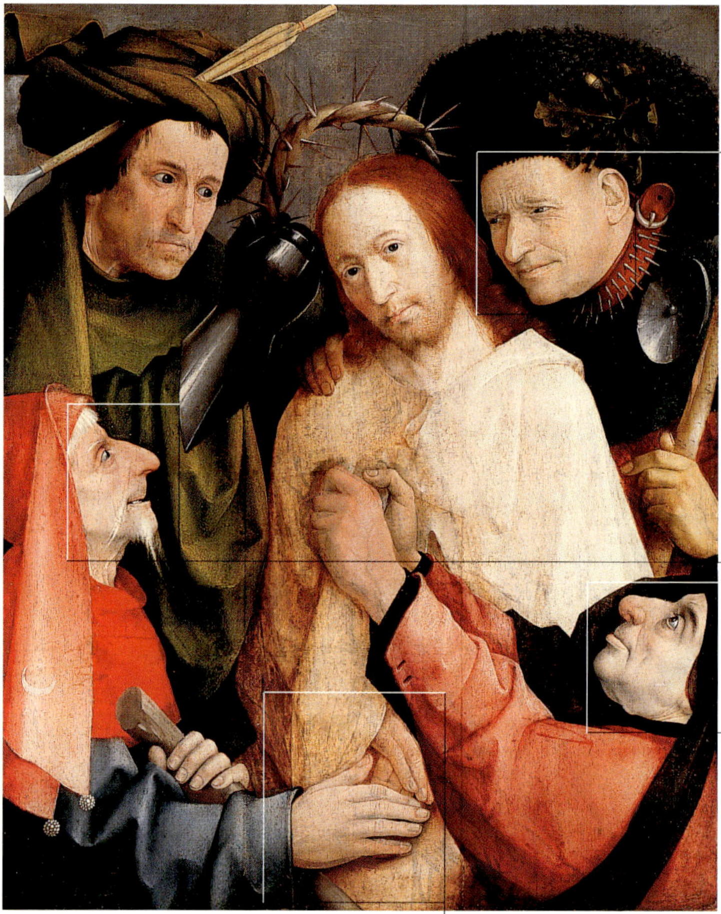

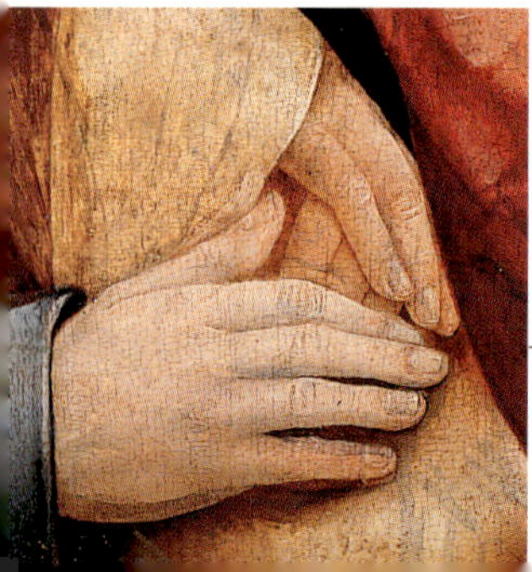

◀ Bosch gibt den weich fließenden, gotisch-grazilen Stil seines frühen Werks auf. Die Formen werden kompakt und nehmen lebensnahe Plastizität an.

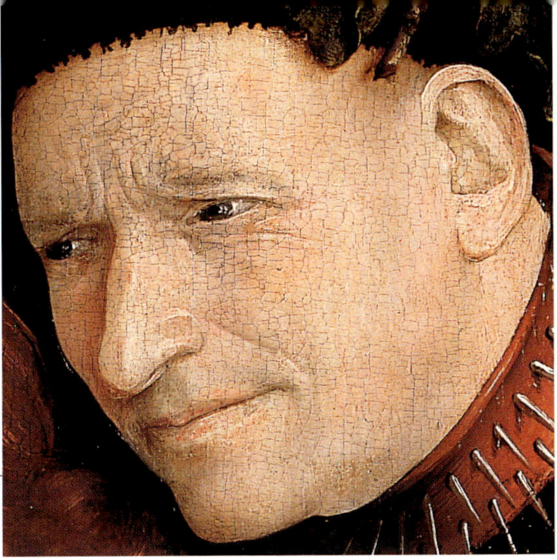

◀ Das Eichenlaub an der Kopfbedeckung und das mit Stacheln bewehrte Halsband des Peinigers sind schwer zu deutende Attribute. Das Halsband ist möglicherweise eine Anspielung auf den unmenschlichen Charakter der Person – dies steht aber in Widerspruch zu seiner Hand, die voller Güte auf der Schulter Christi liegt.

▶ Die kleine Gruppe füllt fast die ganze Fläche des Bildes aus. Die Darstellung als Halbfiguren ermöglicht es Bosch, sich auf die psychologische Charakterisierung der Personen zu konzentrieren. Die Folterknechte zeigen das ganze Spektrum menschlicher Bosheit, gipfelnd in dem satanischen Grinsen des Alten mit dem Bärtchen. Im Vergleich mit der Genter *Kreuztragung* (Seite 64–65) zeigt sich deutlich die stilistische Entwicklung, die zu einer Klärung von Komposition und Struktur geführt hat.

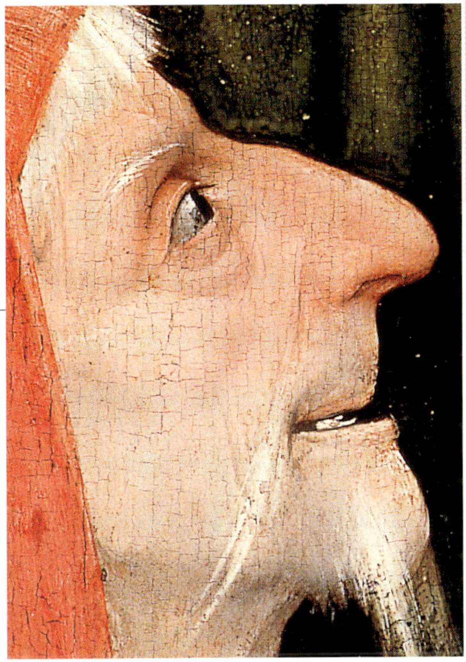

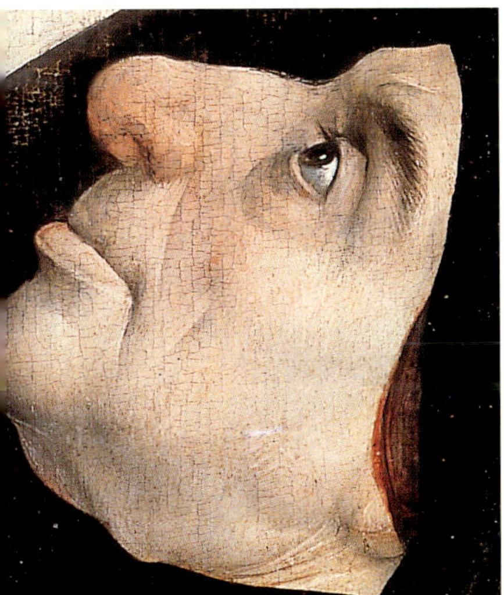

◀ Die Gesichter der Schergen wurden im Sinne der Lehre von den Temperamenten interpretiert: oben der Phlegmatiker und der Melancholiker, unten der Sanguiniker und der Choleriker. In jedem Fall steht das zarte, ergebene Gesicht Christi dazu in einem deutlichen Kontrast.

Die Welt steht in Flammen

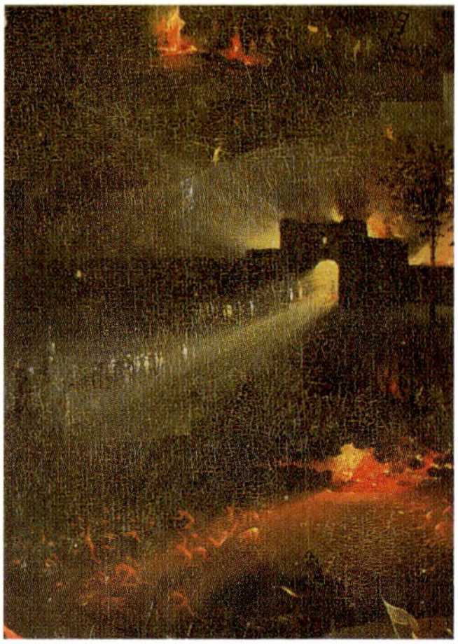

Durch Brände zerstörte Städte, Türme in Flammen und riesige Feuersbrünste, die in den düsteren Höllenlandschaften auflodern, durchziehen das gesamte Œuvre von Bosch, angefangen bei einem der Eckmedallions aus den *Sieben Todsünden* (Seite 15) bis hin zum Spätwerk. Ein Kindheitserlebnis, der verheerende Brand, der 's-Hertogenbosch am 13. Juni 1463 in Schutt und Asche legte, dürfte zur Ausbildung dieser Motive beigetragen haben. Auch die Höllenstrafen für die sündigen Menschen, Leitthema im Werk von Bosch, sind eng mit dem Feuer verknüpft. Die literarische Quelle hierfür ist sicherlich die Zerstörung von Sodom und Gomorrha im Alten Testament, deren Einwohner für ihre Lasterhaftigkeit mit einem Regen aus Feuer und Schwefel bestraft werden. Die Gleichsetzung der eigenen Heimatstadt mit den biblischen Städten Sodom und Gomorrha beinhaltet sicherlich auch eine Kritik an den korrupten Zuständen seiner Zeit. Andere Zeitgenossen haben ebenso das Motiv des Feuers häufig aufgenommen, zum Beispiel erinnern die Flammen in Lucas van Leydens *Loth und seine Töchter* (Seite 28) an jene in den Werken von Bosch.

▲ Bosch, *Der Garten der Lüste,* Ausschnitt aus dem *Höllischen Konzert* (Seite 50–51).

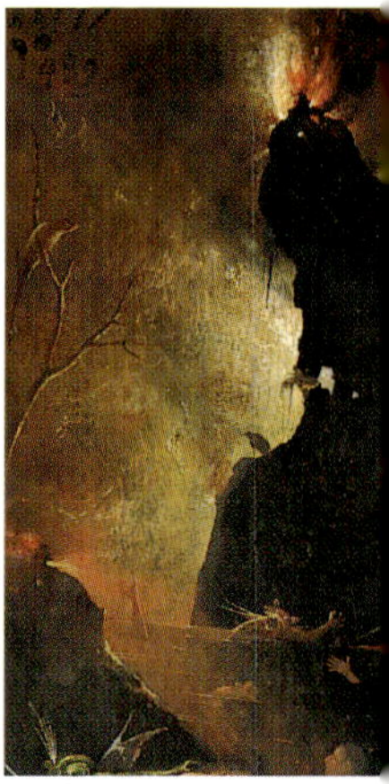

▲ Bosch, *Visionen vom Jenseits,* Ausschnitt aus der *Hölle,* 1500–04, Venedig, Dogenpalast.

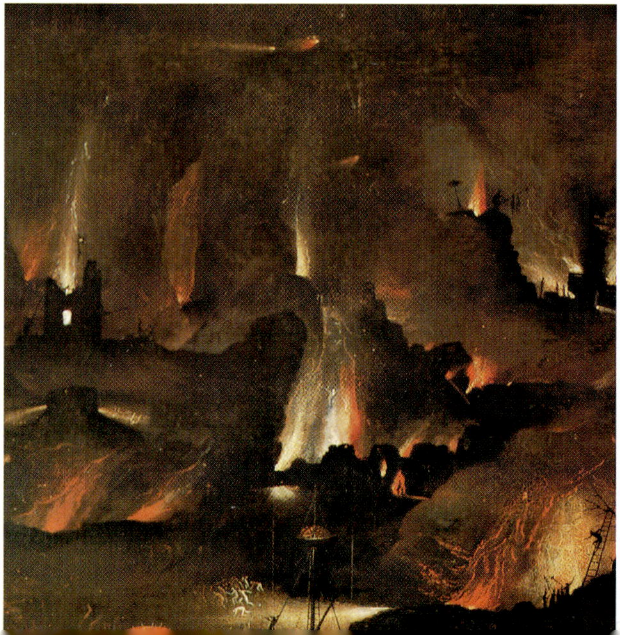

◀ Bosch, *Das Jüngste Gericht,* Triptychon, Ausschnitt aus der *Hölle,* um 1504, Wien, Gemäldegalerie der Akademie der Bildenden Künste.

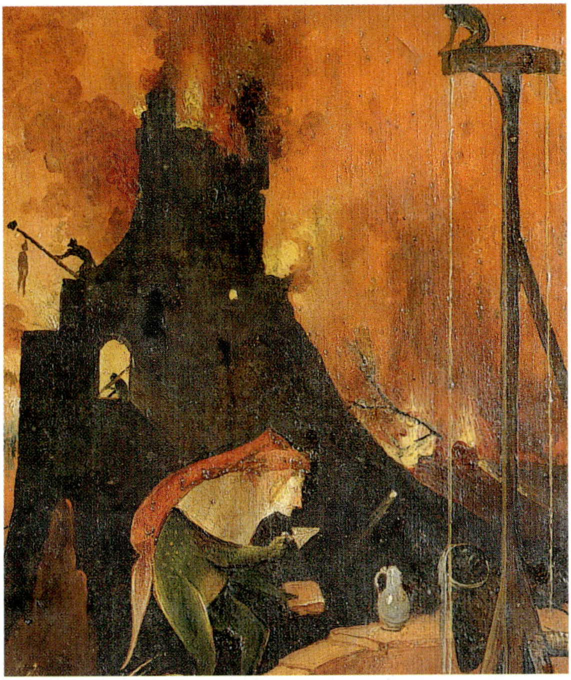

◀ Bosch, *Der Heuwagen,* Triptychon, Ausschnitt aus dem *Bau der Hölle,* um 1500, Madrid, Museo del Prado. Bosch nutzt die Flammen hinter dem Turm, die den Himmel aufleuchten lassen, für raffinierte Gegenlichteffekte.

▼ Bosch, *Die Versuchungen des Heiligen Antonius,* Triptychon, Ausschnitt aus der Mitteltafel, 1505–06, Lissabon, Museu Nacional de Arte Antiga. Dem Volksglauben nach bewahrte der Heilige Antonius die Gläubigen vor einer Krankheit, die man »Antoniusfeuer« nannte.

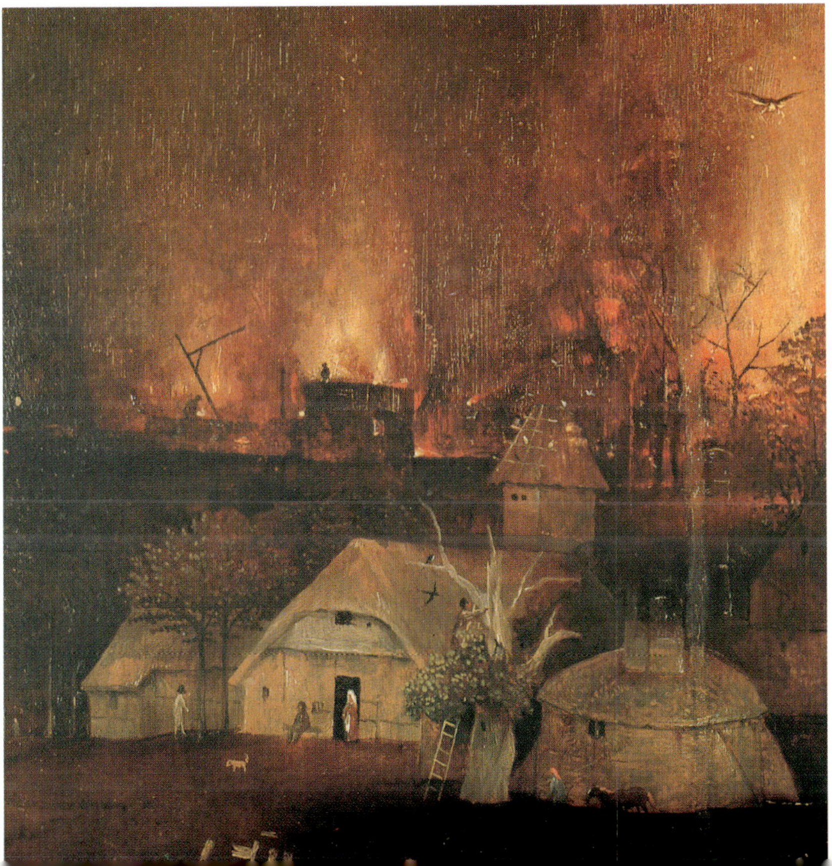

Versuchungen – ein zeitgemäßes Thema

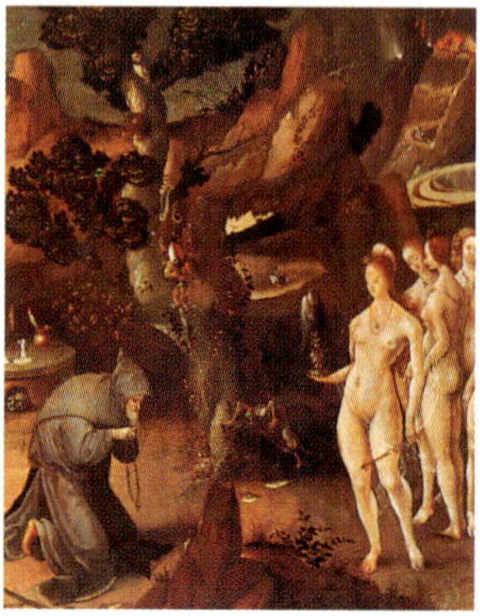

▲ Jan de Cock, *Die Versuchungen des Heiligen Antonius,* Madrid, Sammlung Thyssen-Bornemisza. Eine unheimliche Darstellung des Leidener Malers.

Wie wir aus der Biographie seines Zeitgenossen Athanasios wissen, zog sich der Heilige Antonius im Jahr 271 mit zwanzig Jahren in die Wüste zurück, um als Einsiedler zu leben. Im Spätmittelalter war seine Lebensgeschichte wohlbekannt, da Jacobus von Voragine sie in seine Sammlung von Heiligenlegenden, die *Legenda Aurea,* aufgenommen hatte. Für die bildliche Darstellung waren vor allem die Versuchungen und Qualen von Bedeutung: Entweder wird Antonius in die Lüfte getragen und von Dämonen gepeinigt, oder er ist auf der Erde fleischlichen Versuchungen ausgesetzt. 1478 erscheint die *Legenda Aurea* in niederländischer Übersetzung, was zur Verbreitung der Legende dieses Heiligen erheblich beiträgt; sie entspricht einer gerade aktuellen Thematik. Daraus erklärt sich die große Zahl von Gemälden, die die *Versuchungen des Heiligen Antonius* darstellen. Allein von Bosch und seiner Werkstatt sind elf Werke überliefert.

▼ Auf Martin Schongauers Stich aus den Jahren um 1480–90 entführen Dämonen den Heiligen in die Lüfte.

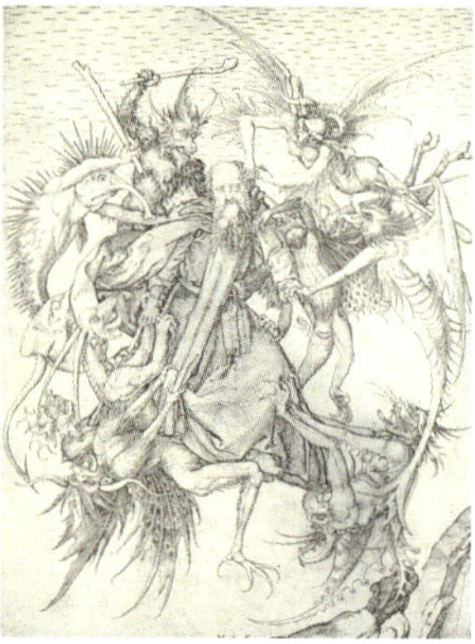

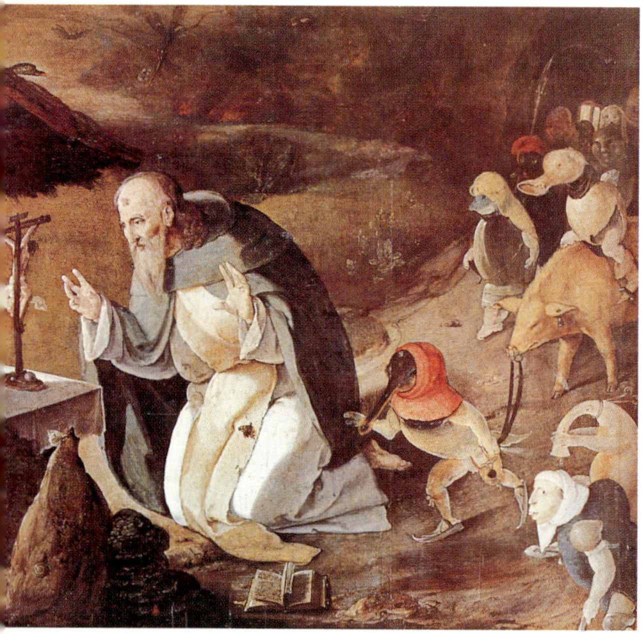

◀ Lucas van Leyden, *Die Versuchungen des Heiligen Antonius,* um 1530, Brüssel, Musées Royaux des Beaux-Arts. Die Dämonen mit langen, trompetenförmigen Nasen sind von Bosch übernommen.

▶ Giovanni Girolamo Savoldo, *Die Versuchungen des Heiligen Antonius,* 1515–20, San Diego, Timken Art Gallery. Deutlich sieht man den Einfluß der venezianischen Tafeln von Bosch.

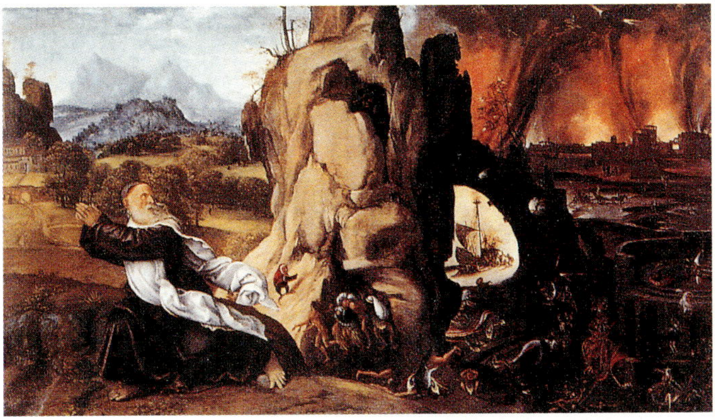

▼ Bosch, *Die Versuchungen des Heiligen Antonius,* 1510, Madrid, Museo del Prado. Der Heilige läßt sich von nichts in seiner Meditation stören.

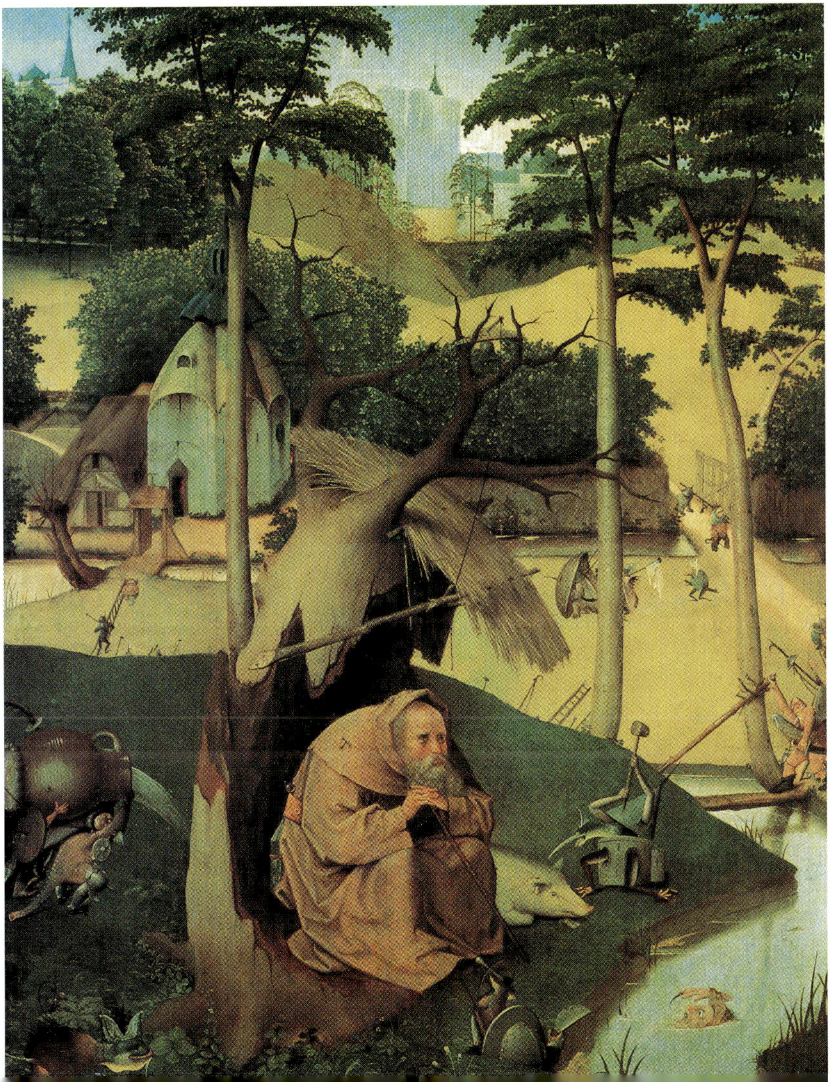

Die Versuchungen des Heiligen Antonius

Die Mitteltafel des Triptychons ist heute im Besitz des Museu Nacional de Arte Antiga in Lissabon. Vermutlich wurde es von dem portugiesischen Humanisten Damião de Góis 1523 erworben, entstanden ist es bereits um 1505 bis 1506.

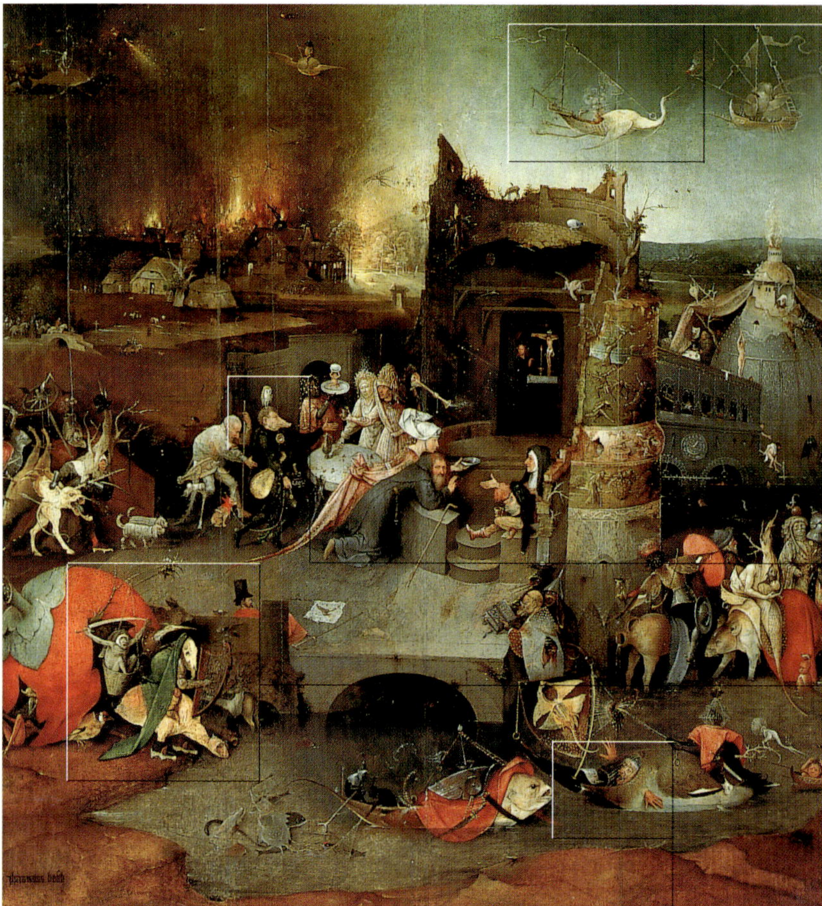

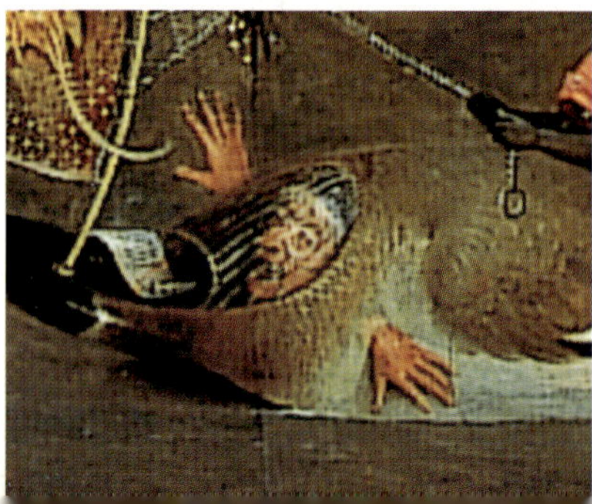

◀ Rätselhafte Boote schwimmen unten auf dem Wasser: eine kopflose Ente bewegt sich im Rhythmus des Gesangs eines diabolischen Wesens, das in ihrem Bauch gefangen ist.

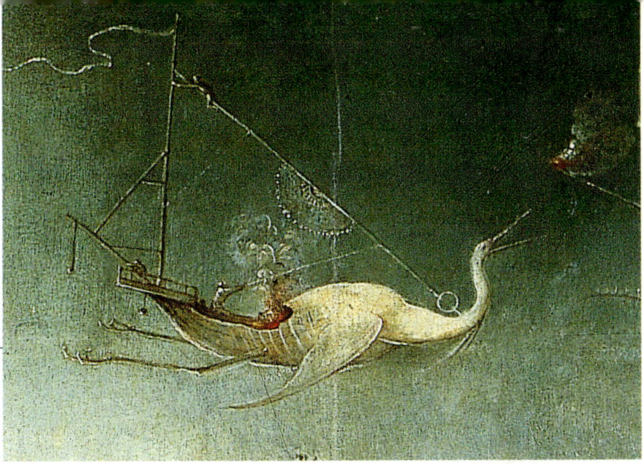

◄ Nichts ist der Realität auch nur ähnlich. Phantastische Boote fliegen durch die Luft, hier hat sich ein weißer Vogel in ein geflügeltes Schiff verwandelt. Gemmen und Münzen aus hellenistischer Zeit werden Bosch zu diesen Fabelwesen angeregt haben.

► Im Zentrum des Bildes halten elegant gekleidete Priesterinnen eine Schwarze Messe ab. Ein bunt gemischter Haufen drängt sich zusammen: gefolgt von einem Krüppel, eilt ein Mandolinenspieler mit einem schwarzen Mantel herbei, um die frevelhafte Kommunion zu empfangen. Er hat eine Eule auf dem Kopf, das Symbol der Ketzerei.

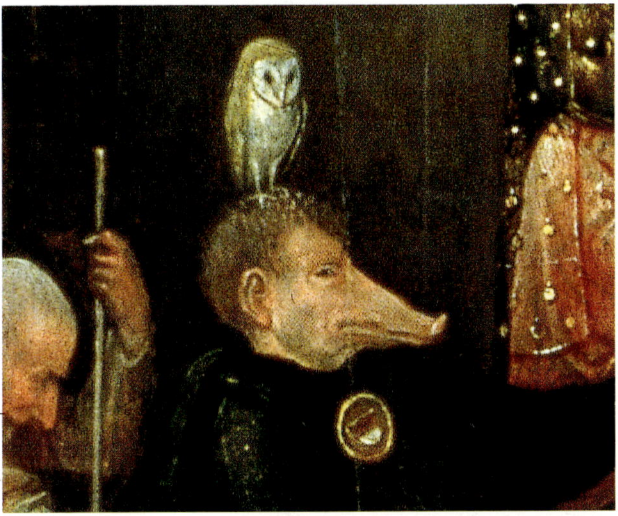

► Aus der roten Riesenbeere, dem Symbol eines alchimistischen Schmelztiegels, kommen Spukgestalten hervor, angeführt von einem Dämon, der Harfe spielt und so das himmlische Instrument entweiht. Der Mann mit Zylinder und Bart, der sich im Mittelgrund an eine Mauer lehnt, könnte als der Magier gedeutet werden, der das ganze höllische Ensemble dirigiert. Zweideutig ist auch das Wesen, auf dem der diabolische Künstler reitet. Ein Tier scheint in die Haut eines gerupften Vogels geschlüpft zu sein. Die Beine stekken in Holzschuhen.

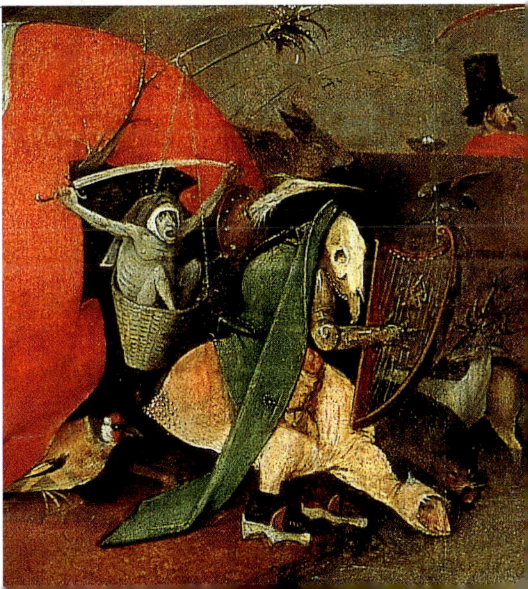

Flug und Sturz des Heiligen Antonius

Linker Flügels des Triptychons *Die Versuchungen des Heiligen Antonius.*

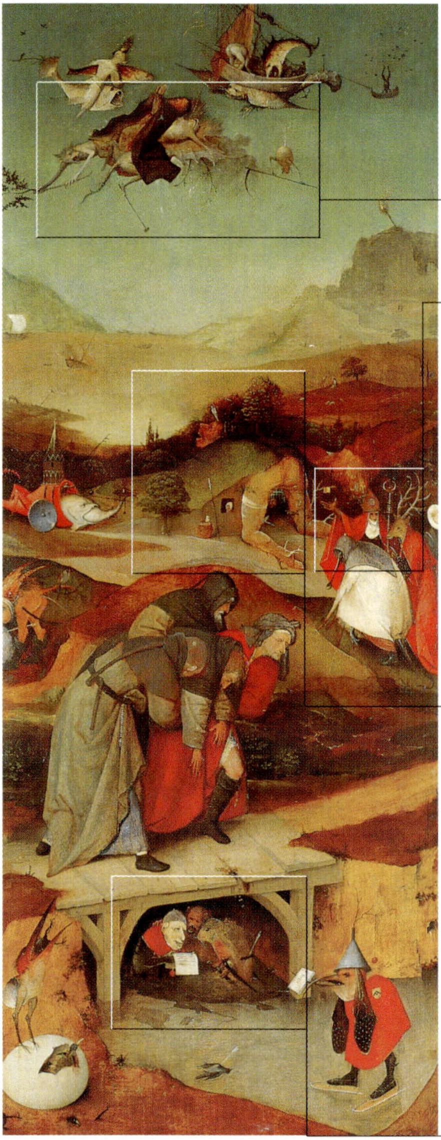

▶ Der Heilige Antonius betet inbrünstig, während er von einer Schar geflügelter Dämonen durch die Lüfte getragen wird. Man erkennt eine Kröte, die mit dem Bauch nach oben fliegt, und einen Fuchs, der mit einer Peitsche bewaffnet ist. Der Heilige, der seine Peiniger nicht beachtet, wird obendrein von einem Mischwesen bedroht, das einen großen Fisch, das Symbol der Sünde, als Waffe benutzt.

▼ In der Landschaft vermischen sich realistische mit phantastischen Elementen. Den Hügel bildet der Rükken eines Mannes auf allen vieren, auf dem Sträucher wachsen. Sein Hinterteil bildet den Eingang zu einer Höhle, die als die Wohnung des Eremiten gedeutet wurde, aber auch als Bordell.

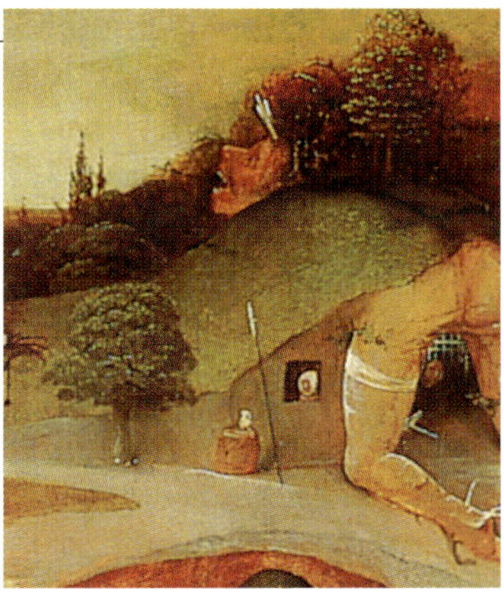

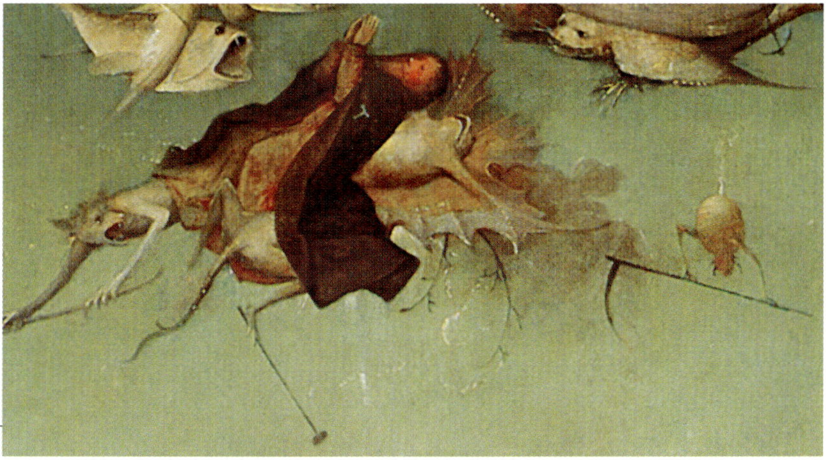

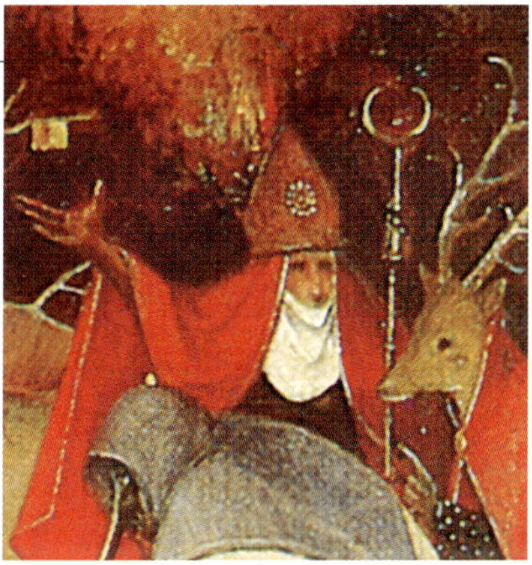

◄ Die Grotte der Unzucht ist das Ziel einer Gruppe von monströsen Gestalten, offensichtlich die Parodie auf eine Prozession, denn sie wird von einem Teufel mit Mitra und Bischofsstab angeführt, begleitet von einem Hirsch mit rotem Umhang. Dieses Tier, normalerweise ein christologisches Symbol der Reinheit der Seele, wird hier zu einem Sinnbild des Frevels.

► Unter der Brücke, die über den zugefrorenen Tümpel führt, lauschen Dämonen einem Mönch, der aus einem nicht entzifferbaren Dokument vorliest. Die Szene, zu der auch der Vogel auf Schlittschuhen gehört, der einen geschlossenen Brief mit der Inschrift »Grasso« bringt, spielt auf den Ablaßhandel an, mit dem sich der Klerus bereicherte.

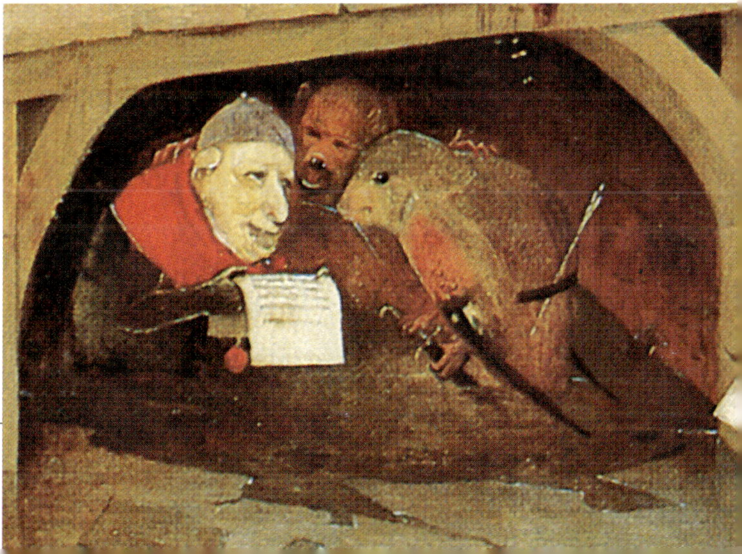

1504–1516

Der Heilige Antonius in Meditation

Rechter Flügel des Triptychons *Die Versuchungen des Heiligen Antonius.* Vor dem Hintergrund einer Stadt wird der Heilige als Held des Glaubens dargestellt, der allen Versuchungen seiner Traumvisionen zu widerstehen vermag.

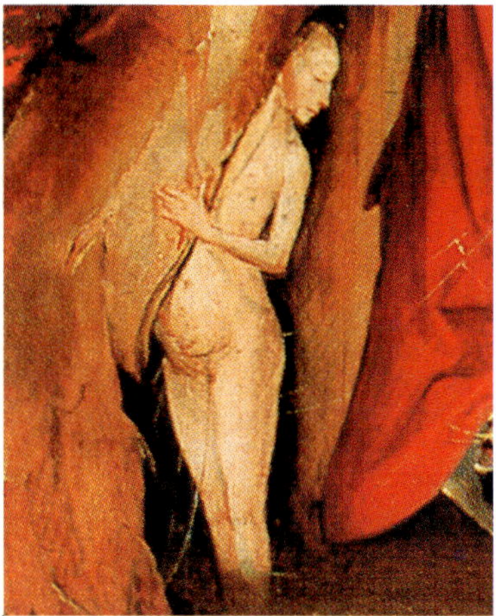

▲ Der Dämon in Gestalt einer nackten Frau unter einer Zeltbahn, die von einer Kröte zurückgeschlagen wird, ist jene vermeintliche Königin, auf die der Heilige gemäß der Legende trifft. Der hohle Baum ist eine der vielen Anspielungen auf die Alchimie.

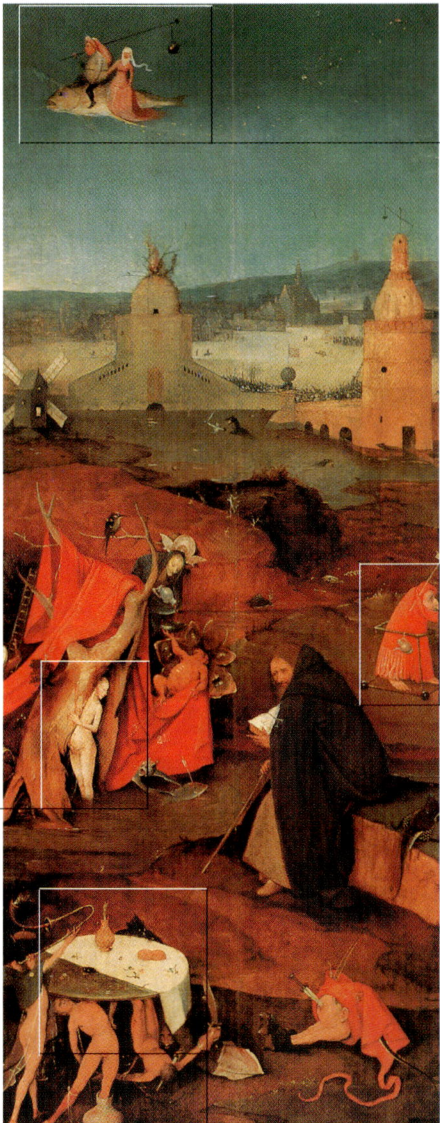

▶ Der Heilige ist stets umgeben von Motiven der Ketzerei, wie Hexensabbat und Schwarze Messen – auch auf der Mitteltafel. Hier fliegen zwei Gestalten auf einem Fisch durch die Lüfte. Daß Hexen fliegen können, war ein verbreiteter Aberglaube.

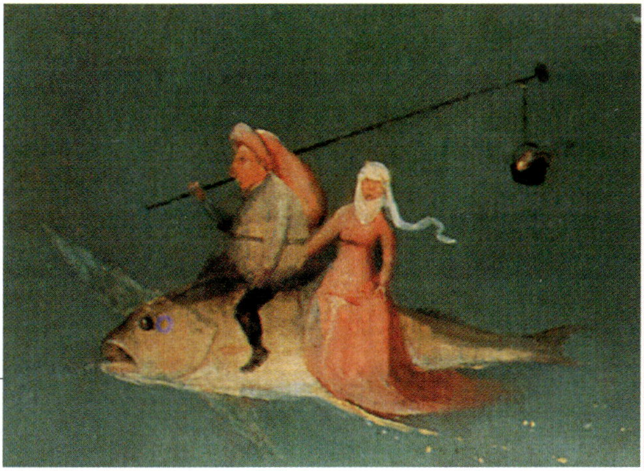

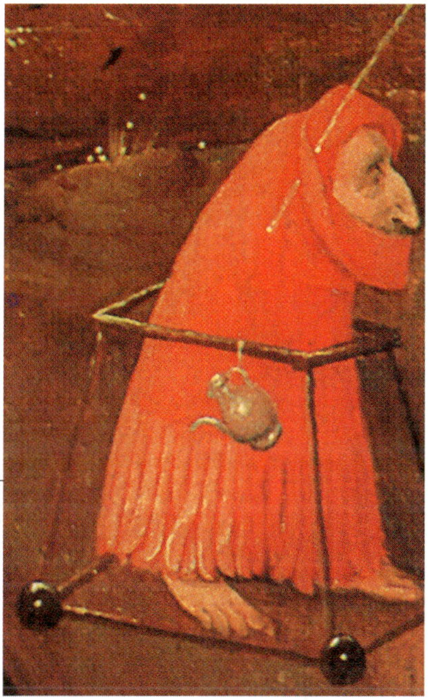

◀ Zu den ungewöhnlichsten Gestalten zählt dieser alte Gnom, bekleidet mit einem roten Umhang, der nur die Augen und die Adlernase freiläßt. Er bewegt sich in einem Laufgestell für Kinder und hat ein Windrad auf dem Kopf. Laufgestell und Windrad kennt man von dem *Spielenden Kind* (Seite 127), das auf die Rückseite der Wiener *Kreuztragung* gemalt ist. Möglicherweise handelt es sich um eine Anspielung darauf, daß der Mensch auch als Erwachsener nicht fähig ist, verantwortlich zu handeln.

▶ Der gedeckte Tisch, von Dämonen gestützt, bezieht sich auf die letzte Versuchung des Heiligen, die Versuchung zur Unmäßigkeit. Das Brot und der Krug stellen auch eine Verhöhnung der Eucharistie dar, wie der Schweinsfuß im Krug erkennen läßt.

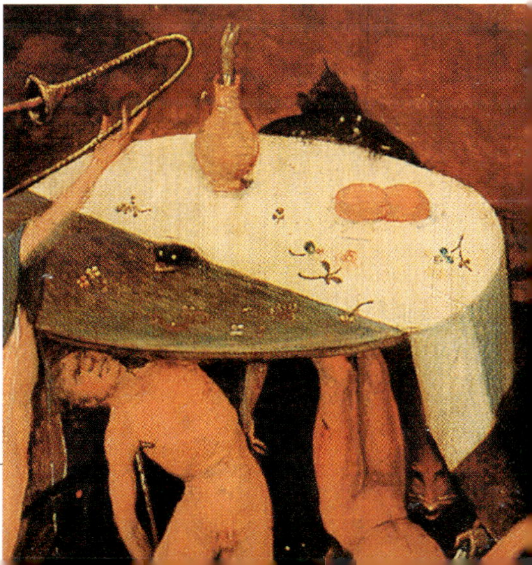

Die Reformation im Spiegel der Kunst

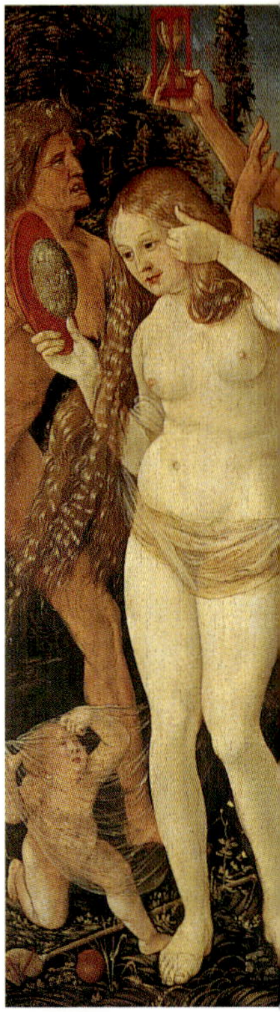

Im zweiten Jahrzehnt des 16. Jahrhunderts löst die Reformation eine Entwicklung aus, die in wenigen Jahren die gesamte Ordnung des alten Europa von Grund auf verändert. Das Unbehagen der Gläubigen an der Amtskirche, die ihre weltlichen Interessen durch den Ablaßhandel finanziert, ist hierfür die entscheidende Triebfeder. Nachdem Martin Luther 1517 in seinen 95 Thesen zunächst lediglich Kritik an den Zuständen übt, strebt er bald offen eine Kirchenspaltung an. Er steht damit nicht allein, sondern tritt vielmehr eine Bewegung los, die in ganz Europa Anhänger findet. Reflexe davon finden sich auch in den Gemälden von Bosch. Mehr oder weniger offen prangert Bosch moralische Verfehlungen an und beharrt auf dem Thema der Torheit des Menschen, der der Sünde verfällt und Höllenqualen erleiden muß. Häufig wird in seinen Bildern der korrupte Klerus kritisiert, der nur noch die eigene Bereicherung im Sinn hat. Der reife Bosch zieht in seinen letzten Werken Bilanz über die Kunst und das Leben. Er teilt die Befürchtungen anderer großer Künstler wie Leonardo da Vinci, Dürer oder Grünewald, nur bringt er sie auf völlig andere Weise zum Ausdruck. Sie alle beschäftigt die Frage: Was ist der Mensch, was ist seine Aufgabe, seine Stellung in der Welt?

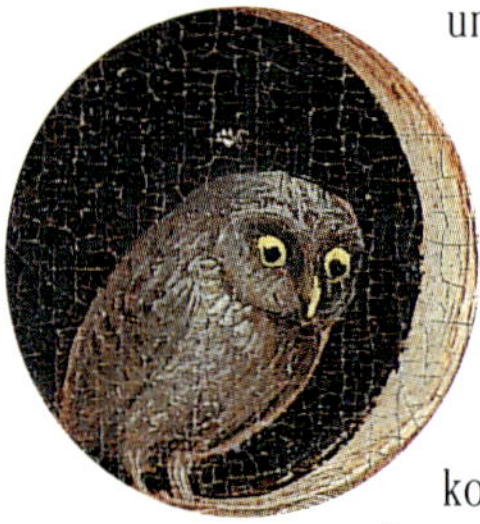

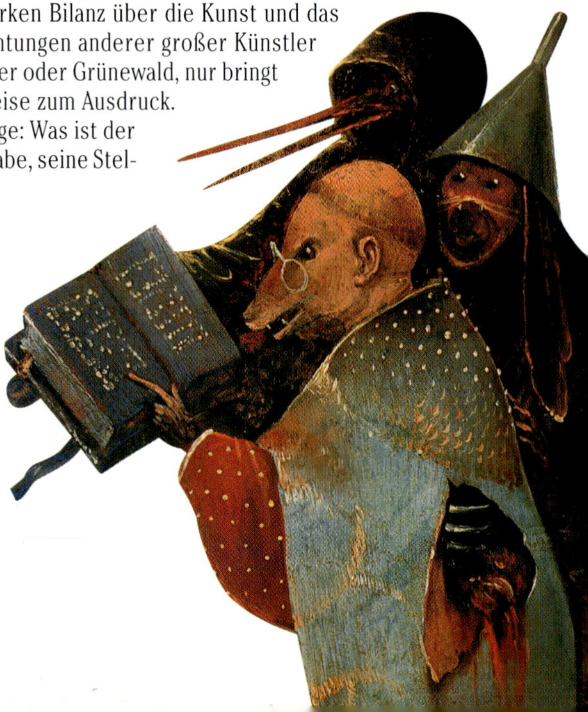

> Bosch, *Die Versuchungen des Heiligen Antonius,* Triptychon, Ausschnitt aus der Mitteltafel, 1505–06, Lissabon, Museu Nacional de Arte Antiga. In zahlreichen Details geißelt Bosch unwürdiges falsches Priestertum mit beißendem Spott.

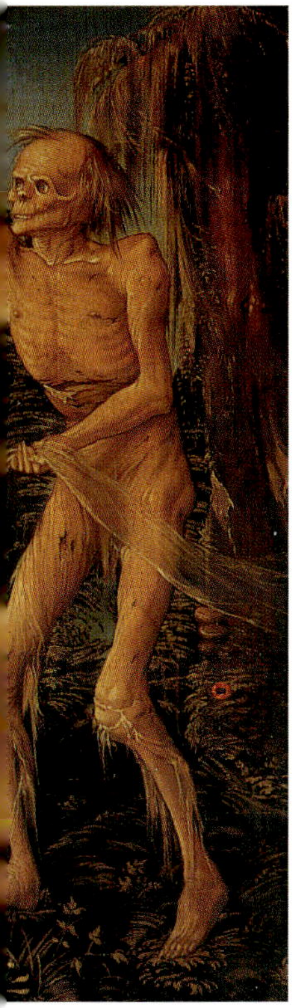

◀ Hans Baldung Grien, *Die Eitelkeit,* 1510, Wien, Kunsthistorisches Museum. Hans Baldung, ein Schüler Dürers, arbeitete vorwiegend in Straßburg. Als einer der ersten Künstler stellte er sich offen auf die Seite der Reformation. Eine moralisierende Tendenz zeigt bereits sein Frühwerk.

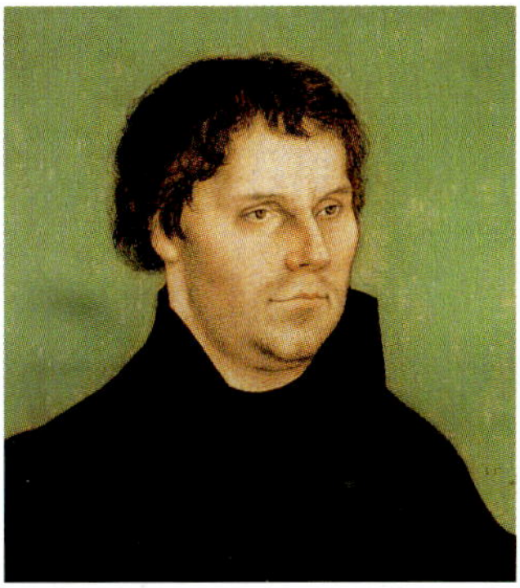

▲ Der junge Luther in einem der frühesten Porträts von Lucas Cranach dem Älteren.

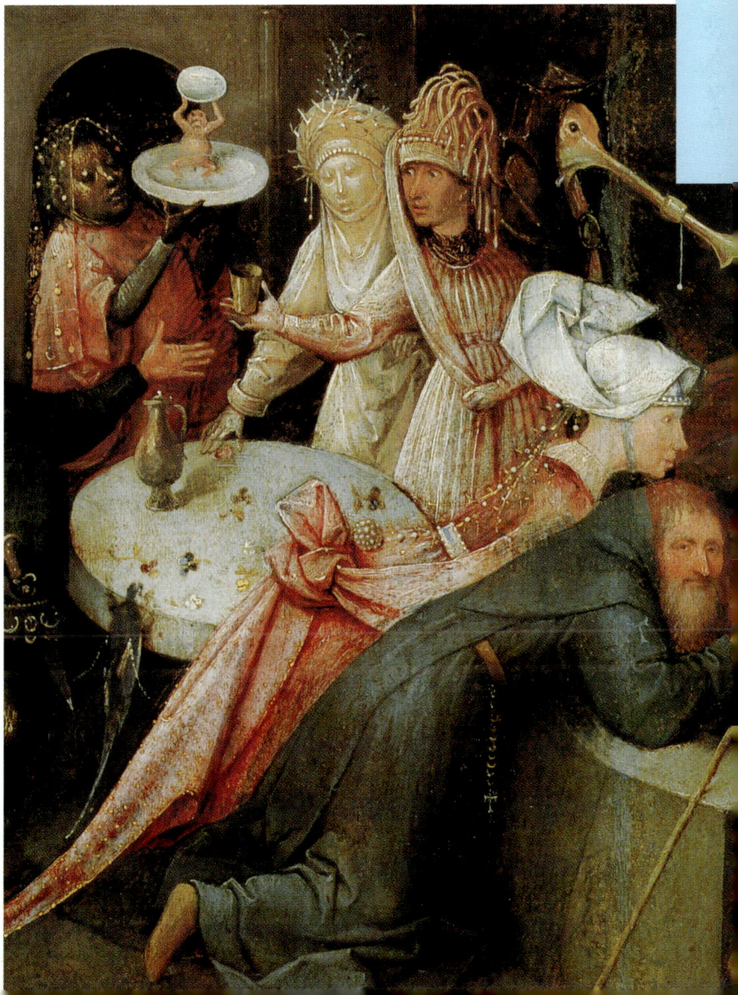

▶ Bosch, *Die Versuchungen des Heiligen Antonius,* Triptychon, Ausschnitt aus der Mitteltafel, 1505–06, Lissabon, Museu Nacional de Arte Antiga. Die Feier der Schwarzen Messe ist eines der wichtigsten und auch umstrittensten Details, hier liegt der Schlüssel zur Deutung dieses widersprüchlichen Werks.

1504–1516

Die letzten Werke

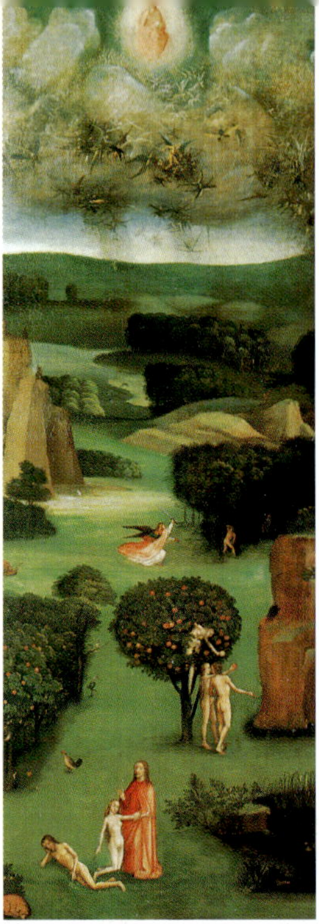

Während weite Landschaften, gestraffte Kompositionen sowie die psychologische Vertiefung des Ausdrucks in den Halbfiguren-Bildern das Werk des reifen Künstlers kennzeichnen, zeigen die letzten Werke zwei unterschiedliche Tendenzen, die sich komplementär verhalten. Werke wie das *Jüngste Gericht* in München (Fragment, um 1504, Alte Pinakothek) oder jenes in Wien (um 1504, Gemäldegalerie der Akademie der Bildenden Künste) nehmen Gestaltungsprinzipien des Frühwerks auf. Die Figuren werden in horizontalen Ebenen angeordnet und füllen die ganze Fläche des Bildes; wie in den frühesten Triptychen handelt es sich um phantastische Visionen. Daneben gestaltet Bosch jedoch Tafeln von großer formaler Ruhe und Klarheit, hierzu zählen *Die Versuchungen des Heiligen Antonius* (Seite 111), *Der Verlorene Sohn* (siehe rechts) sowie das Triptychon *Die Anbetung der Könige* (Seiten 122 bis 125). Ihre Harmonie wird jedoch immer wieder durch beunruhigende Details in Frage gestellt.

▲ Bosch, *Der Sündenfall,* linker Flügel des *Jüngsten Gerichts,* um 1504, Wien, Gemäldegalerie der Akademie der Bildenden Künste.

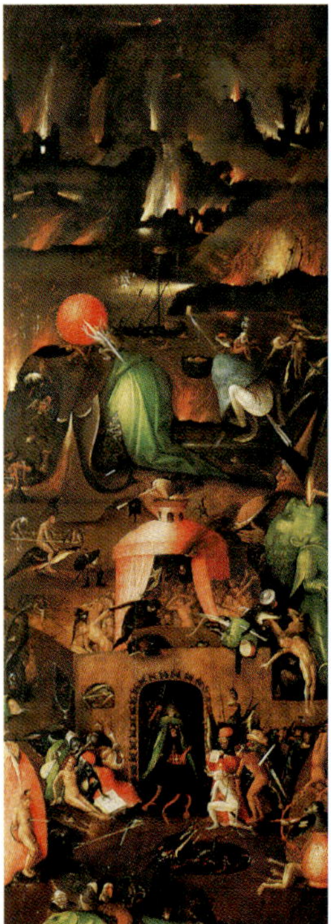

◄ Bosch, *Die Hölle,* rechter Flügel des *Jüngsten Gerichts,* um 1504, Wien, Gemäldegalerie der Akademie der Bildenden Künste.

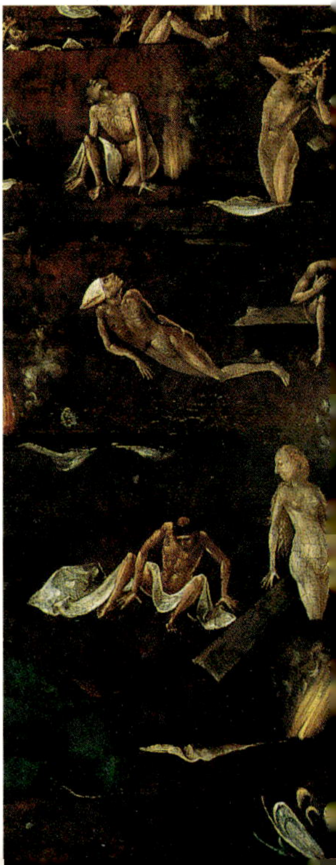

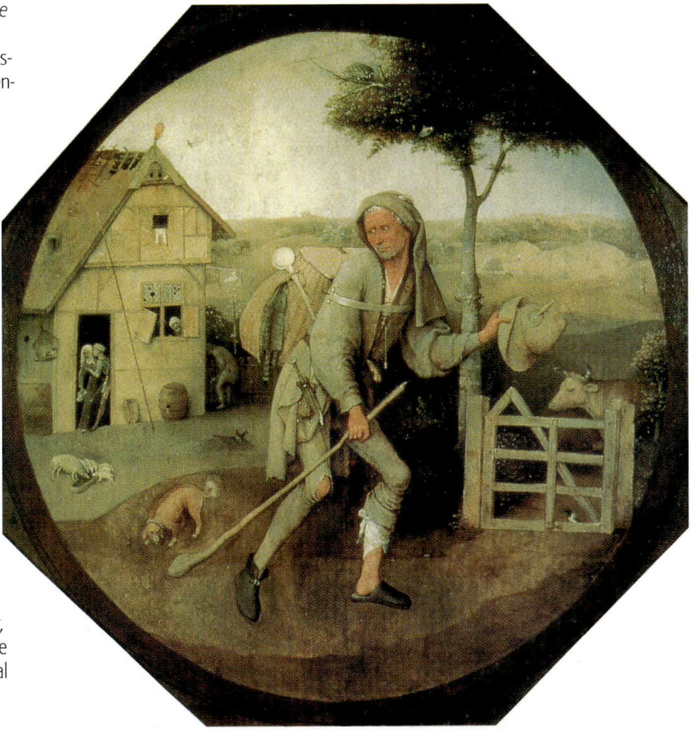

▷ Bosch, *Der Verlorene Sohn,* um 1510, Rotterdam, Museum Boymans-van Beuningen. Die strenge und ausbalancierte Komposition und die fein abgestufte Ton-in-Ton-Malerei zeigen sowohl malerische wie auch rein formale Neuerungen.

▽ Bosch, Fragment eines *Jüngsten Gerichts,* 1506–08, München, Alte Pinakothek. Noch einmal zeigt Bosch ein apokalyptisches Szenarium.

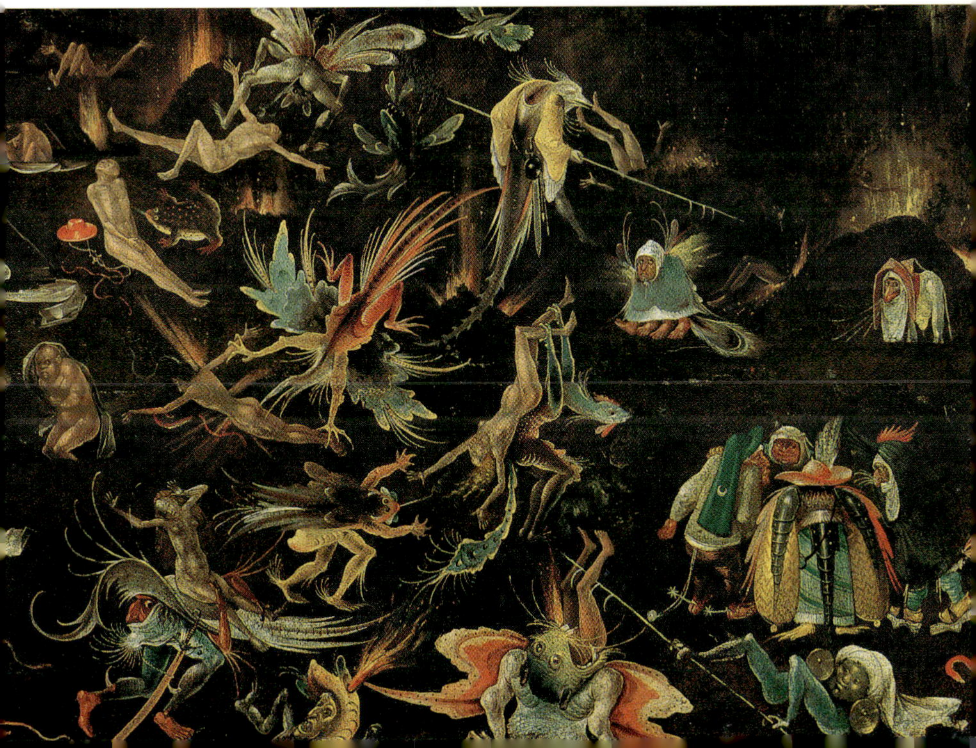

Die Anbetung der Könige

Das letzte der großen Triptychen von Bosch ist um 1510 zu datieren. Der Herzog von Alba konfiszierte es 1568 bei Jan Casembroot, dem Sekretär des Grafen Egmont. Philipp II. ließ es, wie aus einem Inventar hervorgeht, 1574 in den Escorial bringen, von dort kam es 1839 in den Prado.

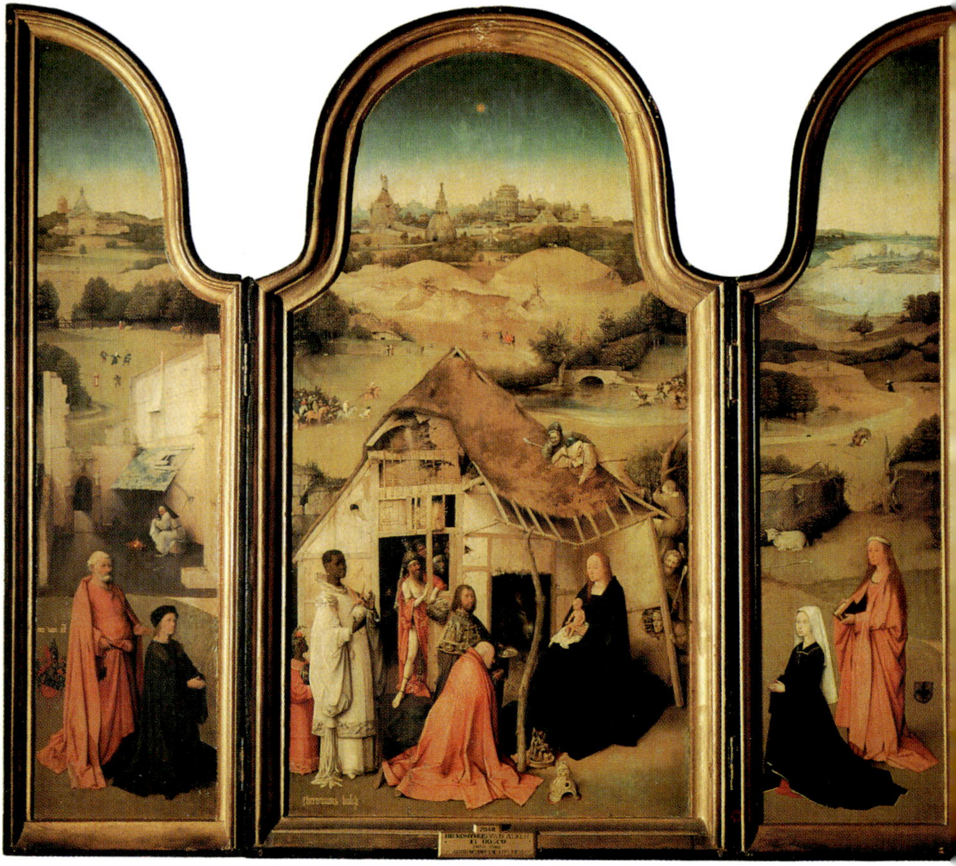

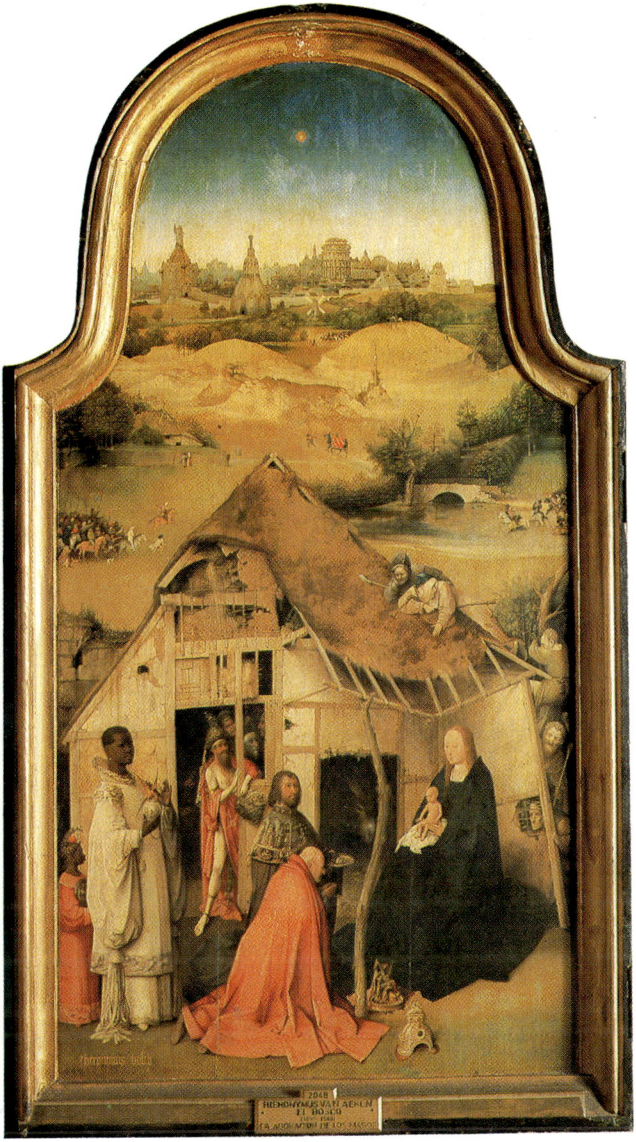

◄ Die Anbetung der Könige ist ein Thema, das Bosch bereits in seiner frühen Periode dargestellt hat (Seite 9). Vor einer verfallenen Hütte sitzt die beeindruckende Gestalt der Jungfrau, die den reich gekleideten fremden Königen das Kind präsentiert. Finstere Gestalten beobachten die Szene. Der Bärtige mit dem roten Mantel und der Krone auf dem Haupt im Eingang stellt, je nach Interpreten, den Herodes, den Antichrist selbst oder einen Ketzer dar.

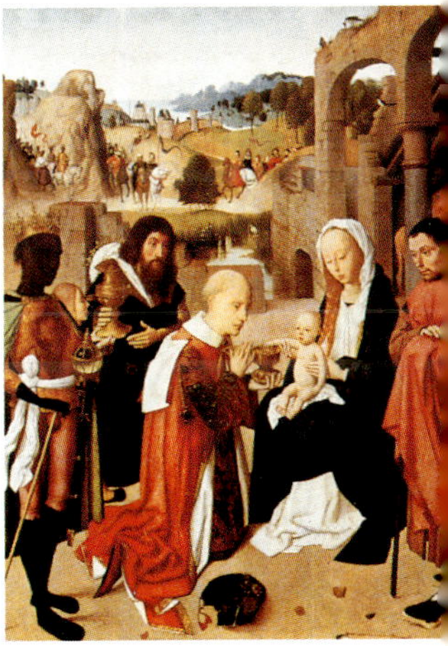

► Geertgen tot Sint Jans, *Anbetung der Könige,* um 1485, Amsterdam, Rijksmuseum. Die Figurenkomposition des Haarlemer Künstlers ähnelt der Boschs. Die Figuren von Bosch sind jedoch von einer neuartigen Monumentalität, und das Geschehen spielt sich vor einer tiefgestaffelten weiten Landschaft ab. Beide Werke verraten italienischen Einfluß.

Die Seitenflügel

Die Flügel der *Anbetung der Könige* (Seite 122 bis 123) zeigen auf den Innenseiten die Stifter neben ihren Schutzheiligen Petrus und Agnes. Auf der Außenseite hat Bosch die Gregorsmesse dargestellt.

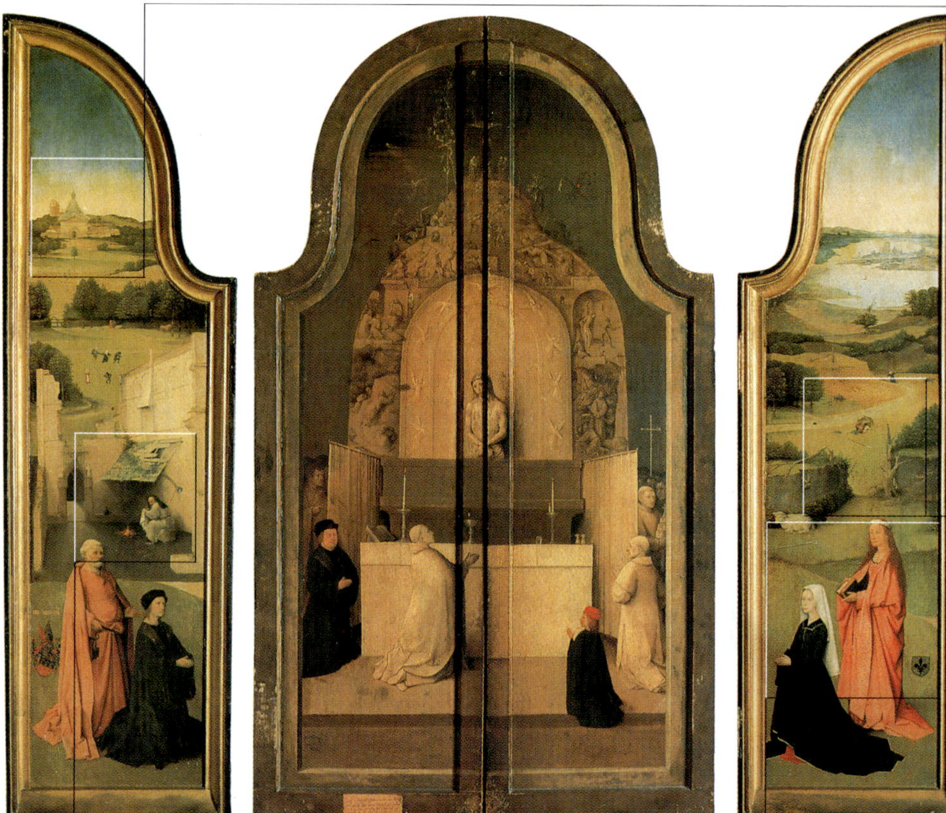

▶ Auf einem Weidenkorb sitzt ein Mann unter einem halbzerfallenen Dach und trocknet Wäsche an einem Feuer. Es handelt sich um eine Darstellung des Heiligen Joseph, der die Windeln des Jesusknaben aufwärmt.

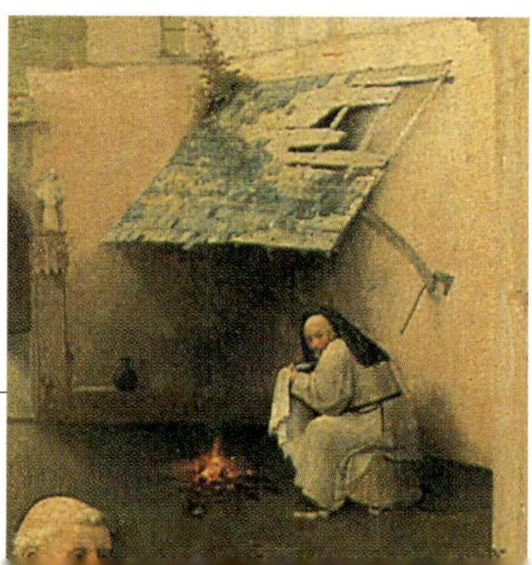

▷ Die weite Landschaft im Hintergrund ist in warmes, goldenes Licht getaucht, in feinen Abstufungen geht es am Horizont in dunstiges Blau über. Diese Öffnung der Landschaft ist typisch für Boschs reifen Stil.

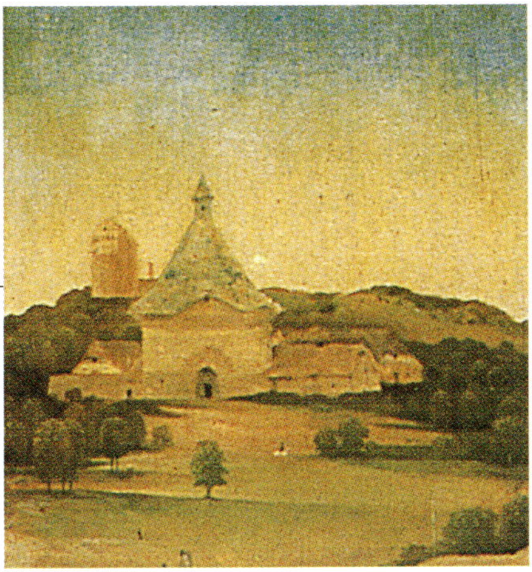

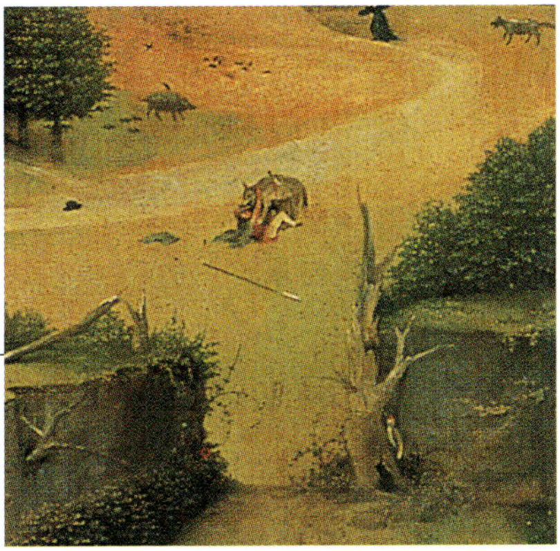

◁ Nur auf den ersten Blick wirkt die Szene ruhig und friedlich. Die Präsenz des Bösen zeigt sich in feinsten Details. Hier werden Reisende von einem Bären und einem Wolf angefallen, ein Hinweis auf unvorhersehbare Fährnisse, die dem Menschen auf seinem Lebensweg begegnen. Auf dem linken Flügel des Triptychons *Der Garten der Lüste* (Seite 48) verhält es sich ähnlich, hier wird der paradiesische Frieden durch einen Löwen gestört, der dargestellt wird, wie er einen Hirsch zerfleischt.

▷ Auf dem rechten Flügel kniet Agnes Bosshuyse, identifizierbar durch das Familienwappen und ihre Schutzheilige Agnes, deren Attribut, das Lamm, im Hintergrund liegt. Die Bosshuyse gaben den Altar zusammen mit den Bronckhorst in Auftrag, wie das Wappen auf dem linken Flügel verrät – möglicherweise für die Kirche von 's-Hertogenbosch.

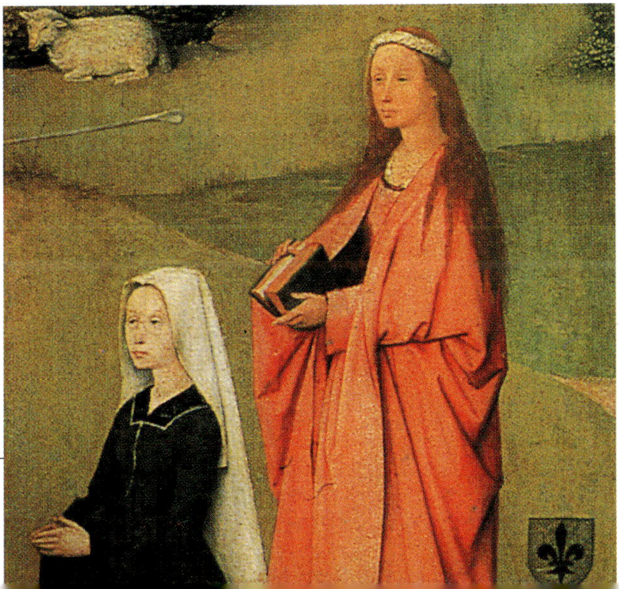

Die Weltsicht des Hieronymus Bosch

▶ Bosch, *Spielendes Kind,* Rückseite der *Kreuztragung,* 1490–1500, Wien, Kunsthistorisches Museum. Möglicherweise die ersten, kindlich unbefangenen Schritte des Jesuskindes.

Boschs etwa siebzig Gemälde umfassendes Werk konzentriert sich auf wenige grundlegende Aussagen. Im Zentrum stehen die Torheiten einer Menschheit, die sich auf den traurigen Weg der Verderbnis und der Sünde begeben hat. In den vielen Bildern des Jüngsten Gerichts und der Hölle ist das schreckliche Ende der Sünder dargestellt. Trotz Boschs Pessimismus zeigt sich auch Hoffnung auf Erlösung, sei es in den Darstellungen der Eremiten, sei es im Zusammenhang mit der Passion Christi. Das Vorbild des kontemplativen Lebens der Heiligen und die Meditation über den Opfertod Christi werden als die einzigen Wege zum Heil vorgestellt. Nur aus dieser Sicht nimmt das phantasmagorische Universum Boschs eine geschlossene und verständliche Form an, auch wenn vieles nicht zu enträtseln ist. Bosch stirbt 1516 in 's-Hertogenbosch, am 9. August wird sein Begräbnis in der Kapelle der Liebfrauenbruderschaft feierlich begangen.

▼ Bosch, *Der Lebensweg,* Außenseiten der Flügel des *Heuwagen-Triptychons,* um 1500, Madrid, Museo del Prado. Das Thema der Pilgerfahrt des Menschen hat Bosch im *Verlorenen Sohn* (Seite 121) wieder-aufgenommen.

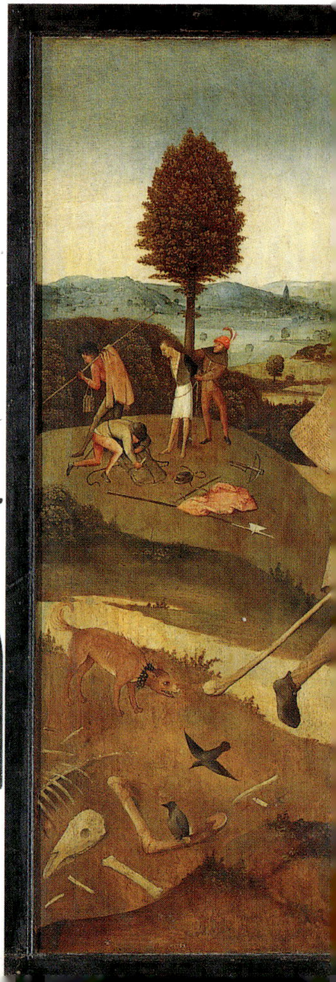

▼ Bosch, *Visionen vom Jenseits,* Ausschnitt aus dem *Aufstieg ins Jenseits,* 1500–04, Venedig, Dogenpalast.

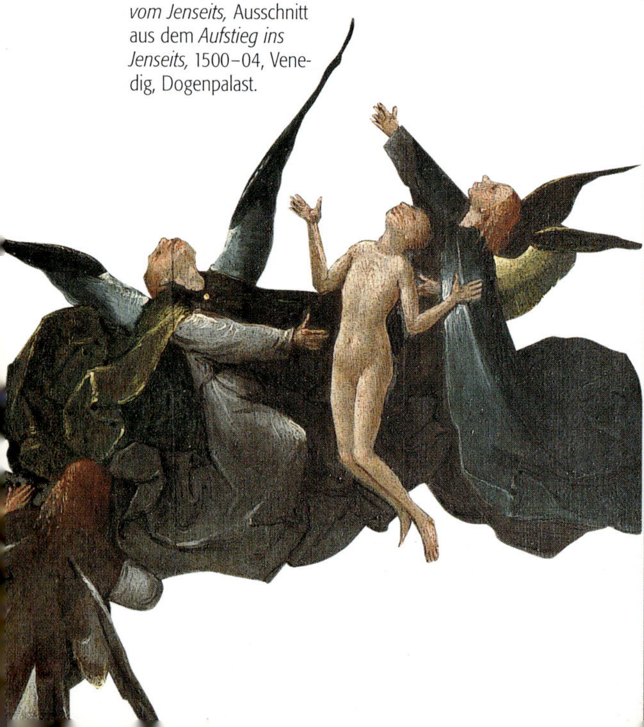

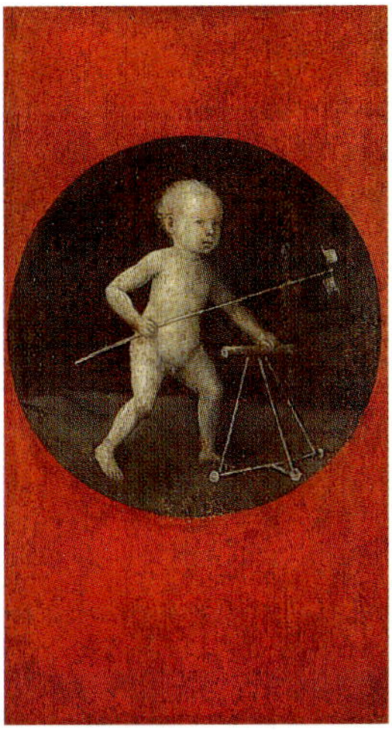

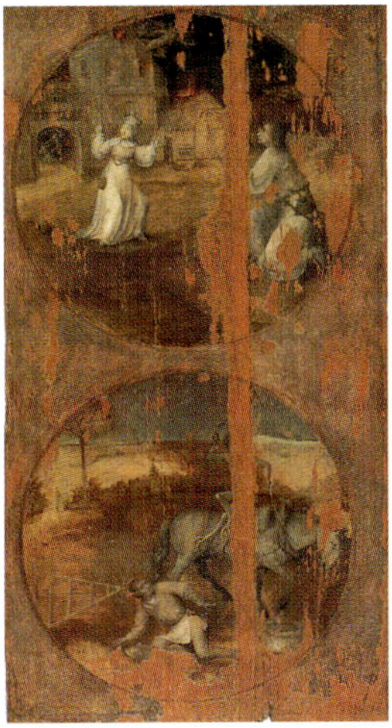

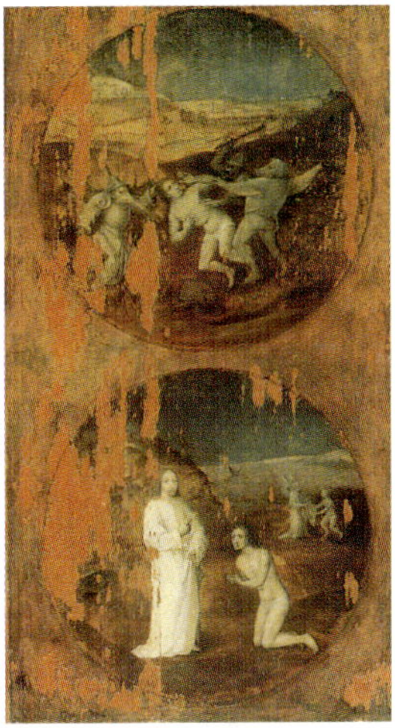

▲ Bosch, Rückseiten der Flügel des unvollständigen Triptychons der *Sintflut* (siehe Seiten 10 und 45), um 1500, Rotterdam, Museum Boymans-van Beuningen.

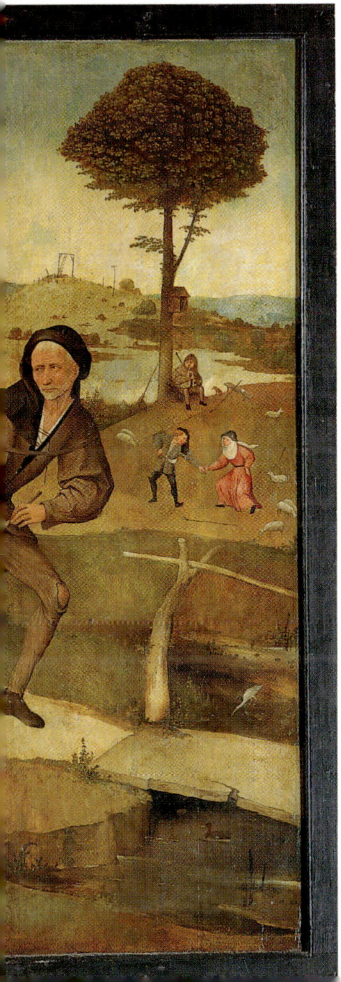

▼ Bosch, *Visionen vom Jenseits,* Ausschnitt aus der *Hölle,* 1500–04, Venedig, Dogenpalast. Ein Moment der Besinnung inmitten eines Alptraums.

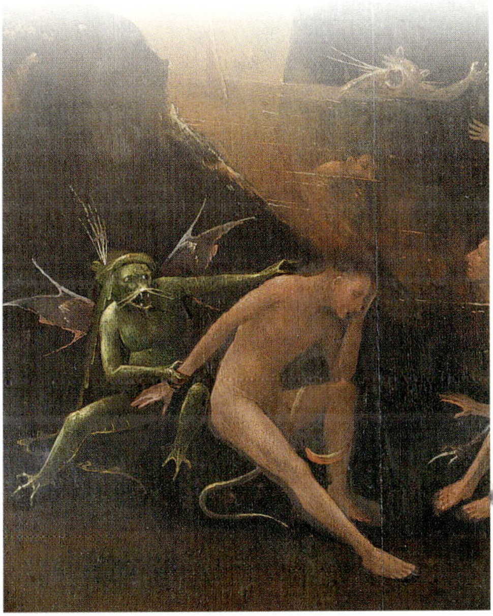

Die Druckgraphik nach Bosch

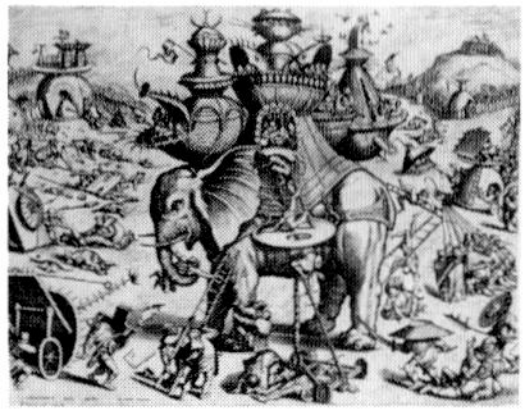

▲ Hieronymus Cock, *Der belagerte Elefant* um 1575. Stich nach einem verlorengegangenen Gemälde von Bosch.

Um die Mitte des 16. Jahrhunderts, einige Jahrzehnte nach Boschs Tod, werden seine phantastischen und befremdlichen Erfindungen von anderen Künstlern wiederaufgenommen, wobei die Verbreitung durch die Druckgraphik eine entscheidende Rolle spielt. Kennzeichnend ist der große Erfolg von Pieter Brueghel dem Älteren. Über einige Jahrzehnte hinweg stoßen die Drucke nach Boschs Motiven in ganz Europa auf großes Interesse; vor allem der fähige Antwerpener Stecher Hieronymus Cock ist hier sehr produktiv. Ihm verdankt man die Überlieferung einiger heute verlorener Werke. Der Erfolg dieser Stiche ist so groß, daß es im Gefolge zu Nachahmungen und Repliken aller Art kommt, bis hin zur Fälschung. Wichtig ist jetzt nur noch, daß sie im Geiste Boschs geschaffen sind und allerlei möglichst bizarre Monstren, Dämonen und Fabelwesen wiedergeben. Beliebt sind auch die Wiedergabe von Sprichwörtern in Bildern und Darstellungen volkstümlichen und moralisierenden Inhalts. Selbst Pieter Brueghel der Ältere »signiert« seine Stiche mit Boschs Namen, weil dies wirtschaftlichen Erfolg garantiert.

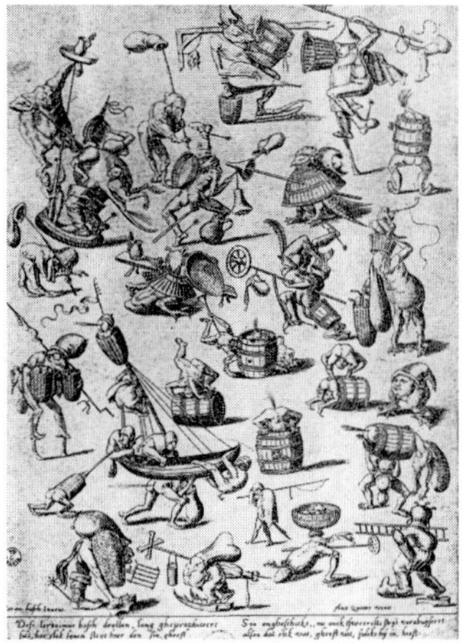

▲ *Phantastische Figuren,* um 1570. Der anonyme Stich bezieht sich ausdrücklich auf Bosch, er geht jedoch vermutlich auf Studien von Brueghel zurück und somit nur indirekt auf Bosch selbst.

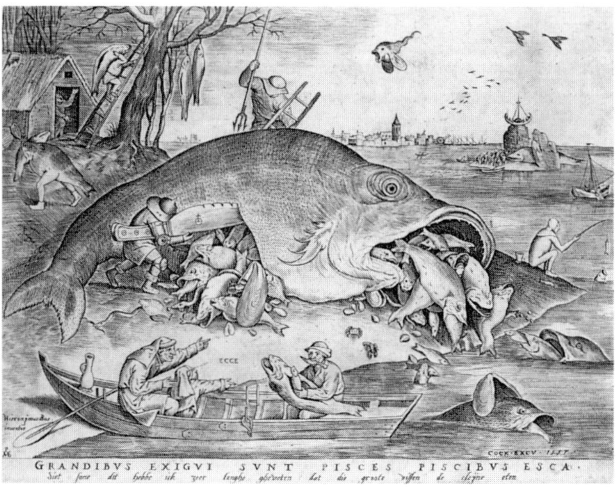

◄ Hieronymus Cock, *Die großen Fische fressen die kleinen,* 1557. Der Stich über das bekannte Sprichwort entstand nach einer der Zeichnungen von Brueghel, die ihrerseits teilweise Bosch verpflichtet sind.

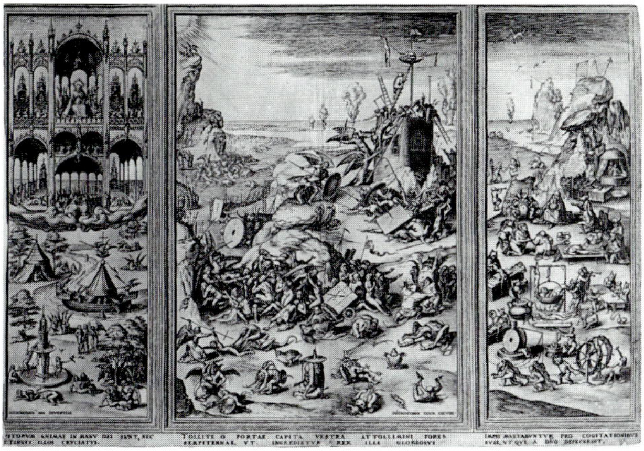

◄ Hieronymus Cock, *Das Jüngste Gericht,* um 1575. Möglicherweise zeigt dieser Stich ein verlorengegangenes Altarwerk. Einige Details erinnern tatsächlich an Bosch, für die Himmelsarchitektur auf dem linken Flügel gibt es jedoch in seinem Werk keine Entsprechungen.

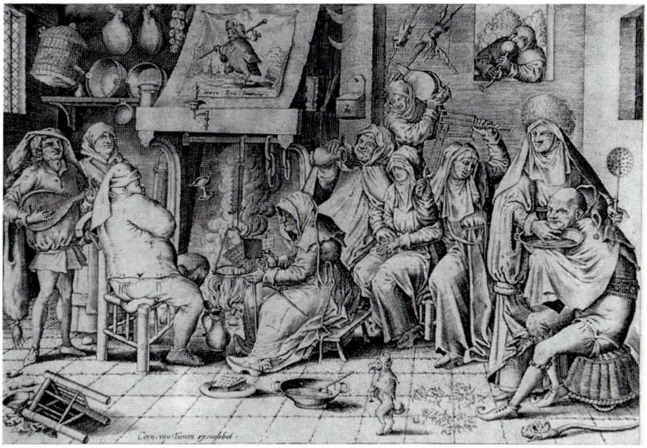

► Pieter van der Heyden, *Faschingsdienstag,* 1567. Der Stich stellt das verbreitete Thema des gemeinsamen Feierns, Speisens und Musizierens dar. Er soll nach Ideen von Bosch entstanden sein, der Stil verweist jedoch auf andere Künstler. Nur die Alte rechts, die den Hanswurst rasiert, gleicht einer Gestalt auf einer Zeichnung von Bosch.

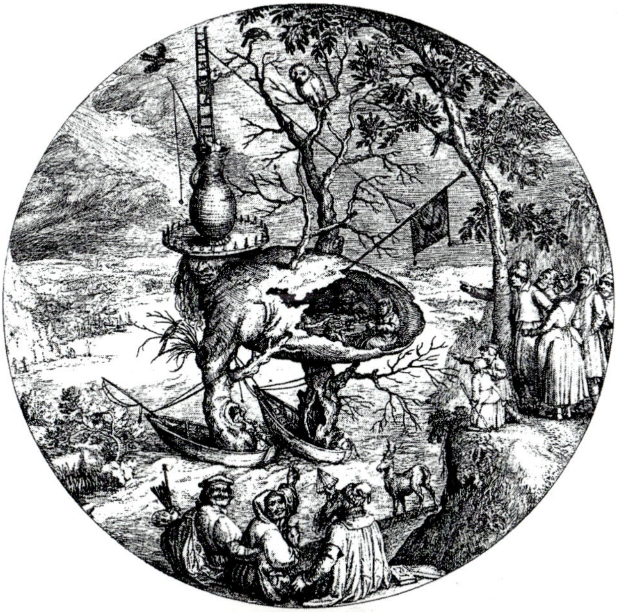

◄ Anonymer flämischer Künstler, *Der Baummensch,* frühes 17. Jahrhundert. Die außergewöhnliche Gestalt nimmt Boschs zentrale Figur im *Höllischen Konzert* auf, dem rechten Flügel des *Gartens der Lüste* (Seite 50). Hier ist eine kuriose Attraktion daraus geworden, wie man sie auf Jahrmärkten bestaunen konnte.

Der wichtigste Nachfolger: Pieter Brueghel der Ältere

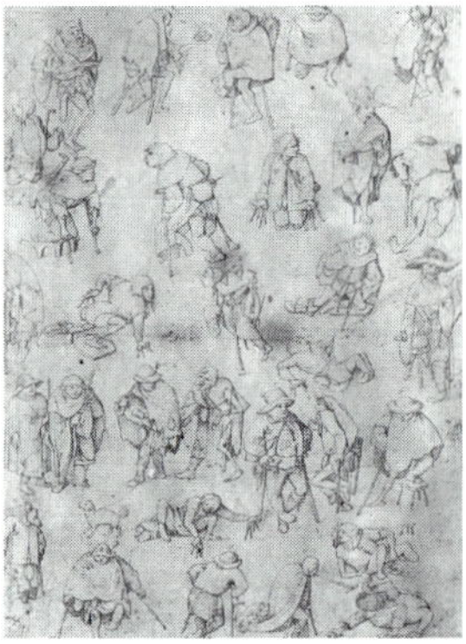

☒ Bosch, *Bettler und Krüppel,* Wien, Albertina. Bettler und Krüppel, aber auch Almosenschnorrer gehörten im Mittelalter zum Alltag.

Zahlreiche Nachahmer haben Themen und Motive Boschs übernommen, ohne den Gehalt seiner Kunst wirklich zu erfassen. Nur einem Künstler ist dies wirklich gelungen: Pieter Brueghel dem Älteren (1528/30–1569). Er hat die Anregungen, die er bei Bosch fand, schöpferisch und eigenständig umgesetzt und dabei einen unverwechselbaren Stil entwickelt. Nach der Lehrzeit in Antwerpen und einer Italienreise tritt Brueghel 1554 mit dem Stecher und Verleger Hieronymus Cock in Verbindung, der ihn möglicherweise auf Boschs Werk aufmerksam macht. Boschs visionäre Phantasie zieht Brueghel an; er vertieft seine Suche nach geeigneten Motiven in der traditionellen Volkskultur. Die Renaissance hatte ein verstärktes Interesse an der Abbildung der Wirklichkeit mit sich gebracht, und so konzentriert sich Brueghel auf konkrete Alltagserfahrungen und die Natur. Die Alpträume Boschs verwandelt er in eine ironisch interpretierte menschliche Komödie, die auf den Plätzen der Städte oder in der weiten Landschaft Flanderns angesiedelt ist.

☒ Pieter Brueghel der Ältere, *Die Krüppel,* 1568, Paris, Musée du Louvre. Das einfache Volk war für Bosch wie für Brueghel eine Quelle der Inspiration.

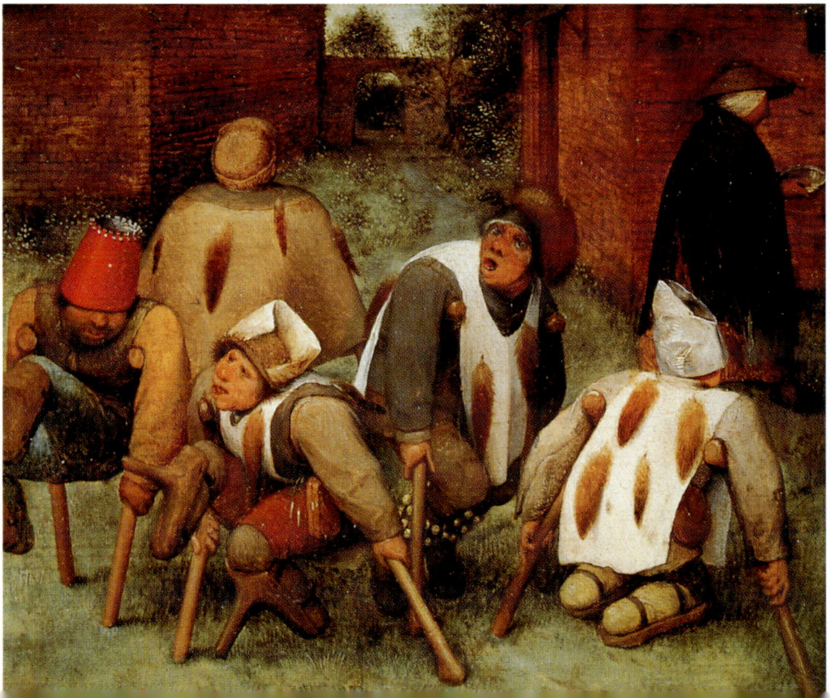

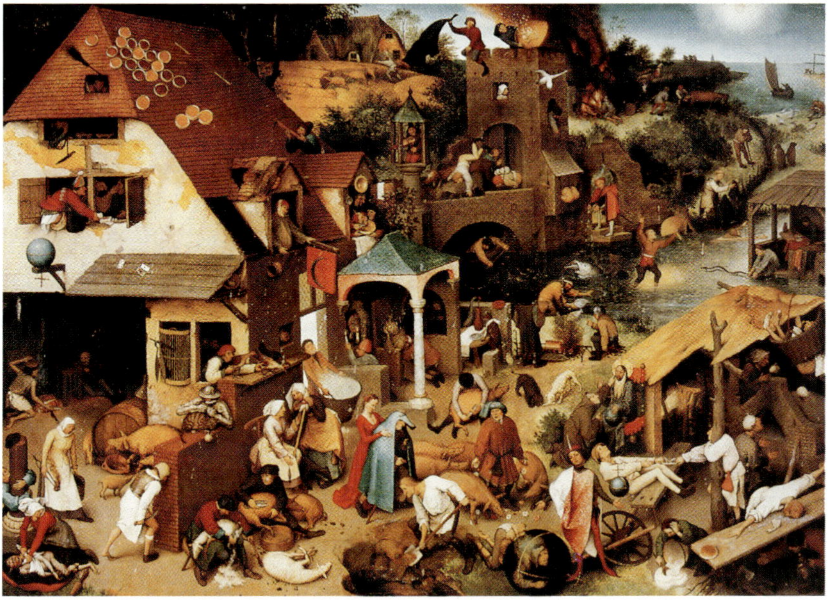

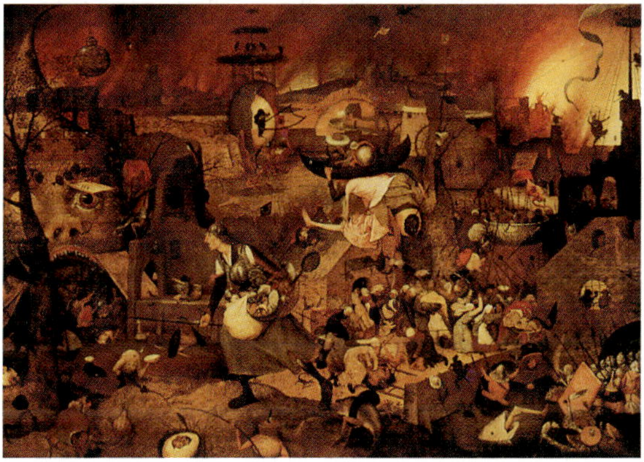

▲ Pieter Brueghel der Ältere, *Niederländische Sprichwörter,* 1559, Berlin, Staatliche Museen. In lebhaften Szenen werden hier mehr als hundert Sprichwörter illustriert. Das Erbe Boschs zeigt sich in der kontrastreichen Farbigkeit und der Vorliebe für eine kleinteilige und figurenreiche Erzählweise.

▲ Pieter Brueghel der Ältere, *Dulle Griet,* 1562, Antwerpen, Museum Mayer van den Bergh. Die Dulle Griet ist die personifizierte Habgier.

▶ Pieter Brueghel der Ältere, *Der Engelssturz,* 1562, Brüssel, Musées Royaux des Beaux-Arts. Die monströsen Teufel gehen auf Bosch zurück.

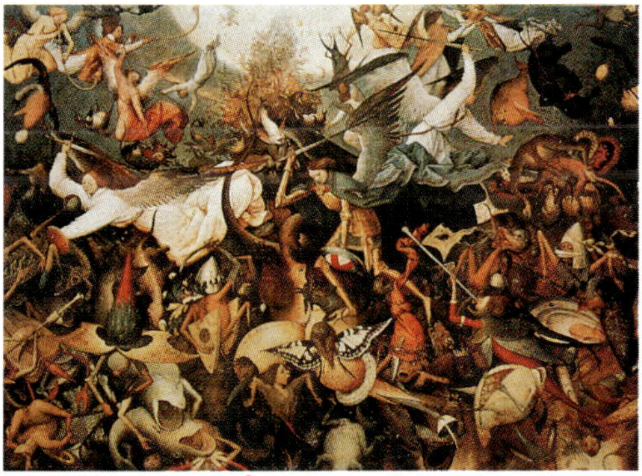

Bosch und die Surrealisten

Die Forschung hat sich im 20. Jahrhundert bemüht, Boschs rätselhafte Welten mit Hilfe der Freudschen Psychoanalyse zu deuten. Die alptraumhaften Visionen des Niederländers sollten als Offenbarungen des Unterbewußten verstanden werden. Die Phantasmagorien Boschs wären so zu vergleichen mit den Resultaten des »psychischen Automatismus«, wie es André Breton im ersten Manifest des Surrealismus von 1924 als Methode empfohlen hat: der Künstler solle jede Vorstellung aufnehmen, die sein Unterbewußtsein hervorbringe. Breton weist Bosch die Rolle eines historischen Vorbilds zu. Durch die Poesie der Imagination ist er der Vorläufer der »Maler des Unbewußten«. Daneben erscheint als gemeinsamer Bezugspunkt zwischen der künstlerischen Avantgarde des 20. Jahrhunderts und Bosch das Interesse für die Alchimie.

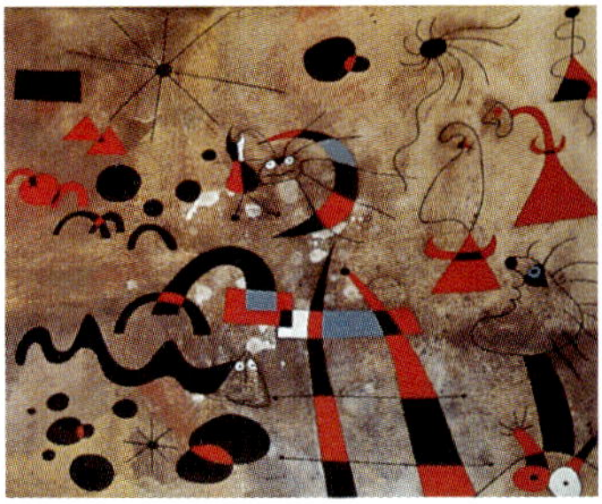

▲ Joan Miró, *Fluchttreppe,* 1940, New York, Museum of Modern Art. Ein Beispiel für den »psychischen Automatismus« der Surrealisten.

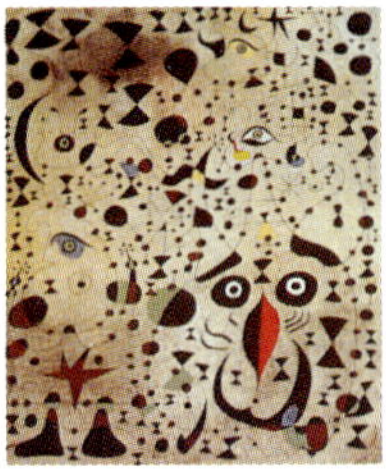

▲ Joan Miró, *Der Morgenstern,* 1940, Barcelona, Stiftung Miró. Mirós Bilder sind ebenso schwer zu entschlüsseln wie Boschs Werk.

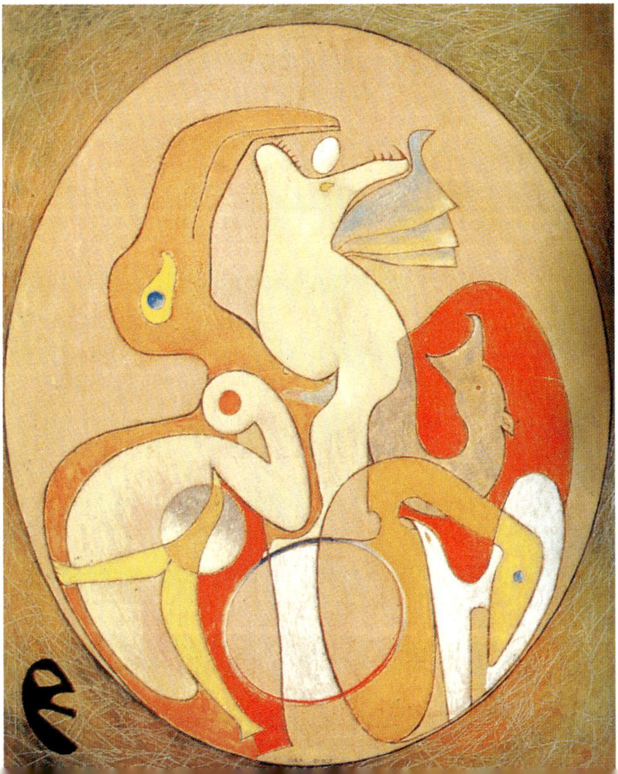

◄ Max Ernst, *Das innere Gesicht: Das Ei,* 1929, Paris, Privatsammlung. In den Werken von Max Ernst finden sich häufig Anspielungen auf die Alchimie: das Ei als Symbol des Schmelztiegels.

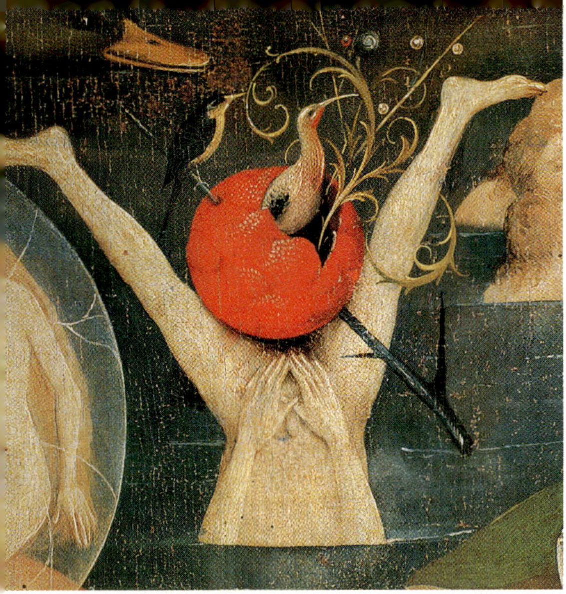

◀ Bosch, *Der Garten der Lüste,* Triptychon, Ausschnitt aus der Mitteltafel 1503–04, Madrid, Museo del Prado.

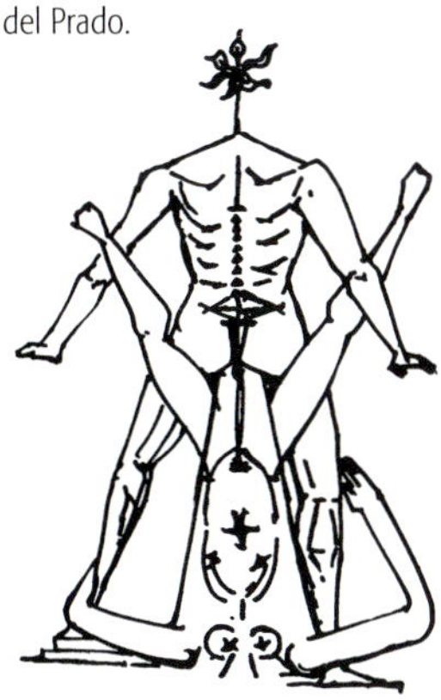

▲ André Masson, *Androgyne Sanduhr.* Die geheimnisvolle Figur, die kopfüber steht, erinnert an das daneben abgebildete Detail aus dem *Garten der Lüste* von Bosch.

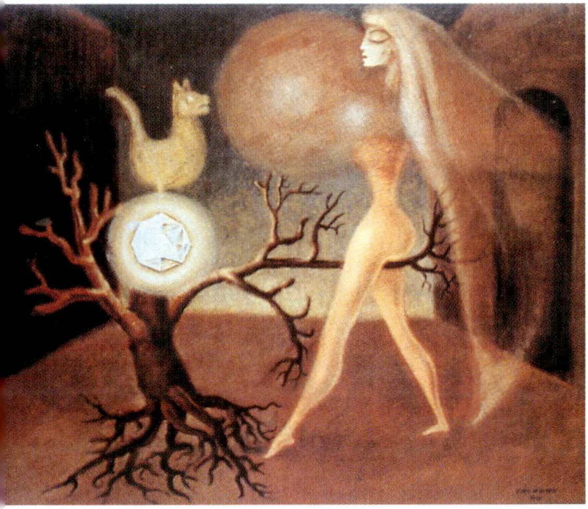

◀ Victor Brauner, *Der Stein der Weisen,* 1940, Privatsammlung. Die Bilder des rumänischen Künstlers (1903 bis 1966) sind Reflexionen über Esoterik und Alchimie und schaffen eine traumhaft-schwebende Atmosphäre.

▶ Bosch, *Der Garten der Lüste,* Triptychon, Ausschnitt aus dem *Höllischen Konzert,* 1503–04, Madrid, Museo del Prado. Die Psychoanalyse hat bei Bosch Traumsymbole und erotische Metaphern entdeckt. Der Schlüssel könnte demnach ein Sexualsymbol sein.

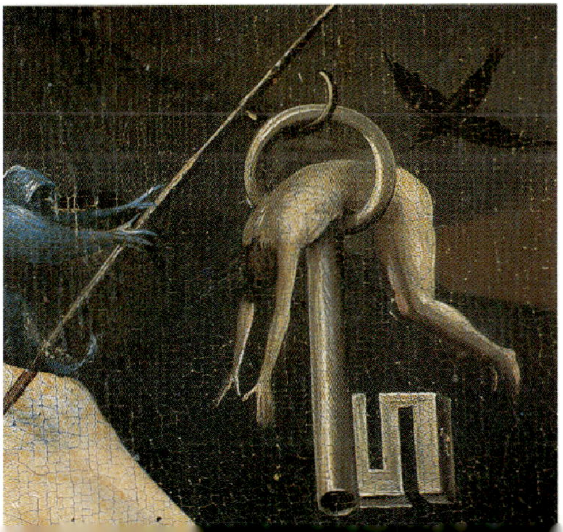

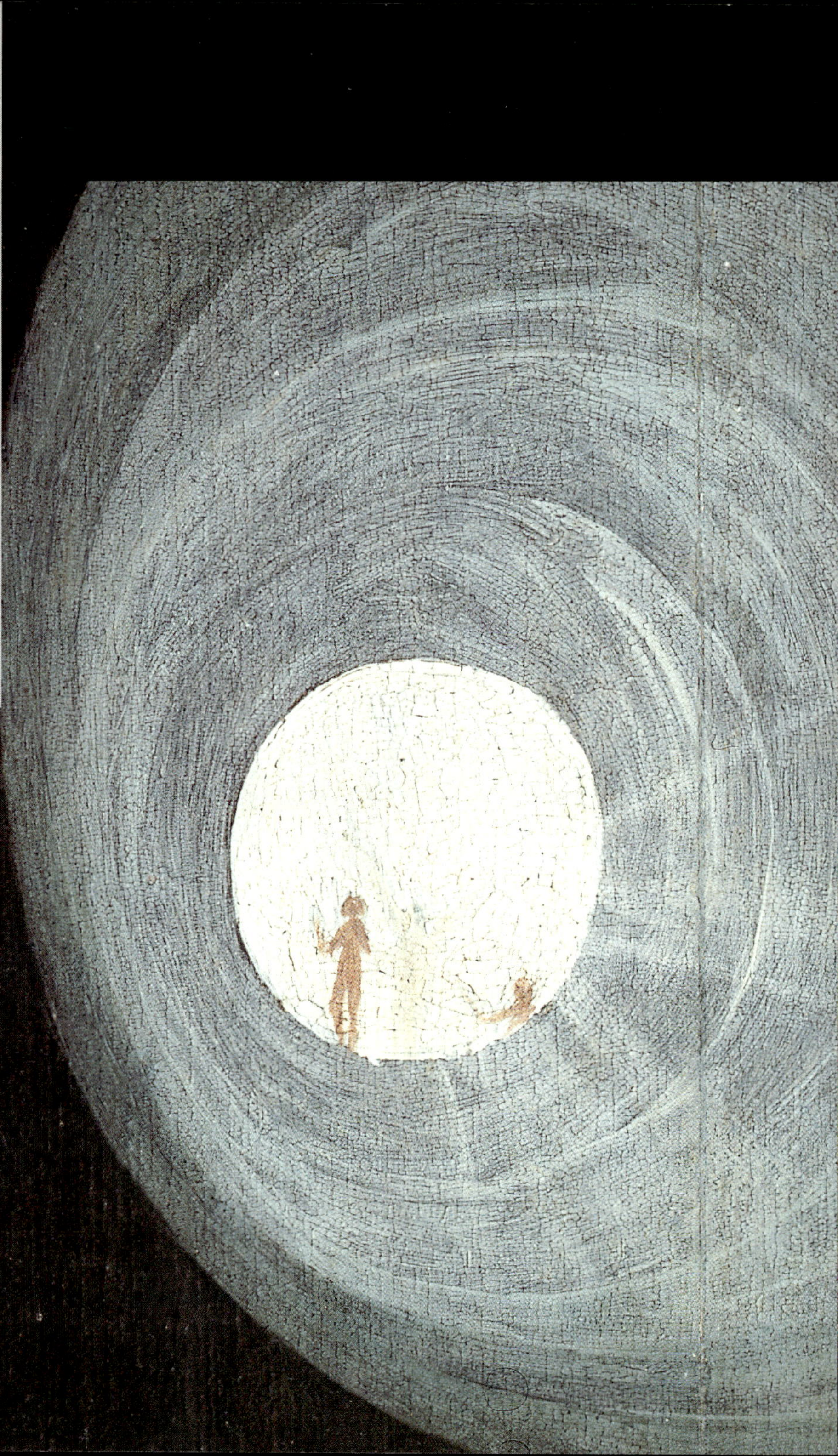

Bosch, *Visionen vom Jenseits*, Ausschnitt aus dem *Aufstieg ins Jenseits*, 1500–04, Venedig, Dogenpalast

Anhang

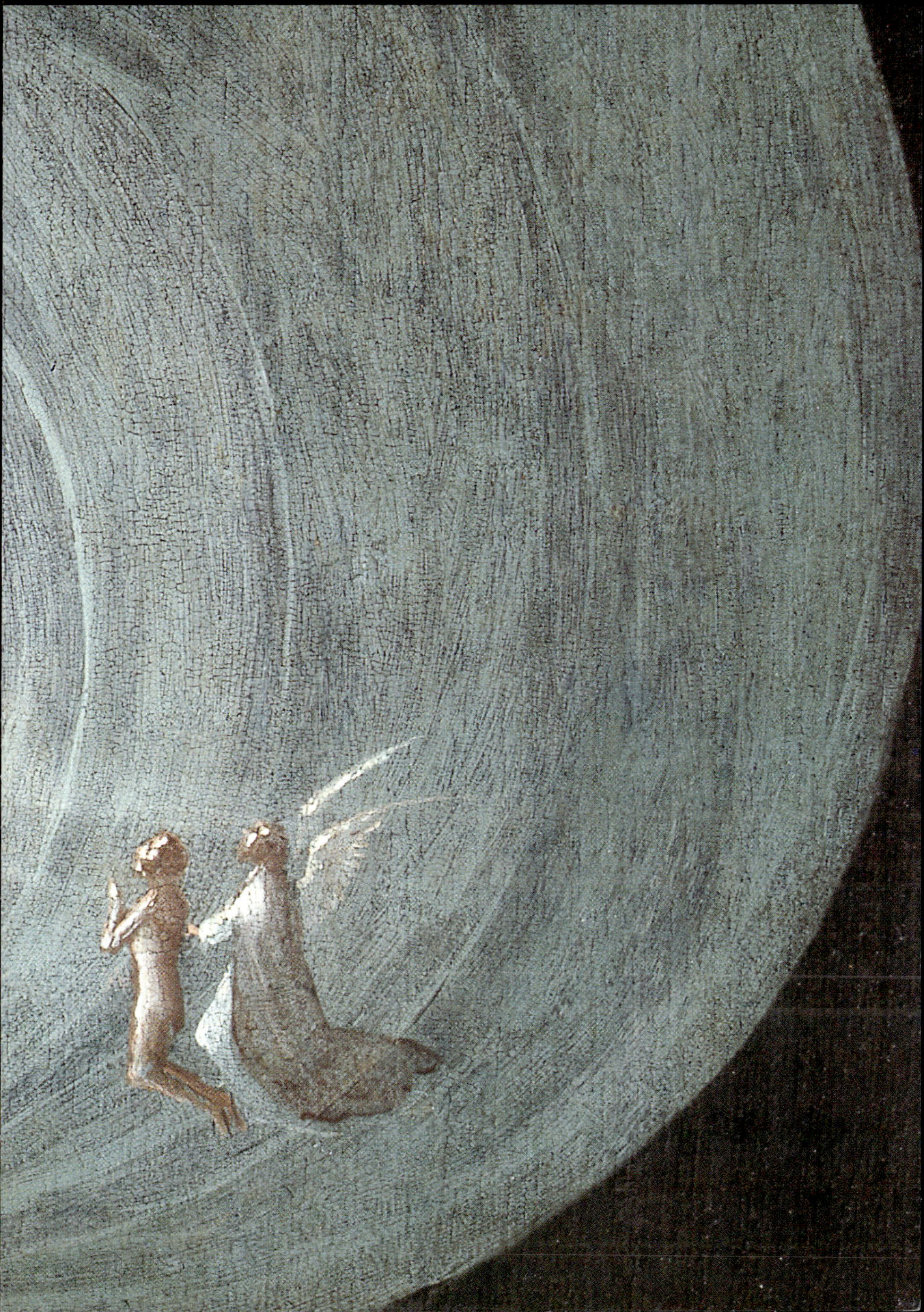

Hinweis

Das Verzeichnis enthält die in diesem Buch abgebildeten Werke Boschs, geordnet nach den Orten, an denen sie sich heute befinden, und in alphabetischer Reihenfolge.

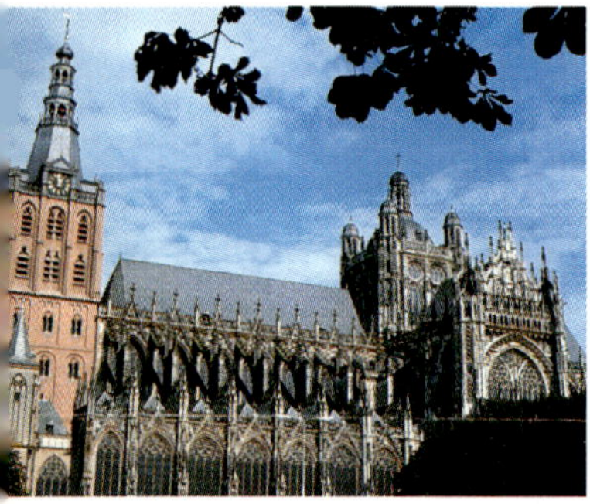

▲ Die gotische Kathedrale von 's-Hertogenbosch, der Heimatstadt Boschs.

▼ Das Museum of Art in Philadelphia.

▼ Die National Gallery in London.

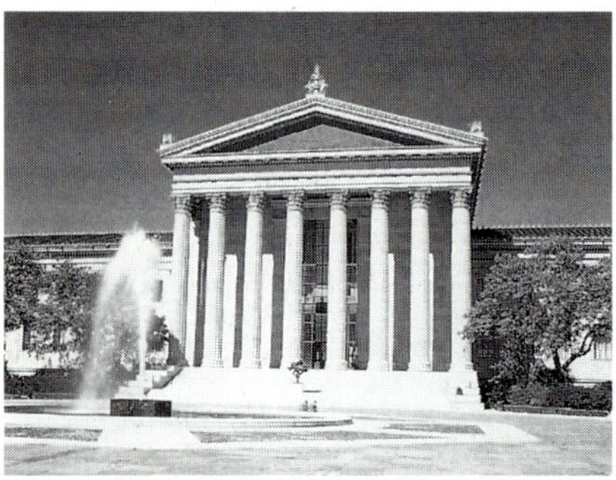

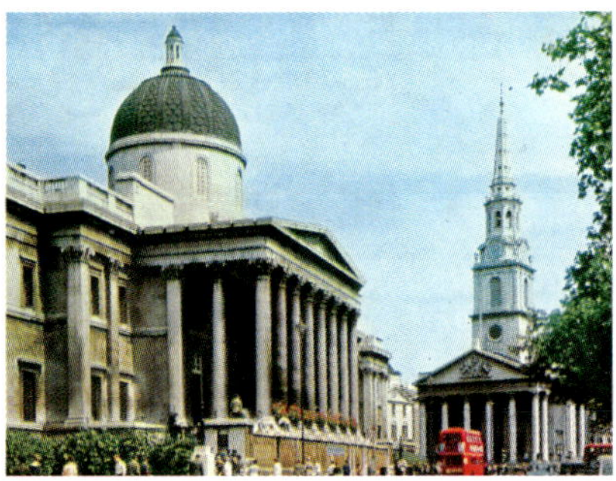

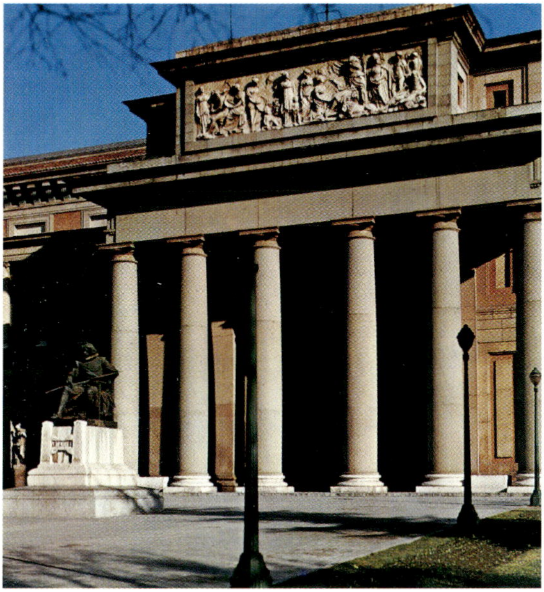

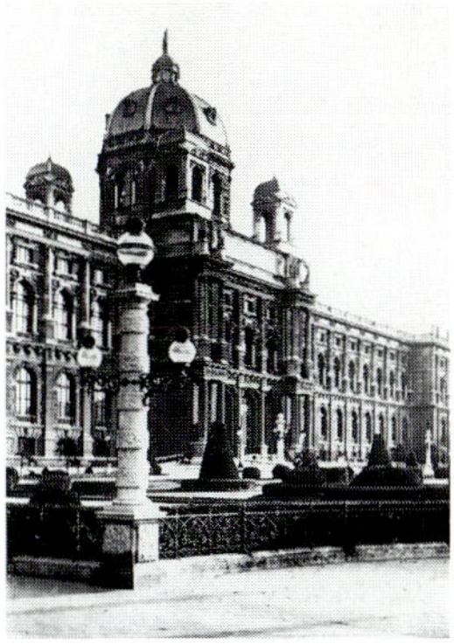

▲ Das Kunsthistorische Museum in Wien.

◀ Der Prado in Madrid.

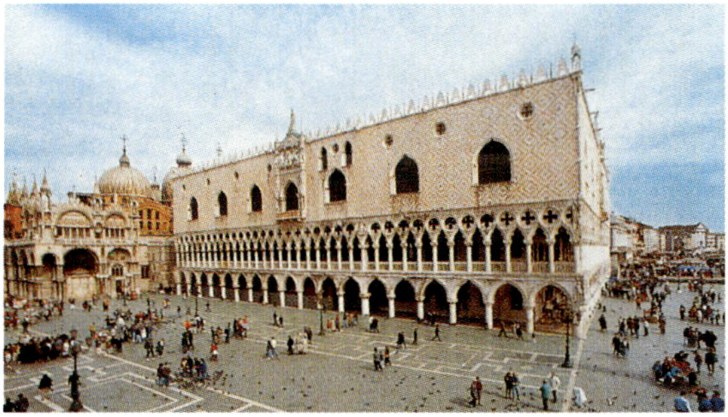

◀ Der Dogenpalast von Venedig.

Hinweis

Die hier aufgeführten Persönlichkeiten – Künstler, Gelehrte, Politiker und Geschäftsleute – standen auf die eine oder andere Weise mit Bosch oder seinem Werk in Verbindung. Hinzu kommen zeitgenössische Maler, Bildhauer und Architekten, die an denselben Orten wie Bosch wirkten.

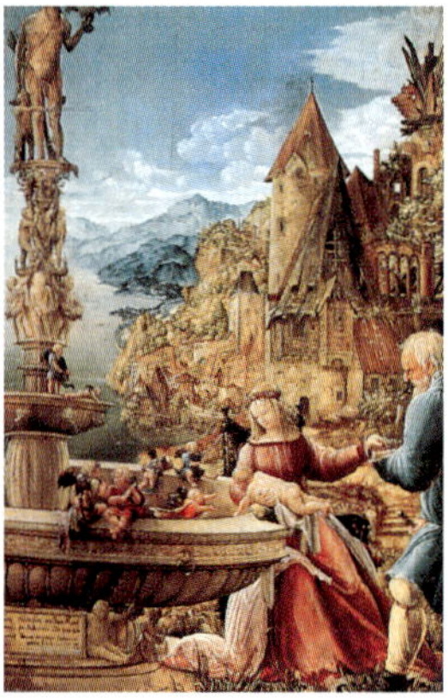

▲ Albrecht Altdorfer, *Die heilige Familie am Brunnen,* 1510, Berlin, Staatliche Museen.

Aken, Jan van, Maler, Großvater Boschs; hinterließ seinen Söhnen eine etablierte Malerwerkstatt, in der Hieronymus das Handwerk seiner Väter erlernte. S. 8

Altdorfer, Albrecht (Regensburg um 1480–1538), führender Vertreter der Donauschule, berühmt für seine Landschaftsmalerei wie für die Architekturen, die häufig die Komposition seiner Gemälde beherrschen. S. 72, 138

Aspertini, Amico (Bologna 1474–1552), Maler und Bildhauer. Die phantastischen Elemente seines Werkes, seine Vorliebe für merkwürdige Formen sowie die physiognomische Charakterisierung seiner Figuren zeigen nordischen Einfluß. S. 72

Bellini, Giovanni (Venedig um 1432–1516), bedeutendster Sproß der venezianischen Künstlerfamilie; ab 1483 offizieller Maler der venezianischen Stadtregierung. Seine malerische, weiche Harmonie der Farben, die zu einem einheitlichen Gewebe verschmelzen, bereitete den Weg für Giorgiones Lichteffekte und Tizians Farbakkorde. S. 73, 104, 105

Brant, Sebastian (Straßburg 1457–1521), Humanist, Verfasser der berühmten Moralsatire *Das Narrenschiff.* S. 26, 40

Brueghel, Pieter der Ältere (Breda 1528/30–Brüssel 1569), niederländischer Maler, Stammvater einer berühmten Malerfamilie. Arbeitete nach seiner Italienreise in Antwerpen, Amsterdam und schließlich in Brüssel. Er orientierte sich an der altniederländischen Malerei des 15. Jahrhunderts, inspiriert vor allem von Bosch. Erhielt wegen seiner ironisch-hintergründigen ländlichen Szenen den Beinamen »Bauern-Brueghel«. S. 11, 18, 23, 128, 130

Burgkmair, Hans der Ältere (Augsburg 1473–1531), Maler, Zeichner für Holzschnitte; neben Dürer einer der ersten deutschen Künstler, die sich mit der italienischen Renaissance auseinandersetzten. S. 36, 37, 80, 138

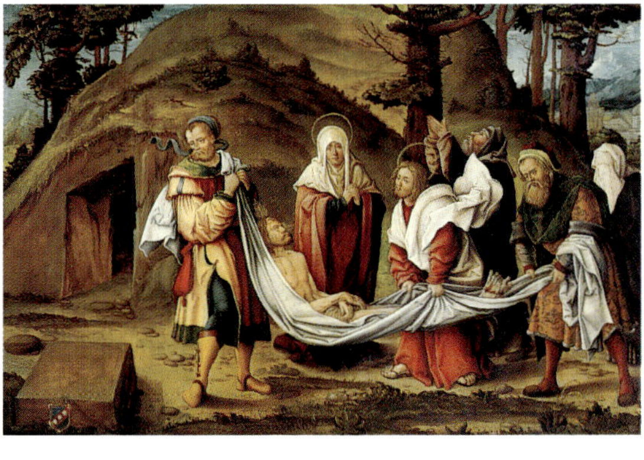

▶ Hans Burgkmair der Ältere, *Kreuzabnahme,* 1519, Madrid, Sammlung Thyssen-Bornemisza.

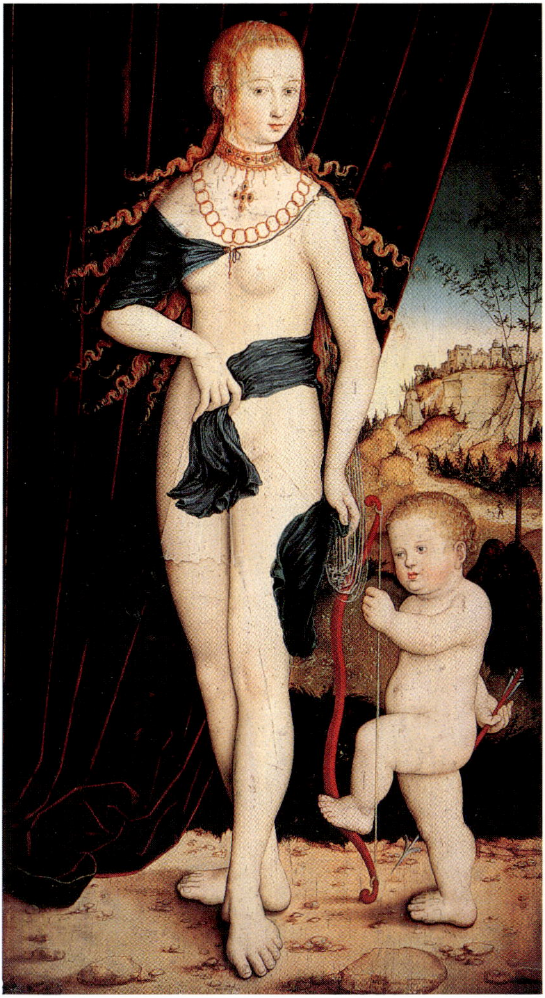

◀ Lucas Cranach der Ältere, *Venus und Amor,* um 1510, Bukarest, Museum der Schönen Künste.

war das moralische und künstlerische Engagement. S. 11, 37, 40, 62, 71, 72, 73, 74, 75, 78, 79, 83, 85, 91, 92, 100, 104, 118, 119, 139

Erasmus von Rotterdam (1466/69–1536), niederländischer Humanist. Er setzte sich für eine Reform der Kirche ein, wandte sich aber von der Reformationsbewegung ab und distanzierte sich von Luther. S. 18, 90, 91

Eyck, Jan van (bei Maastricht um 1390–Brügge 1441), gilt als der bedeutendste flämische Maler der Frührenaissance. Hatte großen Einfluß auf die deutsche, spanische und italienische Malerei. S. 12, 13, 143

Geertgen tot Sint Jans (Leiden um 1460–Haarlem um 1490), Maler ausschließlich religiöser Bilder. Als führender Künstler der Haarlemer Schule gilt er als der eigentliche Begründer der holländischen Malerei. S. 13, 84, 123, 140

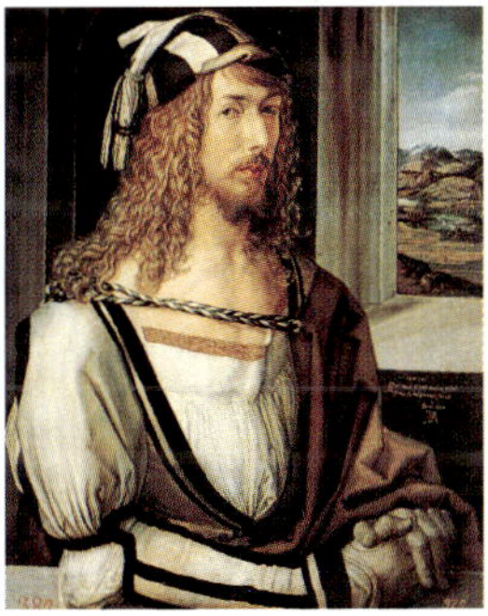

▲ Albrecht Dürer, *Selbstbildnis,* 1498, Madrid, Museo del Prado.

Carpaccio, Vittore (Venedig um 1460–1526), dem venezianischen Humanismus nahestehender Maler. Berühmt durch Bildzyklen, die er für die venezianischen Bruderschaften *(Scuole)* schuf. S. 70

Cranach, Lucas der Ältere (Kronach 1472–Weimar 1553), Maler und Kupferstecher; leitete eine sehr produktive Werkstatt. Er erneuerte die Kompositionsstrukturen, insbesondere der religiösen Malerei. S. 72, 119, 139

Dürer, Albrecht (Nürnberg 1471–1528), Maler, Zeichner, Kupferstecher, Kunsttheoretiker. Er war ein hochgebildeter Humanist und großer Bewunderer der italienischen Renaissance mit ihrer klaren Rationalität, wobei er seinerseits die italienische Kunst nachhaltig beeinflußte. Ein direkter Kontakt zwischen Dürer und Bosch ist nicht erwiesen, beide dürften jedoch die Werke des anderen gekannt und daraus wechselseitig Anregungen bezogen haben. Beiden gemeinsam

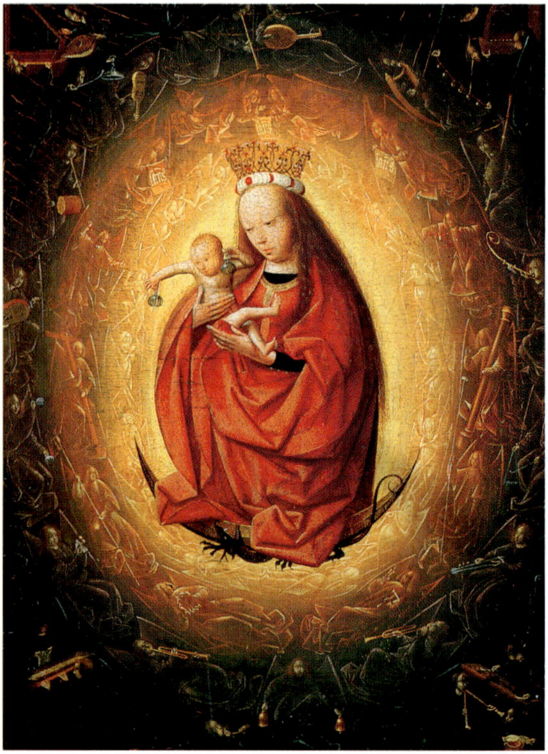

◀ Geertgen tot Sint-Jans, *Maria in der Glorie*, um 1480, Rotterdam, Museum Boymans-van Beuningen.

Giorgione, eigentlich Giorgio da Castelfranco (Castelfranco bei Treviso 1477/78–Venedig 1510), Maler mit tiefgreifender Wirkung auf die venezianische Malerei; in einigen seiner Bilder ist eine psychologische Charakterisierung erkennbar, die – ähnlich wie bei Bosch – durch physische Mißgestalt zum Ausdruck gebracht wird. S. 62, 70, 79

Goyaert van de Mervenne, Aleyt, wohlhabende Patriziertochter, heiratete um 1480 Hieronymus Bosch. S. 14

Grimani, angesehene venezianische Adelsfamilie. Stellte zwischen dem 14. und 17. Jahrhundert drei Dogen. Kardinal Domenico Grimani war ein leidenschaftlicher Kunstsammler und besaß auch Werke von Bosch. S. 44, 72

Grünewald, Matthias, eigentlich Mathis Neithardt oder Gothardt (Würzburg um 1480–Halle/Saale 1528), Maler, 1516 von Kardinal Albrecht von Brandenburg in kurmainzische Dienste genommen. S. 20, 62, 90, 118, 140

Jacobus von Voragine (um 1228–Genua 1298), Dominikanermönch, Verfasser der weitverbreiteten *Legenda Aurea,* einer Sammlung von Heiligenlegenden. S. 26, 110

Joachim von Fiore (Celico um 1130–San Giovanni in Fiore 1202), italienischer Theologe und Mystiker. Zunächst Zisterzienser, gründete er einen eigenen Orden, die Florenser oder auch Floriazenser, der im 16. Jahrhundert wieder mit den Zistersiensern vereinigt wurde. S. 80

Leonardo da Vinci (Vinci bei Florenz 1452–Amboise 1519), Maler, Bildhauer, Architekt, Ingenieur, Theoretiker. Sein künstlerisches Schaffen umfaßte auch wissenschaftliche Studien. S. 37, 58, 60, 61, 63, 65, 118

Lotto, Lorenzo (Venedig um 1480–Loreto 1556), Maler, führte ein unstetes Wander- und Künstlerleben. Von der Forschung lange Zeit nicht in seiner wahren Bedeutung erkannt, wurde er erst in unserem Jahrhundert als einer der bedeutendsten Künstler der Hochrenaissance gewürdigt. Zahlreiche Elemente seines Werkes weisen auf den Einfluß

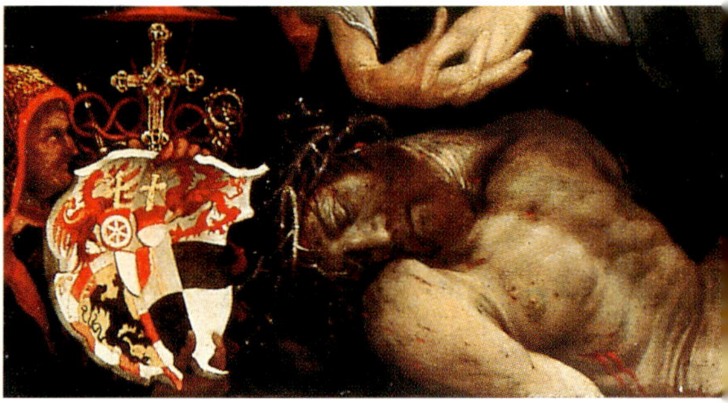

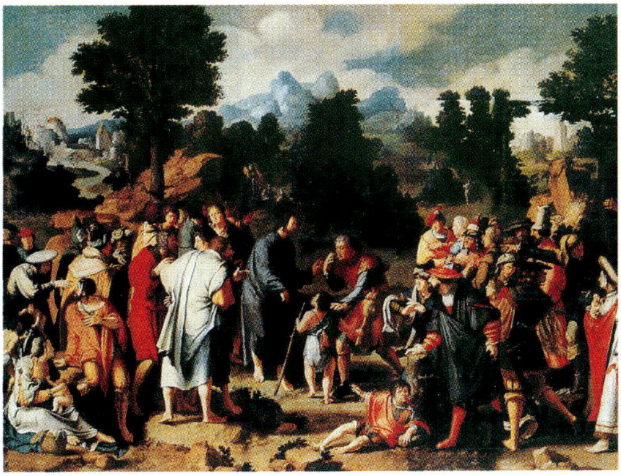

◀ Lucas van Leyden, *Die Heilung des Blinden von Jericho,* 1531, St. Petersburg, Eremitage.

Dürers und anderer Künstler nördlich der Alpen hin. S. 70, 71, 79, 83

Lucas van Leyden (Leiden 1489/94–1533), niederländischer Maler, der sich schon in sehr jungen Jahren dem Kupferstich widmete; wurde stark von Dürer beeinflußt. S. 17, 28, 29, 100, 108, 110, 141

Margarete von Österreich, 1480–1530, Tochter Maximilians I., der sie zur Regentin der Niederlande machte. Sie erzog ihren Neffen, den späteren Karl V. Möglicherweise erhielt Bosch von ihr Aufträge. S. 44

Mazzolino, Ludovico (Ferrara um 1480–1530), italienischer Maler, führte die Tradition der Malerschule von Ferrara fort, doch sind auch nördliche Einflüsse von Schongauer bis Dürer erkennbar. Die zuweilen gedrängte Komposition erinnert an Bilder von Bosch. S.71, 72, 141

Memling, Hans (Seligenstadt um 1430/40–Brügge 1494), niederländischer Maler, wahrscheinlich Schüler Rogiers van der Weyden. Ließ sich in Brügge nieder und kam bald zu großem Ansehen und Wohlstand. Er schuf Andachts- und Genrebilder sowie Porträts. Stilistisch sowohl den großen flämischen Malern wie van Eyck und van der Weyden wie auch der italienischen Kunst verpflichtet. S. 13, 72, 142

Metsys, Quentin (Löwen 1466–Antwerpen 1466), niederländischer Maler, der als Wegbereiter der Antwerpener Schule gilt. Schuf große Altarwerke mit weiträumigen Landschaften,

▼ Ludovico Mazzolino, *Die Auferweckung des Lazarus,* um 1527, Mailand, Pinacoteca di Brera.

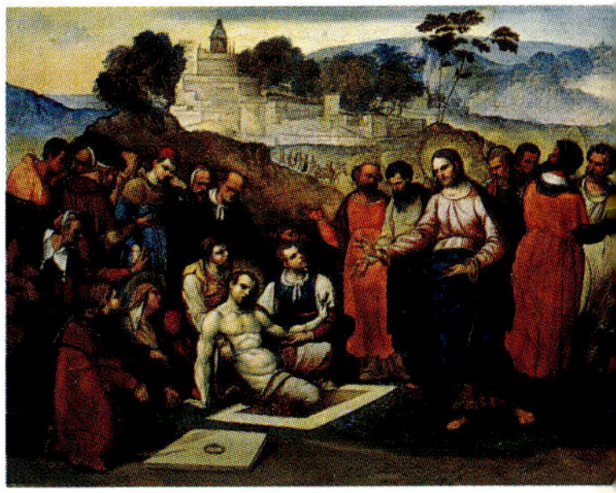

psychologisch durchdringende Darstellungen von Personen, vor allem in Porträts und Genrebildern. Metsys übte auf die nachfolgenden Künstlergenerationen auch außerhalb der Niederlande großen Einfluß aus. S. 19, 58, 62, 63, 90, 94, 95, 100, 103, 143

Paracelsus, eigentlich Philippus Aureolus Theophrastus Bombastus von Hohenheim (Einsiedeln um 1493–Salzburg 1541), Schweizer Arzt, Naturforscher und Philosoph. S. 92

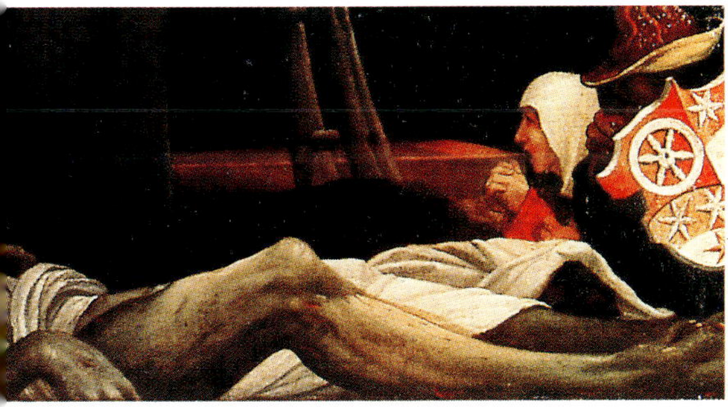

◀ Matthias Grünewald, *Beweinung Christi,* Ausschnitt 1523–25, Aschaffenburg, Stiftskirche.

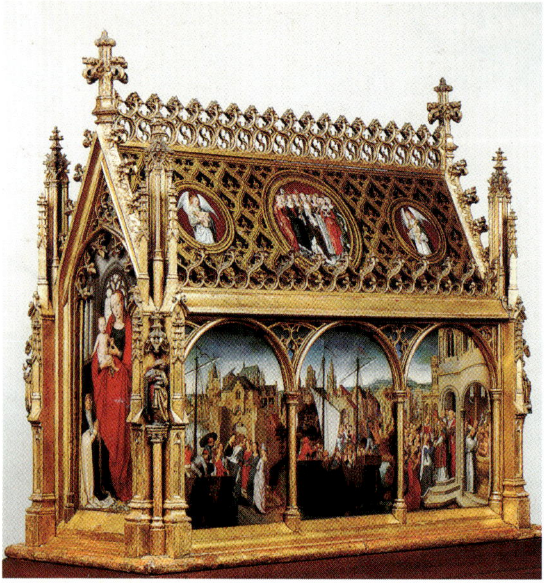

◀ Hans Memling, *Schrein der Heiligen Ursula,* 1489, Brügge, Sint-Janshospitaal, Memlingmuseum.

Patinir, Joachim (Bouvignes um 1480–Antwerpen 1524), niederländischer Maler, tätig in Antwerpen. Er war Freund und Mitarbeiter bedeutender Künstler wie Quentin Metsys und Joos van Cleve und hatte große Bedeutung für die niederländische Landschaftsmalerei. S. 10, 72, 78, 81, 94

Philipp I., der Schöne (1478–1506), Sohn Kaiser Maximilians I. von Habsburg und Marias von Burgund. Erbte von der Mutter Burgund und die Niederlande und wurde durch die Heirat mit Johanna der Wahnsinnigen König von Kastilien. Möglicherweise war er einer der Auftraggeber Boschs. S. 44, 98

Ruysbroek, Jan van (1293–1381), flämischer Mystiker, Wegbereiter der Devotio moderna. S. 26, 80, 87

Savoldo, Giovanni Gerolamo (Brescia um 1480–Venedig 1550), Maler, neben Moretto und Romanino ein Vertreter der lombardischen Schule. S. 111

Schongauer, Martin (Colmar 1453–1492), einflußreicher Maler, Zeichner und Kupferstecher. Abzüge seiner Stiche waren in ganz Europa verbreitet und wurden von zahlreichen Werkstätten nachgeahmt. S. 71, 72, 110, 143

Scorel, Jan van (Schoorl 1495–Utrecht 1562), niederländischer Maler, Humanist, Baumeister. Bereiste Italien und Deutschland, wo er Dürer kennenlernte. Von 1522 bis 1524 Verwalter der päpstlichen Kunstsammlungen im Vatikan. Seine

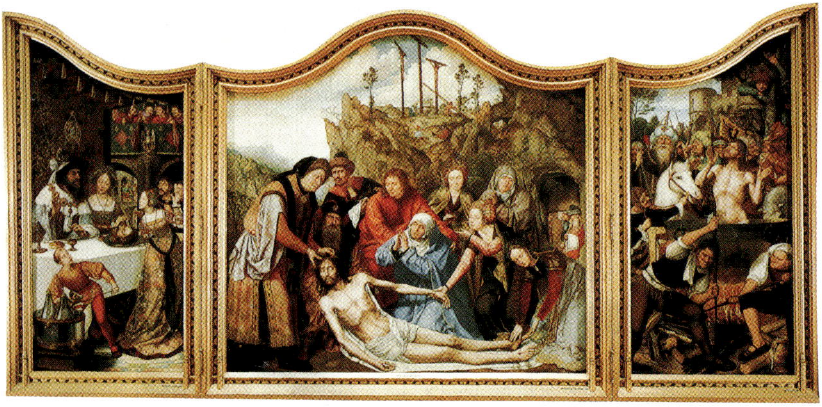

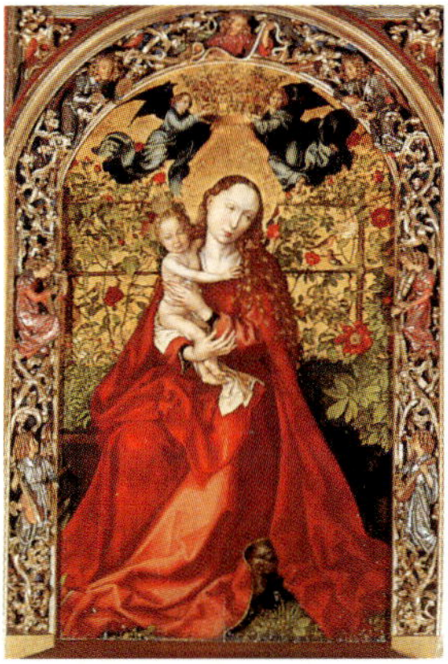

▶ Martin Schongauer, *Maria im Rosenhag,* 1473, Colmar, St. Martin.

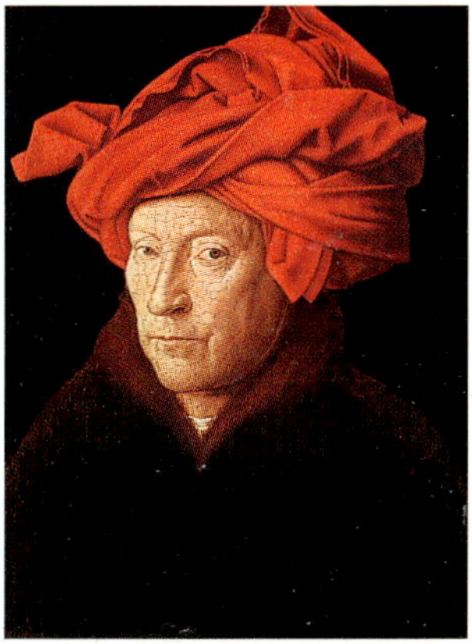

▶ Jan van Eyck, *Der Mann mit dem roten Turban,* 1433, London, National Gallery.

Werke zeigen venezianischen, klassisch-römischen und deutschen Einfluß. Nach Holland zurückgekehrt, wurde er zu einem der wichtigsten Vermittler des italienischen Manierismus in seiner Heimat, zum Mitbegründer des Romanismus. S.100

Thomas von Kempen, eigentlich Thomas Hemerken (um 1379–1471), deutscher Mystiker, Augustinermönch, mutmaßlicher Verfasser des einflußreichen Buchs *De imitatione Christi (Über die Nachfolge Christi).* S. 20

Weyden, Rogier van der (Tournai 1400–Brüssel 1464), flämischer Maler, sehr wahrscheinlich Schüler von Robert Campin, wurde um 1436 Stadtmaler von Brügge. Erhielt häufig Aufträge vom Hof des Herzogs von Burgund. Neben Altarbildern malte er bedeutende Porträts der Mitglieder des Hofes. Er war von weitreichendem Einfluß auch auf die italienischen Künstler seiner Zeit. S. 12, 29, 96, 143

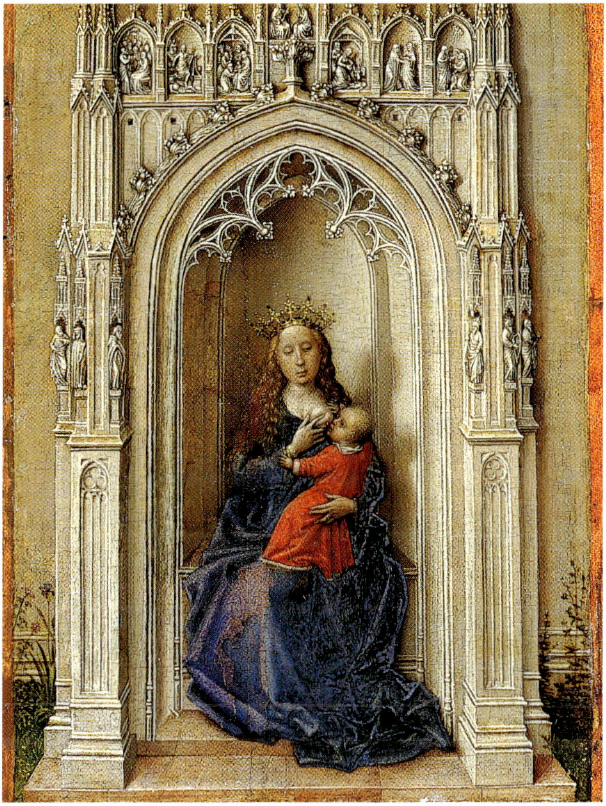

▲ Rogier van der Weyden, *Thronende Madonna mit Kind,* 1432–35, Madrid, Sammlung Thyssen-Bornemisza.

◀ Quentin Metsys, *Beweinung Christi,* Altar der Tischlerzunft, Triptychon, 1509, Antwerpen, Koninklijk Museum voor Schone Kunsten.

Umschlagvorderseite:
Hieronymus Bosch, vermutlich *Selbstbildnis,* 1505–06. Lissabon, Museu Nacional de Arte Antiga (Foto: Arquivo nacional de Fotografia, Lissabon).

Herausgeber der Reihe:
Stefano Peccatori und Stefano Zuffi

Text des vorliegenden Bandes:
Alessia Devitini Dufour

Abbildungen:
Archivio Electa
Wir bedanken uns bei den Museen und den Bildarchiven, die uns freundlicherweise das Bildmaterial zur Verfügung gestellt haben.

Das Projekt wurde realisiert mit
La Biblioteca editrice s.r.l., Mailand

Die Deutsche Bibliothek - CIP-Einheitsaufnahme
Bosch, Hieronymus:
Hieronymus Bosch / [Text des vorliegenden Bd.: Alessia Devitini Dufour. Aus dem Ital. übers. von Aloysia Fäser]. - Köln : DuMont, 1998
(Monte von DuMont)
(Berühmte Maler auf einen Blick)
Einheitssacht.: Bosch <dt.>
ISBN 3-7701-4496-1

Aus dem Italienischen von Aloysia Fäser
Fachlektorat: Dr. Jürgen Schönwälder
Redaktion der deutschsprachigen Ausgabe: Werkstatt Gillhofer, München
Satz der deutschsprachigen Ausgabe: Anja Dengler, Werkstatt Gillhofer
Umschlaggestaltung: Groothuis + Malsy, Bremen

Printed and bound in Italy
ISBN 3-7701-4496-1